KNAUR

Von Sabine Fitzek sind im Knaur Verlag bereits erschienen:
Verrat
Verrückt
Verstorben
Vertuscht

Über die Autorin:
Sabine Fitzek arbeitete nach dem Medizinstudium an den Universitäten Berlin, Erlangen, Mainz und Jena, wo sie sich im Fach Neurologie habilitierte. Danach war sie mehr als zehn Jahre lang als Chefärztin tätig. Seit einem Jahr ist sie freischaffend und begann über gesundheitspolitische Missstände zu schreiben, mit denen sie unfreiwillig immer wieder in Berührung kommt. Überdies berät sie gelegentlich ihren Schwager Sebastian Fitzek zum Thema psychische Extremzustände.

SABINE FITZEK

VER-
GÄNGLICH

KRIMINALROMAN

KNAUR

Besuchen Sie uns im Internet:
www.droemer-knaur.de

Die Verlagsgruppe Droemer Knaur hat sich zu einer nachhaltigen Buchproduktion verpflichtet. Gemeinsam mit unseren Partnern und Lieferanten setzen wir uns für eine klimaneutrale Buchproduktion ein, die den Erwerb von Klimazertifikaten zur Kompensation des CO_2-Ausstoßes einschließt.
Weitere Informationen finden Sie unter www.klimaneutralerverlag.de.

FSC www.fsc.org
MIX
Papier aus verantwortungsvollen Quellen
FSC® C014496

Originalausgabe Dezember 2023

Ein Imprint der Verlagsgruppe
Droemer Knaur GmbH & Co. KG, München

Ein Projekt der AVA international GmbH Autoren- und Verlagsagentur
www.ava-international.de
Redaktion: Susanne Wallbaum
Covergestaltung: ZERO Werbeagentur, München
Coverabbildung: Javidestock/Shutterstock.com
Satz und Layout: Adobe InDesign im Verlag
Druck und Bindung: GGP Media GmbH, Pößneck
ISBN 978-3-426-52923-2

2 4 5 3 1

ERSTER TEIL

KAPITEL 1

WAS VON SELBST KOMMT …

Irgendetwas stimmte nicht mit seinem Fuß. Im letzten Moment gelang es Theodor, das Bein hochzureißen und so den Sturz zu verhindern. Aber er machte einige unkontrollierte Abfangschritte, die die Aufmerksamkeit von Passanten erregten. Schon wieder war er an einer kleinen Schwelle hängen geblieben. Einer lächerlich kleinen Schwelle: einem wenige Millimeter herausragenden Stein im Kopfsteinpflaster. Dass gleich drei Menschen zu Hilfe eilten, machte die Sache nicht besser. Er war doch kein alter Mann, dem man über die Straße helfen musste!

Theo war immer ein nüchterner Mensch gewesen. Einer, der sich nichts vormachte und eins und eins zusammenzählen konnte. Fakt war: Er musste sich neuerdings auf jeden Schritt konzentrieren, um nicht über die eigenen Zehen zu stolpern. Vor Jahren hatte er einmal einen Bandscheibenvorfall gehabt. Da war es ähnlich gewesen, aber damals hatte er furchtbare Schmerzen gehabt, hatte sich überhaupt nicht mehr rühren können, und die Schwäche des Fußes war erst vom Arzt festgestellt worden.

Schmerzen hatte er jetzt nicht. Dann konnte es wohl auch nichts Schlimmes sein! Am besten, man versuchte, es gar nicht zu beachten. *Was von selbst kommt, geht auch von selbst wieder!* Ein Standardspruch seines Vaters, mit dem er selbst bisher ebenfalls ganz gut gefahren war, wenn er auch sonst für die zackigen Sprüche des Alten nicht viel übriggehabt hatte. In der letzten Zeit musste er häufiger an ihn denken, obwohl er schon fast dreißig Jahre tot war. Sie hatten sich nie richtig ausgesöhnt. Nichts hatte er dem Vater recht machen können. Nur nicht so werden wie er, das hatte er sich von Kindheit an vorgenommen, aber wenn er heute in den

Spiegel sah, sah ihm das scharfkantige, nicht hässliche, aber harte Gesicht seines Vaters entgegen, in das das Leben tiefe Furchen hineingegraben hatte, die nur von den warmen braunen Augen der Mutter und den Lachfältchen etwas gemildert wurden.

»Was ist denn heute mit dir los?«, unterbrach Nadja seine Gedanken etwas unwirsch. Sie hatte bereits mehrmals auf ihn warten müssen. Der samstägliche Einkaufsbummel war eines ihrer gemeinsamen Rituale geworden, der Höhepunkt von Nadjas Woche, eine ihrer Lieblingsbeschäftigungen, der sie mit großem Engagement und energischen Schritten nachging und auf die sie wegen des Lockdowns wochenlang hatte verzichten müssen. Endlich waren die Restaurants und Geschäfte wieder geöffnet – wenn auch mit nervigen Abstands- und Hygieneregeln – und sie wollte das nun ausgiebig zelebrieren.

Theodor liebte es, seine schöne Freundin glücklich zu sehen. Er gehörte nicht zu den Männern, die genervte Blicke auf die Uhr warfen, wenn ihre Frau zu lange in der Umkleidekabine verschwand. Er mochte es, ihre perfekte Figur in schönen Kleidern zu bewundern oder ihr von unpassenden abzuraten. Oft suchte er selbst die Kleiderständer der Boutiquen durch und machte ihr Vorschläge, wofür er in der Regel ein Lob der Verkäuferin ob seines guten Geschmacks einheimste und neidische Blicke anderer Kundinnen auf sich zog.

In der Regel begannen sie diese Tage am späten Vormittag mit Sekt und Kaviar in der »Fressmeile« des KaDeWe. Zum Einkaufen ging Nadja aber lieber in die Fachgeschäfte am Ku'damm. Im KaDeWe war es ihr zu voll, zu touristisch, »zu viele Russen«, was Theo immer zu einem Grinsen veranlasste. Schließlich war Nadja selbst Russin, wenngleich deutschstämmig und schon viele Jahre in Deutschland lebend.

»Wo willst du denn heute noch hin?«, fragte er. Normalerweise arbeiteten sie die gesamte Luxusmeile ab und ließen sich erst nach Stunden erschöpft, hungrig und mit Paketen bepackt in einem der

Restaurants nieder. Und als er ihren erstaunten Blick sah, ergänzte er: »Wir könnten uns heute doch gleich ein Taxi zu Max Mara nehmen, was meinst du? Ich glaube, der Sekt hat mich etwas müde gemacht.«

»Das ist eine sehr gute Idee«, sagte Nadja freudig und hakte sich bei ihm unter. »Sollen wir warten, bis eines vorbeikommt, oder rufst du uns eins?«

Theo hatte das Handy schon in der Hand.

KAPITEL 2

DIE EINSCHLÄGE KOMMEN NÄHER

Einige Wochen später saß Theodor im Wartezimmer eines Neurologen. Diesmal schien der Spruch seines Vaters sich nicht zu bewahrheiten. Die Schwäche im Fuß wollte einfach nicht abklingen. Theodor hatte sogar den Eindruck, dass sie etwas zugenommen hatte.

Während er sich die Wartezeit mit abgegriffenen Zeitschriften vertrieb, die ihn nicht interessierten, ging ihm allerhand durch den Kopf. Was, wenn er einen Schlaganfall hatte? Er war jetzt in dem Alter. Mit zweiundsiebzig musste man mit so was rechnen. Nicht wenige Bekannte oder ehemalige Kollegen hatte es schon erwischt, und keineswegs nur die, die sich gehen ließen, fett wurden, zu viel Alkohol tranken und nie Sport trieben. Sein langjähriger Tennispartner und Freund Gerd lag jetzt mit einer Lähmung in der Reha. Musste schlimm um ihn stehen. Theo hatte Claudia, Gerds Frau, angerufen und angeboten, ihn zu besuchen, aber sie hatte abgeraten. Gerd könne nicht sprechen, und Besuch quäle ihn nur. Außerdem seien Besuche in der Rehaklinik wegen Corona ohnehin schwierig bis unmöglich. Theo war erleichtert gewesen, Krankenbesuche waren nicht so seine Sache.

Und Gerd war nicht der Einzige: Ein Geschäftspartner, zu dem Theo nach dem Verkauf seiner Firma vier Jahre zuvor noch lockeren Kontakt gehalten hatte, war von einer Sekunde auf die andere im Fitnessstudio tot umgefallen. Herzinfarkt.

Tja, so war das in ihrem Alter, die Einschläge kamen näher. Aber eine Fußlähmung hatte in seinem Umfeld keiner gehabt. Jedenfalls nicht, soweit er wusste. Sicher war es nur ein eingeklemmter Nerv.

Theo sah sich in dem Wartezimmer um. Ein Sammelsurium abgeschabter Holz- und billiger Korbstühle war auf brüchigem PVC-Boden zu einem U angeordnet, dazwischen hier und da eine traurige Topfpflanze und ein Stehboard für Zeitschriften und Informationsbroschüren der Drogenberatungsstelle. Der selbst gebaut wirkende Anmeldetresen war vom Wartebereich durch eine dünne Stellwand nur notdürftig abgetrennt, sodass man zwangsläufig jedes Gespräch, das am Tresen geführt wurde, mitbekam.

Theos Blick fiel auf eines der Bilder an den Wänden. Vergilbte Drucke in zerkratzten Kunststoffwechselrahmen. Hinter eine der Kunststoffscheiben hatte sich – sicher schon vor Jahren – ein Insekt gedrängt und war dort verendet. Auf einmal hatte Theo ein Kloßgefühl im Hals. Die Stühle des Wartebereichs waren bereits alle besetzt, es kamen immer weitere Personen mit Wünschen in die Praxis und bildeten vor dem Tresen eine Schlange, die bereits bis in den Flur reichte. Eine aufgeheizte, aggressive Stimmung dampfte von ihr ab. Die Atmosphäre einer Bahnhofswartehalle, wo der Beamte gerade den einzigen Fahrkartenschalter schloss.

Obwohl die Praxis in einem Altbau lag und die Fenster weit offen standen, war es heiß. Nach einem kühlen und regnerischen Mai hatte der Juni mit sommerlichen Temperaturen überrascht. Die Praxis befand sich im ersten Stock und war nach Süden ausgerichtet, die hohen Fenster fingen die Sonne ungehindert ein. Es roch nach Mensch und nach aufdringlichem Parfüm. Ein Standventilator kämpfte vergebens gegen die Hitze an. Unentwegt klingelte das Telefon, was niemanden zu interessieren schien. Am Anmeldetresen stritt sich eine energische alte Dame mit der völlig entnervten medizinischen Fachangestellten darüber, ob sie denn nun einen Termin habe oder nicht. Außerdem sehe sie es nicht ein, eine Maske zu tragen. Darunter bekomme sie keine Luft, und schließlich habe sie eine medizinische Befreiung. Die Angestellte hinter dem Tresen redete ihrerseits auf die Frau ein und versuchte, ihr zu erklären, dass sie heute nicht drankommen könne, weil sie keinen Termin habe. Es könne zwar durchaus sein, dass der Irrtum auf ihrer Seite liege, sie machten ja auch einmal Fehler, das sei schließlich menschlich, aber das ändere nun einmal nichts daran, dass der Arzt für heute ausgelastet sei. Es seien schon andere Patienten mit dringenderen Problemen ohne Termin gekommen. Außerdem müsse sie jetzt sofort eine Maske aufsetzen, weil das wegen Corona nun mal Vorschrift sei.

»Niemals rechtfertigen, sofort deeskalieren«, ging Theo durch den Kopf. Einer der Grundsätze professioneller Kommunikation. Das Ganze hier machte keinen vertrauenerweckenden Eindruck. Er war noch nie bei einem Neurologen gewesen. Sein Hausarzt hatte ihm mehrere genannt, aber die hatten alle keine kurzfristigen Termine gehabt, und so hatte er sich über das Internet selbst umgesehen und sich für den Erstbesten entschieden, der ihm einen Termin noch in derselben Woche angeboten hatte. Und nun saß er hier in Reinickendorf in dieser heruntergekommenen Praxis und wartete schon seit zwei Stunden. Ein Gefühl von Beklemmung packte ihn. In einem Anflug von Panik sprang er auf, warf der verdutzten Sprechstundenhilfe eine Entschuldigung zu und verließ fluchtartig das Haus.

Abends traf Theo sich mit seinem Freund Frank Möbius. Die beiden kannten sich schon seit vielen Jahren und sahen sich, wenn nichts dazwischenkam, immer am ersten Freitag des Monats zum Abendessen. Eine Männerrunde, zu der bis vor Kurzem auch Gerd Hoffmann gehört hatte.

»Das sieht nicht gut aus mit Gerd«, wusste Frank zu berichten. »Claudia ist mit den Nerven völlig runter. Ich habe heute mit ihr telefoniert. Sie hat erzählt, dass er bisher das rechte Bein nur ein ganz klein wenig bewegen kann. Der rechte Arm ist komplett gelähmt und wenn er was sagen will, kommen immer dieselben drei Wörter raus. Furchtbar! Die Ärzte sagen, es kann sich noch etwas bessern, aber der Alte wird er wohl nie mehr werden.«

Sie schwiegen betreten.

»Dabei ist er der Jüngste von uns dreien«, sagte Theo. Gerd war im vergangenen Sommer erst fünfundsechzig geworden, während Frank und er in diesem Jahr zweiundsiebzig wurden.

»Ja, irgendwann trifft es uns alle«, sagte Frank. »Bei dir alles in Ordnung?«

Theo erzählte, dass er sich wegen seines Fußes Sorgen machte. Dass der Hausarzt gesagt hatte, er müsse damit zu einem Neurologen. Er berichtete von seiner Termin-Odyssee und seiner Flucht aus der Praxis.

»Ich frage mal Mareike«, versprach Frank. Seine Frau Mareike war bis vor Kurzem als Ärztin tätig gewesen und hatte noch Kontakte. »Sicher kann sie dir einen Termin bei einem vernünftigen Arzt vermitteln. Und wie geht's Nadja und den Kindern?«, wechselte er dann das Thema. Offenbar war ihm das Gespräch etwas zu krankheitslastig.

Theo zuckte die Achseln. »Nadja geht es gut, solange sie Geld ausgeben kann. Du kennst sie ja. Und an Geld mangelt es zum Glück nicht.« Er grinste. Dann wurde er wieder ernst. »Zu den Kindern habe ich kaum noch Kontakt. Wir telefonieren gelegentlich. Das ist alles.«

»Mensch, Theo, ich verstehe dich nicht. Du hast doch auch nur dieses eine Leben. Versuch doch, dich mit den Kindern auszusöhnen! Die haben es doch auch nicht leicht gehabt nach dem Tod ihrer Mutter.«

Theo hob eine Augenbraue. Das sah er ganz anders, aber er sagte nichts. Frank der Harmoniemensch. Das war er immer schon gewesen. Eigentlich ein Langweiler, der außer von seiner Arbeit nur von seiner Familie zu erzählen wusste. Manchmal fragte sich Theo, warum sie schon so lange befreundet waren. Eigentlich hatten sie nicht viel gemeinsam. Vielleicht war es gerade dieser Gegensatz, der sie füreinander anziehend machte. Die Möglichkeit, an dem, was sie selbst nicht repräsentierten, in den Geschichten des anderen teilhaben zu können, ohne es selbst ausleben zu müssen. Sich immer wieder sagen zu können: *Wie gut, dass ich nicht so leben muss wie der …*

Frank hatte das ganze Drama mit Ulrike mitbekommen. Ulrike, Theos erste Frau, die einzige, die er jemals geheiratet hatte, von der er sich bereits in jungen Jahren, als die Kinder noch klein waren, hatte scheiden lassen und die sich einige Jahre später das Leben genommen hatte. Da sah Theo bei sich selbst aber keinerlei Schuld. Ulrike war immer schon depressiv gewesen, das lag bei ihr in der Familie, die Mutter war genauso. Und genau das war ja einer der Gründe gewesen, warum er sich von ihr getrennt hatte. Er hatte es einfach nicht mehr ausgehalten. Sie waren so unterschiedlich gewesen, er voller Tatendrang und sie immer müde, ohne Interessen, ohne Ziele.

Die Kinder hatten dann einige Jahre bei den Eltern von Ulrike gelebt. Erstens hatten die es angeboten und gern gemacht, und zweitens: Wie hätte er das allein hinbekommen sollen? Er war damals gerade dabei gewesen, seinen Betrieb aufzubauen. Für Kinder hatte er einfach keine Zeit gehabt. Aber er hatte alles getan, damit es ihnen finanziell an nichts fehlte. Natürlich wusste er, dass Frank der Meinung war, das sei nicht genug gewesen, aber es war das, was er hatte ermöglichen können. Er hatte ihnen eine ordentliche Schulbildung und ein sorgenfreies Studium ermöglicht. Das war mehr, als er selbst jemals von seinem Vater bekommen hatte. Nachdem er sich geweigert hatte, in den Elektrobetrieb seines Vaters einzusteigen, und stattdessen studieren wollte, hatte sein Vater ihm jede finanzielle Unterstützung entzogen. Das ganze BWL-Studium hatte er sich selbst finanziert. Das war nicht einfach gewesen. Seinen Kindern dagegen hatte es an nichts gefehlt, dafür hatte er gesorgt. Und was hatten sie daraus gemacht? Nichts. Valentin hatte sein BWL-Studium abgebrochen, hatte sich als Restaurantbetreiber versucht, war mehrfach gescheitert. Zum großen Streit war es gekommen, als Valentin von ihm einen größeren Geldbetrag erbeten hatte, um seinen letzten Konkurs zu verhindern. Aber Theo investierte nicht in aussichtslose Projekte. Eben weil er genau das nicht tat, war er ja zu Geld gekommen.

Und Melanie, seine Tochter, hatte sich lange für gar keine Ausbildung oder ein Studium entscheiden können. Dann hatte sie einige Jahre angeblich Management studiert. Theo hatte das nicht ernst genommen. Seine doch eher phlegmatische Tochter sah er nicht in leitenden Positionen von Unternehmen. Und so hatte er sich gedacht, dass das ihre Methode gewesen war, ihm noch einige Jahre Geld aus der Tasche zu ziehen. Vermutlich war sie nicht einmal irgendwo eingeschrieben gewesen. Und bei den letzten Treffen war von einem Studium nicht mehr die Rede gewesen. Sie kam ganz nach der Mutter. Hielt sich mit seiner finanziellen Unterstützung und Gelegenheitsjobs über Wasser und ließ das Leben an sich vorbeiziehen, als sei sie eine unbeteiligte Zuschauerin am Wegesrand. Und die Typen, die sie zu den seltenen gemeinsamen Treffen anschleppte, waren seiner Meinung nach alle mehr als windig.

Nun, beide waren erwachsene Menschen, die selbst wissen mussten, was sie taten. Er fühlte sich ihnen jedenfalls nicht mehr verpflichtet.

KAPITEL 3

DER BESTE FREUND

Frank entschied sich trotz der späten Stunde, kein Taxi zu rufen, sondern die knappe halbe Stunde nach Hause zu laufen, obwohl Mareike sich sicher schon fragte, wo er blieb. Rasch schrieb er ihr eine Nachricht, dass er auf dem Heimweg sei.

Die Nacht war warm, fast wie im Hochsommer, die Luft dicht und prall gefüllt von den schweren Duftmolekülen der Lindenblüte. Frank mochte diesen süßlichen Geruch. Er liebte die Geräusche der nächtlichen Stadt, den Straßenverkehr, das gedämpfte Lachen der Menschen, die gut gelaunt in den Straßenkneipen ihr Leben genossen. Das Gespräch mit Theo war ihm sehr nahegegangen. Er konnte seinen Freund beim besten Willen nicht verstehen. Für ihn wäre es undenkbar gewesen, sich so mit seinen Kindern zu entzweien. Neben seiner Frau waren die Kinder für ihn immer das Wichtigste gewesen. Er war fassungslos angesichts der Härte, der Unversöhnlichkeit, die Theo an den Tag legte.

Mareike, die noch wach war, als er gegen Mitternacht nach Hause kam, pflichtete ihm bei.

»Ich verstehe ohnehin nicht, warum ausgerechnet dieser Mensch dein bester Freund ist. Denk doch nur einmal, wie er Ulrike damals behandelt hat. Er hat sie in den Tod getrieben, das ist jedenfalls meine Meinung.«

Frank widersprach. »Jetzt tust du ihm unrecht. Es stimmt schon, Ulrike hat sich im Stich gelassen gefühlt. Aber die Trennung ist damals von ihr ausgegangen. Nur, als sie dann vollzogen war, ist sie damit nicht klargekommen. Vielleicht wollte sie nur eine Drohkulisse aufbauen und hat nicht damit gerechnet, dass er sich sofort darauf einlässt. Jedenfalls hat sie nicht in ein Leben ohne Theo zurückgefunden. Ein Leben, in dem er noch eine große Karriere vor sich hatte und sie nichts mit sich anzufangen wusste. Ich bin aber überzeugt davon, dass es ihr, wenn sie Theo nie begegnet wäre, nicht anders ergangen wäre.«

»Du bist witzig, sie hatte die Kinder an der Backe und keinen Beruf, wie sollte sie da etwas aus ihrem Leben machen?«, empörte sich Mareike.

»Ja, aber sie hätte von ihm jede Unterstützung bekommen, die sie gebraucht hätte, um sich beruflich weiterzuentwickeln. Sie war zu träge, um etwas aus sich zu machen. Sie hat Theo sein Leben geneidet, und sie hat die Kinder gegen ihren Vater aufgebracht, hat so Dinge gesagt wie: ›Der lebt jetzt im Luxus, und wir haben nichts mehr.‹«

»War es denn nicht so?«

»Natürlich nicht. Sie hat bei der Scheidung ihren Anteil bekommen und die Kinder ihren Unterhalt. Kleinlich ist Theo nie gewesen. Außerdem: So richtig zu Geld ist er erst nach der Scheidung gekommen. Aber natürlich hatte sie nicht mehr dasselbe Leben wie zuvor. Sie hat selbst nie gearbeitet, hat nie einen Beruf gelernt und war einfach der Meinung, dass ihr Leben nach der Scheidung genauso weitergehen soll wie zuvor, nur ohne Theodor.«

»Der Fehler war, dass sie überhaupt geheiratet und zwei Kinder bekommen haben. Die hatten einfach nichts gemeinsam«, sagte Mareike.

Frank nickte, gab ihr einen Kuss und sagte: »Ich liebe dich, Mareike.«

Sie bedachte ihn mit einem Lächeln. »Schlaf gut«, sagte sie und knipste die Nachttischlampe aus.

»Du auch«, murmelte Frank und dachte einmal mehr, dass er um nichts in der Welt mit Theo hätte tauschen wollen.

KAPITEL 4

DER HORCHER AN DER WAND …

Gut gelaunt stürmte Toni die Treppe runter in die Küche. Sie hatte sich morgens in aller Frühe einen Milchkaffee ins Bett geholt und noch einige Stunden gelesen. Jetzt meldete sich der Hunger. Zu ihrer Überraschung traf sie beide Eltern noch in der Küche an.

Die Mutter war gerade dabei, den Frühstückstisch abzuräumen, während Franz, ihr Vater, bei einem letzten Kaffee sein »Verdauungszigarettchen« rauchte und in der Tageszeitung blätterte. Dass sie dem Vater um zehn noch am Frühstückstisch begegnete, war in den Frühjahrs- und Sommermonaten eine Seltenheit. Üblicherweise war er schon vor sechs auf den Beinen und kam erst zum Mittagessen, das bei Pichlmeiers immer um Punkt zwölf auf dem Tisch stand, wieder rein.

Auf dem Hopfenbauernhof, der sich mit seinen fünfzig Hektar Anbaufläche nun schon in der dritten Generation im Familienbesitz befand, gab es immer reichlich zu tun. Die Großeltern lebten zwar noch auf dem Hof, hatten aber ihre eigene kleine Wohnung im »Altenteil«. Nach einigen Grabenkämpfen am Anfang, als der Vater den Hof übernommen hatte, hielten sie sich aus dem Hauptgeschäft weitgehend heraus und kümmerten sich fast ausschließlich um den Gemüsegarten und ein bisschen Kleinvieh. Nur beim Hochbinden des Hopfens und bei der Ernte am Ende des Sommers half der Großvater immer noch. Da wurde jede Hand gebraucht.

Die Hauptarbeit und die Verantwortung lasteten nun auf Tonis Eltern, und sie stemmten die Arbeit mit einem Angestellten, dem Andi, und vielen Saisonkräften. Von denen kamen die meisten aus

Polen, manche halfen schon seit vielen Jahren aus. Im Frühling, wenn der Hopfen innerhalb weniger Wochen hochgebunden werden musste, glich der Hof einem Taubenschlag, denn alle Helfer waren auch hier untergebracht und wurden in der Küche verköstigt. Privatsphäre hatte man da nicht mehr, aber Toni hatte diese Wochen im Frühjahr immer geliebt.

In diesem Jahr war es erstmals ruhiger gewesen. Die polnischen Helfer hatten wegen Corona nicht einreisen dürfen. Das waren für die Eltern angsterfüllte Tage gewesen. Wo sollte man die vielen Hände anderweitig herbekommen? Da hatte auch Toni mit rangemusst. Sie hatte gerade ihr Abitur in der Tasche gehabt, und die bunt zusammengewürfelte Gruppe, die Arbeit im Freien und die gemeinsamen Essen am Abend hatten ihr großen Spaß gemacht. Sie würde in den Hochphasen der Arbeit immer gern helfen, das war doch klar, aber den Betrieb einmal übernehmen? Nein, da hatte sie andere Pläne. Sie wusste, es war der sehnlichste Wunsch ihres Vaters, dass sie einmal seine Nachfolge antrat, am besten gemeinsam mit Andi, der ohnehin schon wie ein Sohn für ihn war. Aber weder wollte sie Hopfenbäuerin werden, noch wollte sie Andi heiraten. Das mussten sich die Eltern einfach aus dem Kopf schlagen!

Die Mutter, Maria, hatte Tonis fragenden Blick aufgefangen und erklärte: »Peronospora. Es gab einen Spritzaufruf der Bayerischen Landesanstalt für alle Sorten, die nach dem zehnten September geerntet werden.«

Und der Vater ergänzte: »Gestern war es zu windig zum Ausbringen. Da mussten der Andi und ich in der Nacht raus. Ist ein feiner Junge, der Andi. Was würde ich ohne den bloß machen? Bis zwei Uhr in der Nacht waren wir auf den Beinen.«

Peronospora, Mehltau, Spinnmilbenbefall, Hagelschaden, fehlende Saisonarbeiter … mit diesen landwirtschaftlichen Hiobsbotschaften war Toni aufgewachsen. Immer gab es neue Probleme. Kaum war das eine gelöst, stellte sich das nächste ein. Sie konnte sich an kein Jahr erinnern, in dem es keine Schwierigkeiten gegeben hatte. Und immer die kleinen, »unauffälligen« Hinweise des Vaters, die um die Vorzüge von Andi kreisten. Das nervte allmählich. Als sie vierzehn gewesen war, hatte sie sich tatsächlich einmal in den zwei Jahre älteren Andi, der damals beim Vater in der Lehre war, verliebt. Auf einem Ball der freiwilligen Feuerwehr, der er natürlich angehörte, hatten sie auch einmal geknutscht. Aber das war es dann auch. Sie hatten beide rasch erkannt, dass sie keine Seelenverwandten waren. Andi war wie ihr Vater, er interessierte sich ausschließlich für die Landwirtschaft. Mit ihm konnte man stundenlang über Vor- und Nachteile bestimmter Hopfensorten diskutieren, über falschen und echten Mehltau oder Obstbaumbeschneidung. Aber ein Buch hatte er zuletzt in der Schule gelesen, und die hatte er nach der zehnten Klasse verlassen. Er hatte auch nicht vor, je wieder ein Buch in die Hand zu nehmen. Sie waren gute Freunde, und Andi war ein wirklich netter Kerl, aber einfach nicht ihr Typ, und soweit sie wusste, umschwärmte er gerade ein Mädchen, das im Ort in einer Bäckerei arbeitete.

»Oma hat gefragt, ob du ihr heute im Garten helfen kannst, das Unkraut wuchert«, unterbrach Maria Tonis Gedanken.

»O nein, heute bitte keine Gartenarbeit«, entfuhr es Toni, die sich auf einen Nachmittag mit ihrem Buch in der Hängematte gefreut hatte. »Ich habe Ferien, und es ist heute doch viel zu heiß!« Sie wies auf das Küchenfenster, das einen Ausschnitt strahlend blauen Himmels mit kleinen weißen Farbklecksen zeigte. Der Sturm am Vorabend hatte alle Regenwolken verscheucht, und obwohl die Uhr noch lange nicht Mittag zeigte, war es schon heiß und die Regenfeuchte im Boden verdampfte zu einer drückenden Schwüle.

Die Mutter sah sie streng an. »Antonia, du hast keine Ferien. Du bist jetzt mehr als drei Monate aus der Schule. Du kannst nicht weiter in den Tag hineinleben, du musst deinen Beitrag leisten wie alle anderen auch. Auch du isst das Gemüse aus Omas Garten. Für sie ist es heute genauso heiß, und sie ist alt, du aber bist jung.« Energisch griff sie nach dem Trockenhandtuch und wandte sich dem Geschirr zu, das auf der Spüle abtropfte. Obwohl es im Haushalt eine Spülmaschine gab, spülte Maria das Geschirr vom Frühstück gern von Hand ab. Toni hatte ihr schon tausendmal erklärt, dass das teurer sei, als es in der Geschirrspülmaschine zu sammeln und diese nur anzustellen, wenn sie voll war.

Maria hatte ziemlich anklagend geklungen. Toni schaute ihre Mutter überrascht an. Von den beiden Eltern war Maria die Ausgeglichenere. Im Gegensatz zum Vater, der auch einmal wütend werden konnte, war die Mutter zwar streng, aber meist ruhig und verständnisvoll. Wieso warfen ihr alle auf einmal Faulheit vor? Monatelang hatte sie für ihr Abi gepaukt. Konnten die ihr jetzt nicht mal etwas Muße gönnen?

»Aber ich helfe doch«, sagte sie schließlich in Richtung der Mutter, die ihr immer noch den Rücken zuwandte. Sie überlegte und zählte dann auf: »Gestern habe ich zum Beispiel die Wäsche aufgehängt und beim Kartoffelschälen geholfen.«

Maria stöhnte.

Etwas müde sagte sie dann. »Toni, das wird nicht reichen. Davon kann man nicht leben. Du musst einen Beruf erlernen. Papa hat dir doch die Broschüren der Landbauschule hingelegt, im September fangen die Ausbildungen an. Ich habe mich erkundigt, noch gibt es freie Plätze …«

»Darüber wollte ich ohnehin mit euch sprechen.« Toni stockte, nahm schließlich ihren ganzen Mut zusammen und sagte: »Also … Ich habe mir das in den letzten Wochen gut überlegt. Ich will keinen landwirtschaftlichen Beruf, ich möchte studieren. Und ich möchte zum Studieren nach Berlin.« Nach kurzem Zögern fuhr sie trotzig fort: »Ich habe mich für das Wintersemester in Germanistik eingeschrieben.« Jetzt war es heraus. Sie hatte es extra so energisch formuliert, damit gar kein Zweifel mehr aufkam, dass dies eine endgültige Entscheidung war.

Ein lauter Knall ließ Toni und Maria zusammenschrecken. Der Vater, der weiter in seiner Zeitung geblättert und den Anschein erweckt hatte, als höre er dem Gespräch zwischen Mutter und Tochter nicht zu, schlug so heftig mit der Faust auf den Tisch, dass die Tassen klirrten und der Kaffee überschwappte.

»Herrgottsakra, da haben wir doch wohl auch noch ein Wort mitzureden.«

Mit dem Streit, der sich jetzt entspann, hatte Antonia gerechnet, schließlich kannte sie ihren jähzornigen Vater und ihre strenge Mutter. Aber die Unversöhnlichkeit und Härte erschreckten sie doch.

»Geh, wenn du gehen willst, aber glaub ja nicht, dass du zurückkommen kannst oder dass ich dir deine Spinnereien auch noch finanziere«, waren seine letzten Worte, bevor er die Küchentür hinter sich zuschlug und Toni und ihre Mutter allein zurückließ. Toni schaute Hilfe suchend zu Maria, aber die wich ihrem Blick aus, drehte sich wieder zur Spüle um und fing an, diese mit Nachdruck zu polieren.

Antonia ging weinend in ihr Zimmer und warf sich aufs Bett. Mit Widerstand hatte sie gerechnet, aber sie hatte doch auf Verständnis gehofft.

Nach einiger Zeit stand sie auf, trocknete sich die Tränen und packte den großen Rucksack, den sie vor zwei Jahren für einen Schulausflug angeschafft hatten. Denen würde sie es zeigen!

Zum Abitur hatte sie von den Eltern einen kleinen Wagen geschenkt bekommen. Hier auf dem Land war man ja ohne Auto aufgeschmissen. Sie simste einer Freundin in München, die zusagte, sie für einige Tage aufnehmen zu können. Diese Freundin hatte wiederum Freunde in Berlin, wo Antonia wahrscheinlich erst einmal unterschlüpfen konnte. Dann brauchte sie einen Job, eine Wohnung …

Aber einfach so am helllichten Tag abzurauschen, das wagte sie nun doch nicht. Ihrem Vater war alles zuzutrauen, auch dass er sie in ihrem Zimmer einschloss. Sie nahm sich vor, zu warten, bis die Eltern abends zu Bett gegangen waren.

Gegen zweiundzwanzig Uhr war es endlich so weit. Die Eltern schalteten den Fernseher aus und kamen nach oben in ihr Schlafzimmer; die alten hölzernen Stiegen ächzten unter ihren Schritten.

Toni wartete noch eine halbe Stunde, dann schlich sie sich am Elternschlafzimmer vorbei. Kurz horchte sie an der Tür. Die beiden schliefen noch nicht, sondern unterhielten sich.

»Da kannste nix machen«, sagte der Vater gerade, »ist eben nicht unser Blut. Wir hätten besser einen Jungen adoptieren sollen und nicht ein Mädchen.«

»Du weißt genau, dass es keinen Jungen gab«, erwiderte die Mutter.

Die Antwort des Vaters verhallte in einer Mischung aus Übelkeit und Hitze, die in Toni hochstieg und sie erstarren ließ.

Sie war adoptiert! Verdammt, das erklärte einiges! *Deshalb* hatte sie sich immer als anders, als nicht dazugehörend empfunden. Die hatten sie all die Jahre belogen!

Jetzt gab sie sich keine Mühe mehr, leise zu sein. Sie rannte die Treppe hinunter, riss ihre Jacke vom Garderobenständer, griff im Vorbeigehen nach den Turnschuhen, stürmte aus dem Haus, startete mit nackten Füßen den Motor ihres Opel Corsa und fuhr vom Hof. Im Rückspiegel sah sie die stämmige Gestalt ihrer Mutter reglos in der Eingangstür stehen.

KAPITEL 5

DIE DIAGNOSE

Theodor sah die Ärztin ungläubig an. »Wollen Sie mir jetzt ernsthaft sagen, dass man da nichts machen kann?« Er hob eine Augenbraue und fixierte sein Gegenüber, ein Blick, von dem er wusste, dass er die meisten Menschen einschüchterte.

Dies war mittlerweile die fünfte von mehreren Ärzten und Ärztinnen verschiedenster Fachrichtungen, die er wegen »dieser Sache« konsultierte. Sich und anderen gegenüber sprach er nur noch von »dieser Sache«. Zusätzlich zu dem Schlappfuß hatte sich inzwischen noch eine Schwäche der rechten Hand eingestellt. Es fiel ihm schwer, Dosen aufzumachen, und selbst einfachste Tätigkeiten wie das Zuknöpfen seiner Hemden oder das Binden der Schnürsenkel wurden zur täglichen Herausforderung. Er sah sich schon beige Schuhe mit Klettverschluss kaufen, eine Vorstellung, bei der sich ihm die Nackenhaare aufstellten. Er war doch kein Rentner!

Obwohl er gesetzlich versichert war – dafür hatte er sich damals wegen der Kinder entschieden, weil das günstiger war, als wenn er alle privat versichert hätte –, ging er inzwischen nur noch als Selbstzahler zu Ärzten. Sonst bekam man ja gar keinen Termin.

Jedes Mal dasselbe Spiel: Sie hörten sich seine Geschichte fünf Minuten lang an, dann schlugen sie eine ganze Latte teurer Untersuchungen vor, die zum Teil schon mehrfach erfolgt waren, wollten ihn in ein Krankenhaus einweisen, was er entschieden ablehnte, und am Ende war er genauso schlau wie zuvor.

Zu dieser Ärztin hatte er eigentlich mehr Vertrauen gehabt als zu ihren Vorgängern. Die Praxis war geschmackvoll eingerichtet, nicht so überkandidelt wie manche Privatpraxen, aber auch nicht so heruntergewirtschaftet wie die erste, die er wegen der Sache aufgesucht hatte. Und die Ärztin war nicht so ein junges Huhn, sondern vielleicht Anfang fünfzig, hatte sich aber ganz gut gehalten. Sie hatte einen wachen und intelligenten Blick, und auf das routinierte Flirten, mit dem er jeder attraktiven Frau begegnete, hatte sie zumindest nicht unfreundlich reagiert.

Von dem Selbstzahlerkram halte sie nichts, hatte sie gesagt, wenn er gesetzlich versichert sei, dann sei das für sie in Ordnung. Auf seine Erklärung, aufs Geld komme es ihm nun wirklich nicht an, Hauptsache, sie könne ihm helfen, hatte sie gesagt: »Das wird sich zeigen«, und ihn angelächelt.

Sie hatte sich die Zeit genommen, sich alle seine Beschwerden genau beschreiben zu lassen und zu protokollieren, und ihn dann gründlich untersucht.

Schließlich war sie sehr ernst geworden, hatte gesagt, sie müsse sich die Ergebnisse aller Voruntersuchungen noch einmal in Ruhe anschauen und einige elektrophysiologische Untersuchungen vornehmen, er müsse noch einmal wiederkommen.

Und nun saß er ihr wieder gegenüber und erhielt seine Diagnose. Zumindest einen »hochgradigen Verdacht«, wie sie sich ausdrückte. Nur war das eine Erkrankung, die er nicht haben wollte. Von der er sich auch nicht ernsthaft vorstellen konnte, dass er sie hatte. So viel Pech konnte man doch nicht haben, oder? Er war doch bisher immer gesund gewesen, hatte sich mit viel Sport fit gehalten! Zwar hatte er nicht ganz auf Fleisch verzichtet, aber er hatte sich doch einigermaßen gesund ernährt. Und nun das. Amyotrophe Lateralsklerose. Das konnte ja niemand aussprechen, deshalb sagten alle wohl auch ALS dazu. Theo hatte schon einmal davon gehört. Er las regelmäßig die Sportnachrichten. Wenn er sich richtig erinnerte, war einige Jahre zuvor ein Fußballspieler vom VfL Wolfsburg daran gestorben, das war noch ein ganz junger Kerl gewesen.

Die Ärztin sagte, der Verlauf der Erkrankung sei von Fall zu Fall unterschiedlich, es könnten wenige Monate sein oder auch viele Jahre. Nur heilbar sei sie leider nicht, und immer schreite sie voran. Es gebe zwar ein zugelassenes Medikament, doch das könne den Verlauf wohl nur sehr wenig beeinflussen.

»Wie lange habe ich noch?«, fuhr Theo die Ärztin unerwartet heftig an.

Sie hielt seinem Blick stand und sagte: »Das kann ich nicht vorhersagen. Im Durchschnitt hat man nach der Diagnose noch zweieinhalb Jahre, aber es gibt eben immer wieder auch Ausnahmen. Sie haben sicher von dem Physiker Stephen Hawking gehört?«

»Stephen Hawking?«, fragte Theo entsetzt. »Das war doch dieser Krüppel, oder?«

Die Ärztin sah ihn regungslos an. Dann seufzte sie und erwiderte: »Nun, ich würde sagen, in erster Linie war er ein berühmter Physiker, der mit dieser Erkrankung viele Jahrzehnte gelebt hat.«

Theo machte eine abwehrende Handbewegung und schwieg.

Natürlich war das der Krüppel. Wollte sie ihm jetzt eine Moralpredigt halten, weil er das Kind beim Namen nannte? Nein, das konnte einfach nicht sein. Zweieinhalb Jahre? Er war doch erst zweiundsiebzig! Die Ärztin musste sich irren. Er sprang auf. Er würde jetzt erst einmal einen richtigen Fachmann hinzuziehen. Wer wusste schon, wo die hier ihr Examen gemacht hatte! Die hatte auf ihrem Praxisschild ja nicht einmal einen Doktortitel stehen.

KAPITEL 6

BERLINER WOHNUNGSNOT

Es war gar nicht so einfach gewesen, in Berlin einen Job und eine Unterkunft zu finden, und Tonis Ersparnisse gingen mit schwindelerregender Geschwindigkeit zur Neige. Zwar war sie bei den Freunden ihrer Freundin Lea untergeschlüpft, aber die verlangten auch einen Mietanteil von ihr. Viele Studenten »verdienten« sich etwas dazu, indem sie in den Semesterferien, wenn sie zu Hause bei den Eltern waren, ihr Zimmer untervermieteten. Die Berliner Wohnungsknappheit machte es möglich.

Ursprünglich hatte Toni auf eine Anstellung in einer Bar oder einer Kneipe spekuliert. Sie hatte in den Schulferien häufiger in Biergärten gejobbt. Aber nach Corona waren viele Restaurants und Clubs pleitegegangen, es gab kaum noch Touristen in Berlin, die gesamte Gastronomie lag am Boden. Schließlich hatte sie in einem Corona-Testzentrum Arbeit gefunden. Das wurde gar nicht schlecht bezahlt. Doch auch die Wohnungssuche erwies sich als sehr viel schwieriger, als sie gedacht hatte. Die Studentin, deren Zimmer sie gerade nutzte, würde Ende September wiederkommen, bis dahin musste sie etwas gefunden haben.

Am vergangenen Wochenende hatte sie immerhin vier Vorstellungen in Wohngemeinschaften gehabt – was schon ziemlich gut war, denn viele WGs meldeten sich auf ihre Anfrage gar nicht –, letztlich hatten sie sich aber alle für andere Kandidaten entschieden.

Toni war inzwischen regelrecht eingeschüchtert. Diese Vorstellungsrunden waren schlimmer als Vorstellungsgespräche für den Traumjob. Eine WG hatte allen Ernstes in ihrem Fragenkatalog zur Bewerbung gefragt, ob sie bereit sei, zum Probeputzen vorbeizukommen. Die Wohnungsgeber hatten sie von oben bis unten gemustert, ihre Klamotten kommentiert und ein regelrechtes Kreuzverhör veranstaltet: »Na, dann erzähl mal, was bringst du denn Besonderes mit? Warum sollten wir uns ausgerechnet für dich entscheiden?«

Toni war vor Angst erstarrt und hatte kein Wort mehr herausbekommen. Der Typ, den sie mit ihr vorgeladen hatten, war da bedeutend schlagfertiger gewesen. Er hatte seine Gitarre dabeigehabt und gleich mal ein Stück zum Besten gegeben – natürlich spielte er gnadenlos gut –, und er hatte angeboten, jedem, der Lust darauf hätte, kostenlos Unterricht zu erteilen. Außerdem arbeitete er gelegentlich im *Tier*, einem angesagten Club in Neukölln. Nun ja, die WG hatte ihr abgesagt.

Als Antonia nun im vierten Stock eines unscheinbaren Hauses in der Bellermannstraße im tiefsten Wedding klingelte, machte sie sich nicht mehr viel Hoffnung. Die junge Frau, die ihr öffnete, schien wenige Jahre älter zu sein als sie, vielleicht Mitte zwanzig, machte aber einen ganz netten Eindruck. Sie stellte sich als Charlotte vor und bat sie, die Maske aufzulassen. Sie selbst trug auch eine FFP2-Maske. Sie führte Toni in ein großes Gemeinschaftszimmer, das auch als Esszimmer genutzt wurde, denn die Küche war winzig und musste ohne Tisch auskommen.

In dieser WG wohnten offenbar nur Medizinstudenten. Die anderen zwei, Malte und Lizzy, kamen zehn Minuten später hinzu, und keiner fragte sie nach besonderen Fähigkeiten oder Vergünstigungen. Den dreien war es das Wichtigste, dass Toni die Miete regelmäßig zahlte und versprach, nicht dauernd Party zu machen. Sie wollten jemanden, der oder die auch studierte, sie nicht beim Lernen störte, keine Probleme mit dem Putzplan für Küche und Bad hatte und sich am gemeinschaftlichen Kochen beteiligte, was nach Möglichkeit einmal pro Woche stattfinden sollte. Natürlich nur, wenn nicht gerade Prüfungszeit war. Jetzt, in den ausgehenden Sommermonaten, das neue Semester begann ja erst im Oktober, waren sie mit Praktika im Krankenhaus oder Jobs beschäftigt; Malte wollte auch noch einen kurzen Urlaub machen. Sie würden alle nicht oft zu Hause sein, sich also nicht groß um sie kümmern können. Toni beteuerte rasch, das sei für sie kein Problem.

»Bist du zum ersten Mal von zu Hause weg?«, fragte Lizzy noch einmal zweifelnd nach.

Toni nickte. »Ja, aber das ist wirklich in Ordnung, ich habe ja Freunde in Berlin. Die, bei denen ich jetzt wohne. Da ist es nur auf Dauer zu eng.«

Das entsprach nicht ganz der Wahrheit. Mit den Leuten aus der WG, in der sie im Moment noch wohnte, hatte sie kaum ein Wort gewechselt, und auch sonst kannte sie noch niemanden in der Stadt. In Wahrheit hatte sie sich noch nie im Leben so einsam gefühlt und es gab Tage, da schwankten ihre Gedanken zwischen »Alles hinschmeißen und nach Hause gehen« und »Sich lieber gleich das Leben nehmen«. Aber Charlotte, Malte und Lizzy reichte die kleine Notlüge glücklicherweise, sie fragten nicht weiter nach.

»Also dann, Toni«, sagte Malte, »auf gutes Zusammenwohnen«, und schob ihr einen Untermietvertrag und einen Kugelschreiber über den Tisch.

»Echt jetzt? Ihr lasst mich einziehen?« Toni konnte ihr Glück nicht fassen. Das Zimmer war zwar sehr klein und nicht sehr hell, weil es nur ein Fenster zum Hinterhof hatte, aber das war ihr egal. Sie hatte ohnehin weder Möbel noch Geld, sich welche zu kaufen.

Charlotte schien ihre Gedanken erraten zu haben. Sie zeigte auf eine hochkant gestellte Matratze neben einem Sideboard. »Wir haben da noch eine Gästematratze, die kannst du erst mal benutzen, bis du deine Sachen dahast. Zahlen musst du erst ab Oktober, aber einziehen kannst du sofort, wenn du willst. Das Zimmer ist ja frei. Es ist auch frisch gestrichen. Wenn du ausziehst, musst du renovieren, aber das steht ja auch in dem Vertrag, den du gerade unterschrieben hast.«

Toni nickte selig. »Dann gehe ich mal meine Sachen holen.«

KAPITEL 7

PAULS BEEF

Theodor schaute demonstrativ auf seine Armbanduhr. Valentin war jetzt dreißig Minuten zu spät. Er wollte nicht länger warten und gab dem Kellner ein Zeichen, dass er die Vorspeise servieren könne. Die Speisenfolge in seinem Lieblingslokal hatte er bereits im Vorweg festgelegt.

Endlich konnte man wieder essen gehen. Die Lockdown-Monate im Frühjahr waren nervtötend gewesen. Nadja konnte gar nicht kochen und hatte auch keinen Spaß daran. Er selbst kochte sehr gern und auch ganz gut, aber nur, wenn ihm gerade danach war. Und in den letzten Wochen fiel es ihm immer schwerer, weil die rechte Hand ihm den Dienst verweigerte.

Gedankenverloren strich er mit dem Finger über die Zwischenräume zwischen den Sehnen. An der kranken Hand waren die Furchen viel tiefer, und unter der Haut vibrierte es ständig.

»Valentin kommt sicher gleich«, versuchte Melanie, die die Wogen der Wut bei ihrem Vater nur zu deutlich wahrnahm, zu beschwichtigen. »Er hat mir versprochen, diesmal pünktlich zu sein.«

»Ja, dann geht seine Uhr vielleicht falsch«, antwortete Theodor in einem Ton, der Melanie verstummen ließ. »Ich weiß ja nicht, wie es euch geht, aber ich habe jetzt Hunger und sehe nicht ein, dass vier Menschen ihre Lebenszeit vergeuden sollen, nur weil einer keine Disziplin hat.«

»Ja, ich habe auch Hunger«, verkündete Nadja.

Melanie hielt seinem Blick nicht stand, sondern schlug die Augen nieder. *Sie hat die Schönheit ihrer Mutter, aber denselben unsteten Blick, dieselbe Ängstlichkeit. Wie ein scheues Reh,* dachte Theodor.

Gerade das hatte ihn an Ulrike anfangs so fasziniert. Dass sie so gar nicht mit ihrer Schönheit kokettierte, sich ihrer nicht bewusst war. Dass sie ihn bewunderte und sich nach seinem Schutz sehnte. Aber nach einiger Zeit war ihm das langweilig geworden. Sie war wie ein Grashalm im Wind gewesen, und er hatte sie dafür verachtet, dass sie keine Haltung hatte. Und sich selbst hatte er gehasst, weil das in ihm den Impuls auslöste, sie immer noch kleiner zu machen.

Dass sie es geschafft hatte, sich von ihm zu trennen, hatte ihn gewundert, zunächst auch gekränkt, aber letztlich war er erleichtert gewesen. Sie hatten nicht zueinander gepasst.

Sein Blick fiel auf Melanies Freund, der sich bisher nicht am Tischgespräch beteiligt hatte. Unentwegt tippten seine langen, schlaksigen Finger auf dem Handy herum, als ging ihn das Ganze hier überhaupt nichts an. Als sei er nur zufällig und ganz unverbindlich zugegen. Theo meinte sich zu erinnern, dass Melanie ihn auch schon bei ihrem letzten Treffen im Schlepptau gehabt hatte, aber sicher war er sich nicht. Sein Blick fiel auf den Siegelring, den der Kerl am Finger, und das goldene Kettchen, das er um den Hals trug. Ein Ohrstecker machte den krönenden Abschluss. Theo fand Schmuck bei einem Mann unmöglich. Er fand diesen ganzen Typen unmöglich, aber er beherrschte sich.

»Was machen Sie denn so beruflich?«, versuchte er ein Gespräch anzufangen.

Der Freund, dessen Name ihm partout nicht einfallen wollte, sah nur kurz auf und beschäftigte sich dann weiter mit seinem Handy.

»So dies und das«, gab er knapp von sich.

»Aha, dies und das! Darf ich fragen, um was es sich bei *dies* handelt und worin es sich von *das* unterscheidet?«

»Papa, bitte, sei doch nicht so inquisitorisch«, ging Melanie dazwischen. »Du weißt doch, dass Stefan im Online-Handel tätig ist.«

»So, weiß ich das?«

Stefan blickte kurz auf. »Sorry, ich hab da gerade einen großen Deal am Laufen. Ich muss mich mal kurz entschuldigen.« Dann grinste er, erhob sich und zeigte in Richtung Terrasse. »Da ist der Empfang besser. Holst du mir in der Zwischenzeit einen Gin Tonic und bringst ihn mir raus, Herzchen?« Er nahm Melanies Kinn kurz zwischen Daumen und Zeigefinger und deutete einen Kuss an, eine Geste, die Theo herablassend fand, zumal gegenüber einer erwachsenen Frau.

Melanie schien sich nicht daran zu stören. Sie lächelte ihren Freund an, nickte, stand auf, ging zur Bar, orderte den Cocktail und brachte ihn nach draußen. Stefan bedankte sich mit einem Augenzwinkern und klopfte ihr auf den Po. Dann widmete er sich wieder seinem Handy.

»Mein Gott, Melanie, du bist doch nicht sein Laufbursche«, sagte Theo, als sie sich wieder zu ihnen setzte. »Wenn er einen Drink will, kann er den doch beim Kellner bestellen.«

»Ach, das mach ich doch gern.«

Der Kellner servierte die Hauptspeise, Ribeye-Steak mit Ofenkartoffel und grünen Bohnen, und Theo begann mit Appetit zu essen. Melanies Blick wanderte zwischen dem telefonierenden Stefan, dem Steak auf ihrem Teller und ihrem Vater hin und her. Sie nahm ihr Besteck in die Hand, legte es aber gleich wieder ab.

Und dann ging die Tür auf, und Valentin kam herein. Augenscheinlich betrunken, gab er seiner Schwester einen flüchtigen Kuss auf die Wange, schlug Stefan, der seine Telefonate beendet hatte und wieder an den Tisch gekommen war, etwas zu fest auf die Schulter und warf seinem Vater ein zu lautes »Hey, Paps« zu, was der mit einem verachtungsvollen Blick quittierte. Nadja ignorierte er komplett.

Valentin behauptete, er habe sich mit der Location geirrt und eine halbe Stunde im falschen Restaurant an der Bar auf sie gewartet. Eine Lüge, die ebenso unverschämt wie fadenscheinig war, denn Theodor lud sie, wenn er sie denn einlud, immer ins *Pauls Beef* ein, jedenfalls seit mindestens fünf Jahren.

Theodor verzichtete auf eine Antwort, was Valentin dazu verleitete, nachzulegen.

»Ich dachte, wir sind uns einig, dass das *Pauls* ein peinlicher, überteuerter Spießerladen ist.« Das sagte er so laut, dass sich der Kellner und einige Gäste konsterniert nach ihm umsahen.

»Behauptet wer?«, fragte Theodor mit schneidender Stimme. »Etwa derjenige, der es geschafft hat, innerhalb von fünf Jahren zwei Restaurants in den Konkurs zu treiben? Der weder einen Berufs- noch einen Studienabschluss hat? Der nicht einmal zu einer Einladung seines Vaters, von dessen regelmäßigen Zuwendungen er abhängig ist, pünktlich erscheinen oder auch nur etwas Ordentliches anziehen kann? Schau dich doch an, du siehst aus wie ein Clochard!«

Das Schweigen, das sich anschloss, war umso lauter, als nun die angeregten Gespräche von den Nachbartischen zu ihnen herüberklangen, obwohl alles mit extragroßem Hygieneabstand à la Corona angeordnet war.

Stefan hatte sein Steak verschlungen und war erneut zu wichtigen Telefonaten auf die Terrasse verschwunden. Nun kam er zurück und verkündete: »Tut mir leid, ich muss los. Geschäfte. Da ist gerade etwas sehr Wichtiges aufgepoppt. Danke für die Einladung, Theo.« Und zu Melanie gewandt: »Warte heute nicht auf mich, Kleines, wird spät werden.«

Theo erstarrte, wollte das »du« schon korrigieren, verkniff sich den Kommentar aber und nickte nur kurz. Als Stefan gegangen war, wandte er sich an seine Tochter.

»Was willst du von diesem Kerl? Merkst du denn gar nicht, wie schlecht er dich behandelt? Du glaubst doch nicht wirklich, dass der jetzt was zu arbeiten hat, oder? Samstagabend um zehn?«

Melanie begann ihren Freund zu verteidigen. Doch das ließ Theodor nicht gelten. »Such dir endlich mal einen richtigen Mann, einen echten Partner und nicht so einen windigen Typen. Du wirst auch nicht jünger!«

Melanie brach in Tränen aus, was Valentin dazu veranlasste, seinen Vater anzuherrschen: »Du musst hier nicht den weisen Mann raushängen lassen! Was ist denn deiner Meinung nach ein echter Partner? Nadja vielleicht? Wie alt ist sie noch gleich? Fünfundzwanzig? Wie alt bist du? Siebzig? Oder achtzig? Komm, Melanie, das bringt hier doch alles nichts, lass uns gehen. Soll der Alte doch an seinem Fraß und seinem Geld ersticken.« Und wieder zu Theo gewandt, blaffte er: »Wenn du nur einen Funken Empathie hättest oder dich für deine Kinder interessieren würdest, dann hättest du vielleicht gemerkt, dass deine Tochter seit zehn Jahren Vegetarierin ist und es ziemlich dämlich ist, sie zweimal im Jahr in ein Steakrestaurant einzuladen.« Er wies auf den Teller. Melanie hatte von der Kartoffel und den Bohnen gegessen, das Steak aber nicht angerührt.

Schließlich stand Valentin auf, zog Melanie, die immer noch weinte, mit sich zur Garderobe und wäre fast mit dem irritierten Kellner zusammengestoßen, der sein Dessert noch servieren wollte und nicht verstand, warum auf einmal alle aufbrachen.

»Lassen Sie es gut sein, mein Freund«, sagte Theodor. »Heute kein Dessert. Bringen Sie mir bitte die Rechnung, und verzeihen Sie das unmögliche Auftreten meiner Kinder. Es wird nicht wieder vorkommen.«

Gleich am nächsten Morgen rief er Frank Möbius an, der nicht nur sein Freund, sondern auch Anwalt und Notar war und alle Finanzangelegenheiten für ihn regelte, und wies ihn an, die monatlichen Zuwendungen an seine Kinder zu stoppen und eine Änderung seines Testaments vorzubereiten. Die Kinder sollten über den gesetzlichen Pflichtteil hinaus nicht mehr bedacht werden. Die Wohnung, in der sie zusammenlebten, sollte Nadja erhalten, und der Rest seines Geldes sollte gemeinnützigen Vereinen zugutekommen: einem, der die medizinische Forschung einer neurologischen Erkrankung unterstützte, und einem zur Förderung der Sterbehilfe in Deutschland.

»Du machst einen Riesenfehler«, versuchte Frank ihn umzustimmen, »das kannst du deinen Kindern nicht antun!«

Aber Theodor wollte nicht mehr darüber diskutieren. »Die Entscheidung ist gefallen, Frank. Glaub mir, es ist nur zu ihrem Besten. Wenn sie jetzt nicht die Kurve kriegen und ihr Leben in die Hand nehmen, kriegen sie sie nie mehr. Außerdem wird nicht mehr viel Geld übrig sein, wenn ich abtrete. Ich will mein Leben selbst noch genießen. Wer weiß, wie lange mir das noch möglich ist.«

Am Abend überraschte er Nadja mit der Aussicht auf eine dreimonatige Weltreise auf der AIDA. Außenkabine mit Balkon. Ehrenplatz beim Captain's Dinner. Davon hatte sie doch immer geträumt.

»Ich liebe dich«, sagte sie und umarmte ihn. Dann zuckte sie zusammen. »Mein Gott, ich habe dafür ja gar nichts anzuziehen.«

Theo lachte. »Das, mein Schatz, müssen wir dann rasch ändern.«

KAPITEL 8

DIE EINSAMKEIT DER GROSSSTADT

Es war ein düsterer Samstagmorgen im Januar, als Antonia von lauter Musik erwachte. Genervt schaute sie auf die Uhr. Gerade mal acht! Sie schloss noch einmal die Augen und versuchte, dem ungeliebten Zustand des Wachseins noch einen Moment lang zu entfliehen. Wieder lag ein grauer Tag vor ihr, ein Tag von dem sie sich nichts Gutes erhoffte.

Toni hatte sich in Berlin noch nicht wirklich eingelebt. Die Einführungsseminare und überhaupt die meisten Veranstaltungen an der Uni hatten bisher online stattgefunden, und bei den wenigen Präsenzveranstaltungen traute sie sich nicht, jemanden anzusprechen.

Schon als Kind war sie eher schüchtern gewesen, sie hatte noch nie zu den extrovertierten Menschen gehört, die sofort mit jedem ins Gespräch kamen. Aber in der Schule hatte sie dann doch irgendwann einen Kreis vertrauter Freundinnen gehabt, vor denen sie keine Scheu verspürte. Jetzt meinte sie die abschätzenden Blicke der anderen Erstsemester zu spüren. Sie schienen sich alle schon von der Schule oder von sonst woher zu kennen. Niemand war unfreundlich zu ihr, aber es interessierte sich auch niemand für sie. Sie wurde einfach übersehen.

Auf der Erstsemesterparty, die wegen Corona erst jetzt im Januar veranstaltet worden war, war sie sich so verloren vorgekommen, dass sie rasch wieder gegangen war. Sie hatte es einfach nicht mehr ausgehalten. Sie hatte das Gefühl gehabt, dass alle sie anstarrten und dachten, *was will die denn hier?* Zu Hause, während der Schulzeit hatte sie sich nie Gedanken über ihre Kleidung gemacht, jetzt kam sie sich im Vergleich zu den anderen altbacken und uncool vor.

Auch zu den Mitbewohnern in der neuen WG hatte sie ein eher oberflächliches Verhältnis. Sie waren nett, aber genau wie die Leute aus der ersten WG überwiegend mit sich selbst beschäftigt und nicht daran interessiert, neue Freundschaften einzugehen. Man sah sich nicht sehr häufig und wenn, dann nur zu einem flüchtigen Hallo an Kaffeemaschine oder Kühlschrank. Die anfangs von den anderen als so wichtig dargestellten wöchentlichen Koch- und Spieletreffen waren überwiegend ausgefallen.

All das hatte dazu geführt, dass es Toni immer schlechter ging. Sie fühlte sich einsam und hatte keine Idee, wie sie aus dem Tief herauskommen sollte. An manchen Tagen schaffte sie es kaum aus dem Bett, oder sie legte sich gleich nach dem Frühstück wieder hin. Zu Hause hatte eine quengelnde Mutter schon dafür gesorgt, dass sie irgendwann aufstand, hier war sie ihr eigener Herr, aber es gab auch niemanden, der sich um sie sorgte.

Manchmal hatte sie mit dem Gedanken gespielt, zu Hause anzurufen, aber sie hatte es gelassen. Sie hatte schließlich auch ihren Stolz, und die riefen ja auch nicht bei ihr an. Einmal hatte sie die Nummer ihrer Mutter auf der Anrufliste erkannt. Das war kurz vor Weihnachten gewesen. Aber sie hatte nicht auf die Mailbox gesprochen. Vermutlich hatte der Vater ihr verboten, mit Toni Kontakt aufzunehmen, solange sie sich nicht entschuldigt hatte. Aber wenn Toni etwas von ihrem Vater gelernt hatte, dann Sturheit. Keinesfalls würde sie sich als Erste melden. Und schon gar nicht sich entschuldigen. Wofür auch? Sie hatte als Baby nicht darum gebeten, adoptiert zu werden, und sie hatte auch nicht darum gebeten, all die Jahre belogen zu werden. Wenn sich jemand entschuldigen musste, dann Maria und Franz. Den Begriff »Eltern« vermied sie neuerdings, wenn sie an die beiden dachte.

Weihnachten war dann besonders hart geworden. Die ganze WG war zu den jeweiligen Eltern nach Hause gefahren, und Toni hatte behauptet, ihre Tante in Bayern besuchen zu wollen, was aber nicht stimmte. Sie war allein in Berlin geblieben und hatte die Feiertage überwiegend im Bett verbracht. Das waren die einsamsten Weihnachten gewesen, die sie jemals erlebt hatte. Sie hatte sich am Heiligabend zwar etwas gekocht, eine Kerze angezündet, eine Flasche Wein aufgemacht und Musik gehört, aber das hatte das Gefühl des Von-Gott-und-aller-Welt-Verlassen-Seins nur noch schlimmer gemacht.

Die laute Musik ließ die Altbauwände erbeben. *Merkte der Krachmacher eigentlich nicht, wie scheißlaut das war?* Toni hatte bis drei Uhr nachts im *Roxxy* gearbeitet, einer Bar in Kreuzberg, und war noch hundemüde. Den Job im Testzentrum hatte sie nicht mehr machen können, weil die Arbeitszeiten mit ihrem Studium kollidierten. Bei dem Krach war an Schlaf nicht mehr zu denken. Müde rieb sie sich die verklebten Augen. *Erst mal einen Kaffee trinken,* dachte sie und stolperte noch im Schlafanzug in die Küche, wo Charlotte gerade dabei war, sich ein Müsli zusammenzumischen.

»Frau, du hast mich geweckt. Musst du die Musik so laut haben?«, fragte Toni. »Ich hab gestern Nacht gearbeitet.«

»O sorry«, sagte Charlotte. »Ich dachte, ich wäre allein zu Hause.« Rasch stellte sie die Musik auf dem Handy leiser, goss Toni den Rest Kaffee aus der Kanne ein und schob ihr den Kaffeepot und die Milch auf der Anrichte rüber. Dann lachte sie verschmitzt: »Aber da du ja jetzt wach bist, hör mal, ich habe echt tolle neue Musik entdeckt.« Sie schob den Lautstärkeregler auf dem Handytouchscreen wieder hoch und bewegte sich tanzend im Rhythmus der Musik. Aus dem Bluetooth-Lautsprecher auf dem Fensterbrett erklangen wieder laute elektronische Rhythmen.

»Nicht schlecht«, gab Toni zu. »Was ist das?«

»House«, antwortete Charlotte und tanzte weiter zur Musik und als Toni nicht reagierte, ergänzte sie: »Leonardo Das Cabrio. Mein neuer Morgen-Wachwerd-Gymnastik-Sound. Etwas Bewegung vor dem Schreibtischmarathon.«

Charlotte hatte Ende März Staatsexamen und lernte gerade sechzehn Stunden am Tag.

»Nicht schlecht«, bestätigte Toni. »Vielleicht mehr was für den Abend. Kommst du voran mit deiner Paukerei?«

»Geht so, bin im Plan drei Wochen hinterher, aber ich kenne keinen, der im Plan ist.« Charlotte grinste und hob bedauernd die Arme.

Toni nickte lachend. Für sie war es unfassbar, wie Charlotte es fertigbrachte, dieses enorme Lernpensum zu bewältigen.

»Habt ihr schon etwas gehört?«

Charlotte schüttelte bedauernd den Kopf. Das Problem war nämlich, dass noch niemand wusste, ob und wie die medizinischen Staatsexamina in diesem Jahr überhaupt stattfinden würden, von wegen Corona und zu viel Mensch auf engem Raum. Toni hatte mitbekommen, dass unter »ihren« Medizinern heftig diskutiert wurde, ob es sich unter diesen Umständen überhaupt lohne, mit dem Lernen anzufangen. Schließlich konnte es sein, dass man drei Monate paukte, und wenn die Prüfung dann für alle verschoben wurde, hatte man umsonst gelernt, denn ein Jahr später hätte man sowieso wieder alles vergessen und müsste von vorn anfangen. Malte und einige andere hatten davon daher lieber gleich Abstand genommen und die Prüfung verschoben. Charlotte hatte gesagt, sie lasse es darauf ankommen, sie wolle das hinter sich haben.

»Was ist mit deinem Auge?«, fragte Charlotte plötzlich.

Toni hatte sich, ohne darüber nachzudenken, unentwegt das linke Auge gerieben, während sie mit der anderen Hand den Kaffee in den Filter gab und das Wasser einfüllte. Jetzt überlegte sie. »Keine Ahnung, ich dachte, ich hätte noch Schlaf im Auge. Ich glaube, ich sehe links nicht mehr richtig.« Sie hielt sich einmal rechts und dann einmal links das Auge zu. »Ja, wirklich. Links sehe ich alles verschwommen, und die Farben sind weg.«

»Wow, damit ist nicht zu spaßen, das muss untersucht werden!«, sagte Charlotte erschrocken. Sie überredete Toni, sofort in die Augenklinik zu fahren, bot sogar an, sie zu begleiten, doch das lehnte Toni ab. Sie wusste, wie eng Charlottes Lernplan war.

KAPITEL 9

BERLINER WINTERBLUES

Auf Charlottes Rat hin hatte sich Toni ein Uber für die Fahrt in die Augenklinik geleistet. Nun wartete sie schon drei Stunden auf den Arzt. Sie wollte schon wieder nach Hause gehen, als sie endlich von einer Assistentin aufgerufen wurde. Es folgten Untersuchungen an verschiedenen Geräten und dann musste sie wieder warten. Endlich wurde sie zum zweiten Mal aufgerufen und in das Zimmer der diensthabenden Ärztin geführt, die selbst noch weitere Untersuchungen vornahm und dann sagte:

»Das Auge ist in Ordnung. Daran liegt es nicht. Ich fürchte, das Problem liegt hinter dem Auge, am Sehnerv.«

»Und, was kann man da machen?«

»Wir können hier gar nichts für Sie tun, Sie müssen in eine neurologische Klinik. Am besten wäre es, Sie gingen gleich hinüber in unsere allgemeine Rettungsstelle. Dort wird dann der Neurologe hinzugerufen und entscheidet, ob Sie stationär aufgenommen werden müssen.«

»Sie meinen, ich soll in ein Krankenhaus gehen? Das will ich aber auf gar keinen Fall.« Toni war vor Aufregung aufgesprungen.

»Hören Sie, Frau Pichlmeier, Sie haben gesehen, wie voll unser Warteraum ist. Ich habe wirklich nicht die Zeit, mit Ihnen zu diskutieren. Ich vermute, dass Sie eine Sehnerventzündung haben. Die Diagnose muss aber ein Neurologe stellen und Sie sollten dann auch behandelt werden. Ob das auch ambulant geht, kann ich hier nicht entscheiden. Entweder Sie gehen heute noch in die Rettungsstelle eines Krankenhauses mit einer Neurologischen Abteilung oder Sie suchen gleich morgen früh einen niedergelassenen Neurologen auf. Ich vermute aber jetzt einmal, dass der Ihnen dasselbe sagen wird wie ich: Sie müssen ins Krankenhaus. Besser wäre es also, Sie gingen gleich hinüber in unsere Rettungsstelle.«

Sie drückte Toni einige Papiere in die Hand und schob sie aus der Tür hinaus.

Wieder im Wartezimmer, wusste Toni nicht, was sie machen sollte. Sie rief Charlotte an und nachdem auch die ihr nahegelegt hatte, unbedingt dem Rat der Ärztin zu folgen, gab sie sich geschlagen und machte sich auf den Weg in die Allgemeine Rettungsstelle des Krankenhauses, die in einem Nachbargebäude untergebracht war.

Wieder mussten endlose Formalitäten abgewickelt werden, wieder wartete Toni stundenlang, und dann hieß es: *Wir müssen Sie stationär aufnehmen.*

Am Ende des Tages war sie so ermattet und ausgehungert, dass sie dankbar war, als sie am Abend in einem Krankenhausbett lag und eine Krankenschwester ihr ein trostloses Abendessen, bestehend aus zwei Scheiben Graubrot, abgepackter Butter, einer Scheibe Wurst, einem Stück Schmierkäse, garniert mit einer Vierteltomate, einem Fruchtjoghurt und einem Becher Früchtetee, reichte.

Die kommenden fünf Tage zogen wie in einem Rausch an ihr vorüber.

Nach weiteren Untersuchungen und Infusionen wurde Toni, ehe sie kapiert hatte, was da eigentlich mit ihr geschah, mit der Diagnose Multiple Sklerose wieder entlassen. Die für sie zuständige Ärztin hatte sie in dieser Zeit gefühlte 5 Minuten zu sehen bekommen. Beim Entlassungsgespräch riet sie ihr, sich möglichst bald einen niedergelassenen Kollegen zu suchen, der sie weiterbehandelte.

Genau das stellte sich aber als eine nicht einfach zu lösende Aufgabe heraus. Einige Praxen hatten wegen Corona ganz geschlossen, andere nahmen keine neuen Patienten mehr auf, und wieder andere vergaben Termine im Sommer. Entnervt nahm Toni einen Termin im Juni an und versuchte, die ganze Sache zu vergessen.

Das Sehen hatte sich wieder normalisiert, sie fühlte sich wieder gesund, und sie hatte Geldnot, sie musste arbeiten.

Den Job im *Roxxy* hatte sie verloren, weil sie eine Woche nicht da gewesen war und in dem ganzen Stress auch vergessen hatte, rechtzeitig Bescheid zu sagen. Immerhin hatten sie ihr zugesagt, sie wieder zu nehmen, sobald sie Bedarf hätten. Im Moment hatten sie aber jemand anderen für sie eingestellt.

»Willst du dich nicht lieber mit deinen Eltern versöhnen?«, fragte Charlotte eines Morgens, als sie mal wieder auf einen Kaffee zusammen in der Küche standen und Toni von ihren vergeblichen Arzt- und Jobsuchen berichtete. »Ist vielleicht alles ein bisschen viel für dich allein.«

Toni meinte Ungeduld in ihrer Stimme zu entdecken. Wahrscheinlich war sie es leid, Tonis einzige Ansprechpartnerin zu sein.

»Nein, will ich nicht«, sagte Toni eine Spur zu heftig und beendete die Diskussion, indem sie Charlotte in der Küche stehen ließ und die Tür zu ihrem Zimmer hinter sich schloss.

Im Februar war Tonis Stimmung auf einem Tiefpunkt angekommen. Ihre Eltern hatten sich noch nicht einmal bei ihr gemeldet, als sie krank war. Kein Wunder. Sie waren schließlich nur ihre Adoptiveltern. Welche echten Eltern würden es übers Herz bringen, sich ein halbes Jahr nicht um ihr krankes Kind zu kümmern? Natürlich war sich Toni darüber im Klaren, dass sie jetzt ungerecht war. Die Eltern wussten ja gar nichts von ihrer Erkrankung. Aber wenn sie sich gekümmert hätten, hätten sie es wissen können! Sie war so wütend auf sich, auf die Eltern, auf Gott und die Welt, dass sie ihre Irrationalität und ihr Selbstmitleid auskosten musste. Schließlich hätten leibliche Eltern es gespürt, wenn ihr Kind in Not war, oder etwa nicht? Sie aber hatte eben keine leiblichen Eltern, die hatten sie ja wohl nicht gewollt. Die hatten sie einfach weggegeben. Sie hätte aber so gern etwas über sie erfahren, wusste nur nicht, wie sie das anstellen sollte, ohne ihre Adoptiveltern zu kontaktieren. Über Weihnachten hatte sie einige Tage vergebens damit verbracht, in Onlinedatenbanken und Suchregistern zu forschen, hatte auch überlegt, einen DNA-Test machen zu lassen und über genetische Verbindungen in DNA-Datenbanken Verwandte ausfindig zu machen. Aber dazu hatte sie sich letztendlich nicht aufraffen können. Solche Tests waren nicht ganz billig.

Auch das Studium erwies sich längst nicht als so interessant, wie sie gehofft hatte. Vielleicht lag es auch daran, dass immer noch die meisten Seminare online stattfanden. Das Einführungsseminar hatte ihr schon gefallen, aber der Dozent in Literaturgeschichte war nervtötend und machte andauernd sexistische Bemerkungen, und das Seminar Sprachwissenschaft war so trocken und langweilig, dass sie regelmäßig gegen den Schlaf ankämpfte. Überhaupt war sie in der letzten Zeit so schrecklich müde. Zu allem und jedem musste sie sich aufraffen, alles war ihr zu viel. Am liebsten verkroch sie sich mit einem Buch im Bett.

Charlotte hatte ihr kürzlich einen Rüffel erteilt, weil sie irgendeinen Putzplan angeblich nicht eingehalten hatte. Das hatte Toni sehr gekränkt. Charlotte war ihre einzige Vertraute in Berlin, und sie hatte gedacht, dass sie schon auch miteinander befreundet wären. Aber Charlotte war in der letzten Zeit ziemlich gereizt und hatte nie Zeit für sie. Toni verstand das ja irgendwie auch. Charlotte hatte selbst genügend Stress. Diese endlose Paukerei! Da musste man ja irre werden. Die Tage verbrachte sie mit Lernen in der Bibliothek, abends war sie meist bei ihrem Freund, und wenn sie sich in der WG mal blicken ließ, dann um zu meckern, weil irgendetwas angeblich nicht sauber genug war. Für Toni hieß das, dass sie nun niemanden mehr hatte, an den sie sich wenden konnte. Das Leben meinte es gerade nicht besonders gut mit Antonia Pichlmeier.

KAPITEL 10

KEINE FRAU FÜR SCHLECHTE TAGE

Seit sie Mitte Januar zurückgekommen waren, herrschte zwischen Theo und Nadja Dauerstress. Die Reise war schön gewesen, aber für Theo auch sehr anstrengend. Viele der Landausflüge hatte er nicht mitmachen können. Das Laufen fiel ihm zunehmend schwerer, und Nadja zeigte wenig Verständnis. »Wofür machen wir denn diese Reise, wenn wir uns dann nichts ansehen? Ich will doch etwas sehen von der Welt«, hatte sie gejammert. Eine Lösung hatte dann darin bestanden, dass sie sich für die Ausflüge zwei jungen Ehepaaren anschloss. Später hatte sie die Gesellschaft eines allein reisenden Schriftstellers gesucht und gefunden, der von der Schiffsgesellschaft für einige Lesungen an Bord gebucht worden war. Theo war das recht gewesen, er hatte ihre Unruhe und Unzufriedenheit schwer ertragen können. Und natürlich hatte er registriert, dass sie sich für ihn schämte, wenn er abends zum Dinner an ihren Tisch humpelte. Sollte sie doch ihren Spaß haben, er verstand sie ja. Sie war jung, wollte etwas erleben. Er war lieber im Liegestuhl auf dem Deck geblieben, wo ihm Drinks gereicht wurden und er »dumm aufs Wasser schauen« oder »Leute gucken« konnte, ohne über sich und sein Schicksal nachdenken zu müssen.

Er hatte lange versucht, sie einfach zu ignorieren, aber die Krankheit schritt unaufhaltsam voran. Nahezu jeden Morgen entdeckte er etwas, das er schlechter konnte als am Tag zuvor. Und nichts Verlorenes kehrte je zurück. Manches hatte sich durch die Eindrücke der Reise, durch die Rundumversorgung auf dem Luxusschiff wegdenken lassen. Jetzt aber, zu Hause im düster-tristen Berliner Januar, brach die Verzweiflung über ihn herein wie ein Tornado über die Küste Floridas.

An diesem Samstagabend hatten sie Frank und Mareike zum Essen eingeladen. Theo kochte gern, aber jetzt musste er sich eingestehen, dass das nicht mehr ging. Er konnte die Messer nicht mehr führen. Und Nadja war »nicht fürs Kochen geboren«, wie sie sich ausdrückte. Also hatte er einen Caterer beauftragt.

Zunächst war der Abend wirklich sehr schön gewesen. Mit Frank traf er sich ohnehin regelmäßig, und Mareike mochte er auch gern. Die beiden lebten ein Leben, das er für sich nie gewollt hätte, aber er musste anerkennen, dass sie einen glücklichen Eindruck machten. Wie liebevoll und aufmerksam sie miteinander umgingen! Das machte das sich nun anschließende Drama noch bedeutsamer, zeigte ihm überdeutlich, was er nicht hatte.

Beim Verteilen der Suppe, das wollte er sich nicht nehmen lassen, glitt ihm die Kelle aus der Hand, und die Karottencremesuppe ergoss sich auf Mareikes Seidenkleid.

Nadja sprang auf und begann zu schimpfen. »Was machst du denn da, kannst du denn nicht aufpassen?«

Mareike versuchte die peinliche Situation zu entschärfen. »Ist doch kein Drama. Vielleicht hast du eine Leggins und einen Pullover für mich. Wenn wir das Kleid sofort auswaschen, ist morgen nichts mehr zu sehen.«

Die beiden verschwanden gemeinsam im Bad, und trotz geschlossener Türen hörten Theo und Frank Nadja mit ihrer durchdringenden Stimme vor sich hin klagen.

Theo bat Frank, für sie beide einen Whiskey einzuschenken. Dann warteten sie schweigend, bis die Frauen wieder zu ihnen stießen.

Aber sosehr sich alle bemühten, so zu tun, als sei nichts passiert, die Stimmung war hin.

»Weiß sie denn gar nicht, dass Theodor krank ist?«, flüsterte Mareike Frank einmal zu, als Nadja im Bad war und Theo in der Küche den Espresso vorbereitete.

»Ich denke schon, dass sie es weiß, aber ich nehme mal an, es passt nicht in ihr Lebenskonzept.«

Als die Gäste gegangen waren, sie sich fürs Bett fertig machten und Theodor Nadja bat, ihm bei den Knöpfen des Schlafanzugs zu helfen, wurde sie erneut wütend. Sie könne das nicht mehr ertragen, brach es aus ihr heraus. Sie wolle nicht seine unbezahlte Krankenschwester sein. Sie habe sich ihr Leben anders vorgestellt.

Nadja wollte entweder geheiratet oder bezahlt werden. Und zwar für vierundzwanzig Stunden, sieben Tage die Woche.

»Das bist du mir schuldig.«

Theo überlegte lange. Dann sagte er: »Ich bin dir gar nichts schuldig, Nadja. Du hast mit mir ein gutes Leben gehabt. Wenn dir das jetzt nicht mehr passt, kannst du gehen.«

Nadja starrte ihn an: »Ist das dein Ernst?«

Theo nickte. Nadja packte ihr Bettzeug und verschwand ins Gästezimmer. Er hörte sie nebenan weinen, unterdrückte aber den Impuls, zu ihr zu gehen.

Als er am nächsten Morgen aufstand, war sie weg. Die Stille in der Wohnung war schneidend und kühl, aber Theo stellte fest, dass er das so mochte. Auf einmal wurde ihm bewusst, wie sehr ihn ihre laute Art gestört hatte. Dennoch lief er alle Räume ab und suchte nach einer Nachricht. Nichts! Die Einsamkeit schnürte ihm kurz die Kehle zu. Wenn er jetzt hier verreckte, würde er tagelang nicht gefunden werden. Rasch schüttelte er die Gedanken ab, jetzt nur keine Hysterie! Am Montag kam schon wieder die Haushaltshilfe. Er würde sie fragen, ob sie die Stunden bei ihm aufstocken wollte. Dann nahm er ein Blatt Papier zur Hand und machte sich Notizen zu den Dingen, die er nun, da er ganz auf sich gestellt war, regeln musste. Danach ging es ihm schon wieder etwas besser. Ein guter Plan war noch immer der beste Weg zur Lösung eines Problems gewesen. Und Pläne machen, Ziele setzen und erreichen, das konnte Theo.

KAPITEL 11

WAS IST EIN WÜRDEVOLLES ENDE?

Im Februar suchte Theodor noch einmal die Neurologin auf, die ihn im Sommer mit der Diagnose konfrontiert hatte. Drei weitere Kollegen hatte er nach ihr noch hinzugezogen, und immer hatte er die gleiche Antwort erhalten: ALS.

Wenn sie sich fragte, wo er denn all die Monate gewesen war, ließ sie sich das jedenfalls nicht anmerken.

»Sie hatten leider recht«, begann er und grinste, als habe es sich um eine harmlose Wette gehandelt.

»Glauben Sie mir, ich wünschte, ich hätte mich geirrt.« Sie musterte ihn mit einem abschätzenden, aber nicht unfreundlichen Blick. »Wie geht es Ihnen und wie kann ich Ihnen behilflich sein, Herr von Hausmann?«

»Ich komme heute mit zwei Wünschen zu Ihnen, Frau Doktor. Erstens: Ich will wissen, was mich erwartet, und zweitens: Ich will nicht elend verrecken. Ich will selbst entscheiden, wann ich abtrete.« Er räusperte sich. Seit Neuestem hatte er manchmal das Gefühl, seinen Speichel nicht mehr gut schlucken zu können. Es blieb immer ein Rest in der Kehle zurück, und seine Sprache bekam dann einen gurgelnden Beiton.

Die Ärztin sah ihn aufmerksam an und schwieg dann einige Minuten. Schließlich sagte sie. »Beim ersten Punkt kann ich Ihnen behilflich sein, beim zweiten nicht.«

»Aber warum nicht? Das Gesetz hat sich doch geändert.«

»Jein. Das Bundesverfassungsgericht hat sich in seinem Urteil vom Februar 2020 zwar klar für ein Recht auf selbstbestimmtes Sterben ausgesprochen, indem es entschied, dass das im Paragrafen 217 des Strafgesetzbuches festgelegte Verbot der geschäftsmäßigen Förderung der Selbsttötung gegen das Recht auf Selbstbestimmung verstößt, aber noch hat die Politik keine Gesetzesänderung vorgelegt.« Sie machte wieder eine Pause. »Ich bin auch Palliativmedizinerin. Ich kann Sie auf Ihrem Weg begleiten und dafür sorgen, dass Sie möglichst wenig leiden, aber ich kann und will Ihnen nicht aktiv beim Sterben helfen.«

Es war das erste Mal, dass ein Arzt oder eine Ärztin ihn ganz konkret auf das Sterben ansprach. Theo zuckte zusammen und schwieg. Obwohl er verzweifelt versuchte, dagegen anzukämpfen, konnte er nicht verhindern, dass in ihm Tränen aufstiegen.

Die Ärztin reichte ihm Papiertaschentücher.

»Und es gibt wirklich nichts, was den Verlauf aufhalten kann?«, fragte er, als er sich wieder gefangen hatte.

»Nein, leider nicht.«

Theo nickte und erhob sich. »Dann danke ich Ihnen für Ihre Offenheit und Ihre Zeit.«

Für Theo begann eine Zeit hektischer Betriebsamkeit. Das lag ihm auch mehr, als die Hände in den Schoß zu legen und sich dem Schicksal zu ergeben. Wenn er etwas plante oder organisierte, konnte er für einen kurzen Moment Hilflosigkeit und Angst vergessen. Wenn er schon sterben musste, dann wollte er mit seinem Ableben und den nachlassenden Fähigkeiten würdevoll umgehen, sich nichts und niemandem ausliefern, alles genau planen, doch manche Dinge ließen sich nicht so einfach lösen, selbst wenn man über genügend Geld verfügte.

Die Haushälterin kam jetzt zwar jeden Tag für acht Stunden, und sie half, wo sie konnte, aber nicht am Abend und nicht am Wochenende. Für das An- und Auskleiden und selbst fürs Duschen brauchte er mittlerweile eigentlich Hilfe. Daher hatte er sich bereits »konfliktfreie Kleidung« besorgt, die er immer gehasst hatte. Noch wollte er nicht die Hilfe von Pflegekräften in Anspruch nehmen. Das erschien ihm als der endgültige Abschied vom normalen Leben, den er noch etwas hinausschieben wollte.

Er hatte jetzt auch oft Schmerzen, keine schlimmen Schmerzen, aber unangenehme Muskelverspannungen, die wohl daher kamen, dass noch gesunde Muskulatur über die Maßen beansprucht wurde.

Durch einen Bekannten hatte Theo von dem Heilpraktiker Terbrüggen erfahren. Nicht, dass er auf seine alten Tage noch an »Hokuspokus«, wie er das nannte, glauben wollte, aber er hatte gehört, dass Terbrüggen, beziehungsweise dessen Ehefrau, einem Verein namens *Veritas* vorstand, der Sterbehilfe vermittelte, über die Schweiz, wo dies im Gegensatz zu Deutschland seit Jahren gesetzlich geregelt war.

Als er Terbrüggen aufsuchte, um sich über die Angebote zu informieren, war er zunächst mehr als skeptisch, musste sich aber bald eingestehen, dass er von der Praxis beeindruckt war: Mit dem Fahrstuhl kam man bequem von der Tiefgarage direkt in die großzügigen Räumlichkeiten, die freundlich und behaglich gestaltet waren. Der Wartebereich gab über bodentiefe Fenster den Blick auf eine bepflanzte Dachterrasse frei, die mit Liegestühlen, Schatten spendenden Bäumen, Bar und Springbrunnen ausgestattet war – jetzt, im Februar, natürlich nicht geöffnet. Aber Theo konnte sich ausmalen, in einigen Monaten hier draußen zu sitzen und über Berlin zu schauen. Wenn er überhaupt noch in den Genuss dieser Dachterrasse kam.

Brüsk wandte er sich ab. Neuerdings kamen ihm bei jeder kleinen Gefühlsregung die Tränen, das kannte er doch gar nicht von sich. So wollte er auch nicht sein. Theodor von Hausmann war noch nie wehleidig gewesen und er würde jetzt nicht noch damit anfangen.

Eine hübsche junge Dame kam auf ihn zu, stellte sich vor und bot an, ihm die Räumlichkeiten mit den Duft-, Klang- und Ruheräumen, Massagekabinen, Bädern, Meditations- und Gymnastikräumen zu zeigen, soweit sie nicht gerade belegt waren. Die Praxis umfasste sicher an die vierhundert Quadratmeter, wirkte mehr wie eine Wellness-Einrichtung als eine medizinische Behandlungsstätte, und in der kurzen Zeit, die er jetzt hier war, hatte Theo fünfzehn Männer und Frauen gezählt, die beige-weiße Funktionskleidung trugen und dadurch gut als Angestellte zu erkennen waren. Anschließend führte er ein persönliches Gespräch mit dem Inhaber, der ihm die verschiedenen Angebote seiner Praxis darlegte.

Und so kam es, dass Theo sich auf eine Komplettbetreuung einließ: Tägliche Nutzung aller zur Verfügung stehenden Angebote, sofern man sich eine Woche zuvor online eingebucht hatte, und Vermittlung und Hilfe bei allen notwendigen Schritten zur Erlangung von Sterbehilfe über den Schweizer Verein *Dignitas.* Letzteres geschah jedoch ohne vertragliche Übereinkunft indirekt, durch Buchung der anderen Angebote des Heilpraktikers und Überweisung einer Spende an den gemeinnützigen Verein seiner Ehefrau. Wie Theo sicher wisse, sei die geschäftsmäßige Sterbehilfe in Deutschland immer noch ein Problem und er und seine Mitarbeiter müssten da sehr diskret vorgehen.

»Das lässt der sich bestimmt alles gut bezahlen«, vermutete Frank, als sein Freund ihm abends von seinem Besuch bei dem Heilpraktiker erzählte.

»Ja, umsonst ist es nicht«, räumte Theo ein, »aber ich kann ja vermutlich nichts mitnehmen.« Er lachte heiser auf.

»Hast du noch mal was von Nadja gehört?«

Theo schüttelte den Kopf.

»Dann bleibt es dabei, dass sie deine Wohnung nicht mehr erben soll?«

Theo nickte. »Ich denke, ich habe mir ihre Liebesdienste teuer genug erkauft. Wir sind quitt.«

»Bis du jetzt nicht etwas hart?«

»Bin ich das?« Er sah Frank neugierig an, doch der senkte den Kopf und sagte nichts mehr. Obwohl das nie Gesprächsthema gewesen war, wusste Theo, dass Frank und Mareike mit Nadja noch nie etwas hatten anfangen können, dass sie immer der Meinung gewesen waren, sie sei nicht die Richtige für ihn. Aber da irrten sie. Nadja und er hatten schöne Zeiten gehabt. In guten Zeiten. Sie war nur nicht die Richtige für schlechte Zeiten.

»Was ist mit deinen Kindern?«, wechselte Frank das Thema.

»Was soll mit denen sein? Ich habe schon lange nichts mehr von ihnen gehört.«

Jetzt sah ihm Frank wieder direkt in die Augen, rüttelte ihn sogar ein wenig an der Schulter.

»Theo, wenn ich dich recht verstanden habe, leidest du an einer unheilbaren Krankheit, willst vielleicht sogar deinem Leben selbst ein Ende setzen. Bist du nicht auch der Meinung, dass es allmählich Zeit wird, dich mit deinen Kindern auszusöhnen? Sie mögen ja schwierig sein, uneinsichtig, vielleicht sogar undankbar. Aber es sind deine Kinder, Kinder, um die du dich bisher verdammt wenig gekümmert hast. Kinder, die nicht nur deine schrecklichsten Charakterzüge geerbt, sondern auch unter eurer Trennung und dem Tod ihrer Mutter sehr gelitten haben. Du hast die verdammte Pflicht und Schuldigkeit, dich vor deinem Tod mit ihnen zu versöhnen und das Testament zu ändern. Wenn du dich daran erinnern möchtest: Du hast sie vor sechs Monaten enterbt und alles Geld der medizinischen Forschung und dem Sterbehilfeverein vermacht.«

Theo brummte abwehrend. »Ich weiß, was ich vor einem halben Jahr getan habe. Im Gegensatz zu meinen Muskeln funktioniert mein Gehirn noch ordentlich, aber ich glaube, dafür ist es jetzt zu spät. Selbst wenn das alles mein Fehler gewesen wäre - der Zug ist abgefahren. Die ändern sich nicht mehr. Da ist Hopfen und Malz verloren. Und mit Geld kann man ohnehin nichts gutmachen. Im Gegenteil. Ererbtes Geld erzeugt Weichlinge, die mit ihrem Leben erst recht nicht zurechtkommen.«

»Natürlich kann man das, was passiert ist, nicht mit Geld wiedergutmachen«, räumte Frank ein. »Aber du hast auch Fehler gemacht. Du hast ihnen nie das Gefühl gegeben, wertvolle Menschen zu sein. Seit ich dich kenne, kritisierst du an ihnen herum. Sein Kind zu enterben ist nun mal der letzte Gewaltakt, den ein Elternteil vollziehen kann. Sozusagen eine Erziehungsmaßnahme über den Tod hinaus. Es sagt einmal mehr: *Du bist nichts wert! Ich halte dich für wertlos.* Und das ist das Schlimmste, was ein Vater seinem Kind antun kann.«

Frank verstummte, er hatte sich in Rage geredet. »Tut mir leid«, sagte er schließlich. »Du bist mein bester Freund, aber das musste endlich mal raus.«

Theo antwortete nicht. Er sah aus dem Fenster. In den letzten Tagen war es milder geworden, einige Frühlingsblüher steckten bereits den Kopf aus der Erde. Heute aber schneite es heftig, und jede Hoffnung auf einen baldigen schönen letzten Frühling wurde unter Schneeverwehungen begraben. Es gab jetzt so vieles, von dem er sich verabschieden musste. Dinge, von denen er bisher gar nicht gewusst hatte, dass sie ihm etwas wert waren.

»Ich lasse es mir durch den Kopf gehen«, sagte er.

KAPITEL 12

SCHULMEDIZIN

Im Mai bekam Toni überraschend einen Anruf von einer der Arztpraxen, bei denen sie sich vor Monaten vergebens um einen Termin bemüht hatte. Die Dame am Telefon erklärte, sie stehe bei ihnen auf der Warteliste und da ein anderer Patient abgesagt habe, könne sie, wenn sie es einrichten könnte, am nächsten Tag um zehn Uhr kommen. Toni fühlte sich etwas überrumpelt, sie hatte die Sache mit ihrer Erkrankung so weit wie möglich verdrängt, aber nun entschied sie sich, den Termin anzunehmen, auch wenn die Praxis in Lichtenberg war und sie vom Wedding eine Stunde Anfahrt hatte.

Als es so weit war, saß sie in der Praxis einem Arzt gegenüber, der schweigend den Brief der Klinik durchlas, den sie mitgebracht hatte. Dann fragte er, für welches Medikament sie sich denn entschieden habe. Toni erwiderte, dass sie eigentlich gar kein Medikament wolle. Ob es nicht auch ohne gehe.

»Natürlich geht es auch ohne Medikament. Das ist Ihre Entscheidung. Aber empfehlen kann ich es nicht. Keiner kann vorhersehen, was passiert, aber üblicherweise verläuft die Erkrankung in Schüben, und jeder Schub hinterlässt ein bisschen was. Am Ende …«, er zögerte, entschied sich dann aber doch, es auf den Punkt zu bringen, »könnte es sein, dass Sie im Rollstuhl sitzen. Und genau das wollen wir ja verhindern«, schob er nach, als er ihren erschrockenen Blick wahrnahm. »Zunächst einmal müssen Sie entscheiden, ob Sie damit zurechtkämen, sich alle paar Tage selbst eine Spritze zu geben. Mit einer ganz kurzen Nadel. Wie eine Insulinspritze. Es gibt aber inzwischen auch Tabletten. Jedes dieser Medikamente hat Vor- und Nachteile. Am besten, Sie gehen mal auf diese Internetseite«, er reichte ihr einen kleinen Streifen Papier mit einer Internetadresse, »da werden alle Behandlungsformen ausführlich beschrieben. Sowie Sie sich entschieden haben, kommen Sie wieder zu mir.«

Und dann stand Toni mit einem Papierschnipsel in der Hand wieder vor der Tür. Das Gespräch hatte genau zwölf Minuten gedauert.

Sie knüllte das Papier zusammen, schob es in die Manteltasche und vergaß es. Sie konnte sich nicht vorstellen, dass sie so eine Krankheit hatte, sie merkte doch gar nichts davon! Es ging ihr gut. Das Sehvermögen hatte sich komplett erholt. Außerdem hatte sie jetzt andere Sorgen. Sie war wieder mit der Miete einen Monat im Rückstand. Beim letzten WG-Essen hatten die anderen ihr unmissverständlich zu verstehen gegeben, dass sie ihren Mietanteil auch nicht mehr vorstrecken konnten. Sie waren auch Studenten ohne eigenes Einkommen!

Dann passierte ein Wunder, das Toni mit einem Schlag von allen Geldsorgen befreite – zumindest auf lange Sicht. Eines Tages lag ein Brief von einem Anwalt im Postkasten. Er schrieb, er vertrete ihre verstorbene leibliche Mutter, Barbara Herzog, die Mutter, von deren Existenz Toni erst seit knapp einem Dreivierteljahr überhaupt etwas wusste und über die sie noch nichts herausgefunden hatte. Für intensive Nachforschungen hatte sie bisher einfach keine Zeit gehabt. Nun kamen die Informationen von allein per Post zu ihr nach Hause. Wie weitsichtig, dass sie einen Nachsendeauftrag von der Anschrift ihrer Eltern an ihre Berliner Adresse erteilt hatte! Sie hatte jetzt seit August des letzten Jahres keinen Kontakt mehr zu ihren Eltern gehabt und bezweifelte, dass die sie über den Brief informiert hätten.

Der Anwalt hatte seine Kanzlei am Nollendorfplatz in der Maaßenstraße, daher konnte sie bald einen Termin ausmachen. Er teilte ihr mit, dass ihre Mutter zwei Jahre zuvor an Brustkrebs gestorben war. Sie hatte verfügt, dass Antonia sie mit ihrem 18. Lebensjahr beerben sollte. Der Anwalt hatte dann noch etwas Zeit gebraucht, um herauszufinden, wo sie denn nun lebte, schließlich trug Antonia ja den Namen ihrer Adoptiveltern.

Er überreichte ihr einen Brief der Mutter.

»Warum hat sie nicht vor ihrem Tod Kontakt mit mir aufgenommen?«, fragte Toni. »Ich hätte sie gern kennengelernt.«

»Tut mir leid, das weiß ich nicht.«

»Hat Sie Ihnen denn gesagt, wer mein Vater ist? Lebt der noch?«

Der Anwalt schüttelte bedauernd den Kopf. »Darüber weiß ich leider auch nichts.«

Sie wollte sich schon bedanken und gehen, da sagte der Anwalt: »Es gibt da leider noch ein Problem.«

Erstaunt sah sie auf. »Ein Problem?«

»Ja, die Eltern Ihrer Mutter, Ihre Großeltern, sind bereits tot, aber die Geschwister leben noch, und die wollen das Testament anfechten.«

»Und«, fragte Toni, »haben sie eine Chance?«

»Nicht, wenn Sie mich mit der Sache beauftragen!« Er lächelte.

Toni zögerte. »Ich fürchte, ich könnte Sie nicht bezahlen – für den Fall, dass wir doch verlieren.«

»Keine Sorge. Ihre Mutter hat da vorgesorgt. Sie hat mich bereits bezahlt. Sie hat wohl vorhergesehen, dass Ihre Geschwister Ihnen vom Familienkuchen nichts gönnen werden.«

»Das scheint mir ja eine nette Familie zu sein«, sagte Antonia.

Der Anwalt grinste. »Vor allem handelt es sich um eine sehr reiche Familie. Die legen bekanntlich Wert darauf, reich zu bleiben, und wollen nicht teilen. Doch das Entscheidende ist wohl: Durch die Erbschaft könnten Sie Einfluss auf das Unternehmen nehmen. Sie werden sich überlegen müssen, ob Sie das wollen oder ob Sie das zu Geld machen wollen. Ihre Großeltern hatten einen großen Betrieb in der Autozulieferbranche, den jetzt Ihr Onkel und Ihre Tante leiten.«

Antonia blickte verwirrt auf. »Haben Sie eine Idee, um wie viel Geld es da gehen wird?«

Der Anwalt bedachte Sie mit einem leisen Lächeln. »Geld, Grundstücke, Aktienpakete. Der Gesamtwert dürfte sich auf rund achteinhalb Millionen Euro belaufen.«

KAPITEL 13

SCHMETTERLINGE IM BAUCH

Es war Ende Juni, als Toni endlich einen Termin in einer Radiologie hatte. Zu dem Neurologen in Lichtenberg war sie zwar nicht wieder gegangen, aber er hatte ihr eine Überweisung zur Radiologie gegeben, weil das letzte MRT-Bild schon einige Monate alt war und er das Fortschreiten der Erkrankung beurteilen wollte. Toni war zwar entschlossen, nicht mehr zu diesem Neurologen zu gehen, aber das MRT wollte sie machen lassen. Wenn sie später einen anderen Arzt oder eine andere Ärztin fand, wollte der oder die bestimmt auch wieder ein neues haben, und es würde wieder alles um Monate verzögern, wenn sie dann erneut auf einen MRT-Termin warten musste.

Die radiologische Praxis war sehr gut organisiert, die Wartezeiten kurz und das medizinische Personal superfreundlich und unkompliziert. Alle stellten sich mit ihrem Vornamen vor, und Toni bekam sogar etwas zu trinken angeboten. Auch der Umgangston der Mitarbeiter untereinander war nett, da hatte Toni während ihrer kurzen Krankheitsgeschichte in den verschiedenen medizinischen Einrichtungen schon andere Dinge erlebt. Manchmal zickten die untereinander, ohne auf die Patienten zu achten, die das alles vom Wartezimmer aus beobachteten.

Besonders ein junger Mann fiel Toni auf. Er hieß Ludger. Er lachte viel, scherzte mit seinen Kollegen und mit ihr flirtete er etwas, aber auf eine charmante, unaufdringliche Art.

Toni schätzte Ludger auf Mitte dreißig, er war also deutlich älter als sie, aber das störte sie nicht. Er sah gut aus, wirkte selbstbewusst und er hatte ein nettes Lachen.

Als sie mit ihrer Untersuchung fertig war, hatte er zufällig Pause, und da sich die Praxis in einem großen Einkaufszentrum befand, schlug er vor, noch gemeinsam einen Kaffee trinken zu gehen.

Die schüchterne Toni fühlte sich bei Ludger sogleich aufgehoben. Er konnte zuhören und er gab ihr das Gefühl, wichtig zu sein. Sie wusste kaum, wie ihr geschah, aber innerhalb einer halben Stunde schüttete sie ihm ihr ganzes Herz aus, erzählte von ihren Eltern, von ihren Geldsorgen, von ihrer Erkrankung und sogar davon, wie einsam sie in der großen Stadt war. Irgendwann sagte er, er müsse jetzt leider gehen, er habe seine Pause schon überzogen. Da kam es ihr so vor, als würden sie sich schon Jahre kennen.

»Sehen wir uns denn wieder?«, fragte sie und merkte, wie er zögerte. Hatte sie zu viel von sich erzählt? Fühlte er sich bedrängt?

Für einen kurzen Moment stockte ihr Herzschlag, doch dann lächelte Ludger und sagte: »Wie wäre es mit nächstem Freitag?«

Die Tage bis zu ihrer Verabredung erlebte Toni als Wechselbad der Gefühle. Ständig musste sie an Ludger denken. Sie ertappte sich dabei, wie sie seinen Namen leise vor sich hin flüsterte. In einem Moment malte sie sich aus, wie es wäre, in seinen Armen zu liegen, im nächsten war sie sich ganz sicher, dass er sie gar nicht interessant und schön genug finden würde. Womöglich dachte er gar nicht daran, zu dem Treffen wirklich zu kommen? Vielleicht hatte er nur nicht unhöflich sein wollen?

Den ganzen Freitagnachmittag verbrachte sie im Badezimmer, probierte verschiedene Outfits und Schminkstile aus, konnte sich aber nicht entscheiden. Sie wollte Ludger gefallen, aber keineswegs aufgebrezelt erscheinen.

Charlotte, die an diesem Tag einmal nicht zum Lernen in die Bibliothek gegangen war, hatte sich bereit erklärt, sich die Stylings vorführen zu lassen, um sie zu beraten.

Zunächst führte Toni einige Kleider vor, die Charlotte aber nicht absegnete.

»Das ist zu brav, damit kannst du in Bayern in die Kirche gehen, aber nicht in Berlin zu einem Date.« Auch das nächste ging ihrer Meinung nach gar nicht: »Damit kannst du dich beim Escort Service bewerben, das ist nichts fürs erste Date.« Und so ging es weiter. Keines der Outfits genügte Charlottes strengem Blick.

»Mehr Kleider habe ich aber nicht«, stöhnte Toni irgendwann verzweifelt.

»Dann versuch es mal mit einer Jeans«, schlug Charlotte vor.

Toni verschwand wieder in ihrem Zimmer und Charlotte hörte sie einige Minuten vor sich hin fluchen. Als sie den »Catwalk« wieder betrat, hatte sie schwarze Skinny-Jeans und eine schwarze Bluse an. Dazu trug sie hochhackige Schuhe und ein dramatisches Make-up.

»Das ist der beste Look bisher, aber zieh lieber deine schwarzen Sneaker dazu an und lass die Schminke weg. Sonst denkt der am Ende noch, du willst was von ihm. Das geht gar nicht beim ersten Date.«

»Aber ich will ja was von ihm, glaube ich jedenfalls.«

»Und wenn, das muss er ja nicht gleich merken.«

»Okay«, lachte Toni. »Aber dann sehe ich ja aus wie immer.«

»Na ja, du siehst wie immer gut aus, was willst du mehr? Hast du eigentlich inzwischen einen Neurologen oder eine Neurologin gefunden?«

»Nein, aber ich stehe bei einigen auf der Warteliste.« Für Toni war das Thema damit erledigt. Sie wollte heute nicht an Krankheit denken.

»Toni, du musst dich dahinterklemmen, du darfst das nicht schleifen lassen.«

»Die haben eben alle keine Termine«, antwortete Toni.

»Dann ruf deine Krankenkasse oder die Kassenärztliche Vereinigung Berlin an, die vermitteln Termine.«

»Ja, Mama, mache ich, keine Sorge. Aber heute habe ich erst mal was anderes vor.« Sie lachte, und Charlotte fiel in das Lachen ein.

»Wir wollen morgen Abend mal wieder einen WG-Spieleabend machen, vorher zusammen kochen. Malte und Lizzy sind auch dabei. Hast du Zeit?«, rief Charlotte Toni noch hinterher, als die gegen einundzwanzig Uhr das Haus verließ.

»Tut mir leid, ich wäre liebend gern dabei, aber ich arbeite morgen Nachmittag. Vielleicht kann ich später am Abend noch dazukommen.«

Charlotte freute sich für Toni. So gut gelaunt hatte sie sie schon lange nicht mehr erlebt. Die Arme hatte in den letzten Monaten auch ganz schön viel durchgemacht. Das Fortgehen von zu Hause, aus einem kleinen Kaff in Bayern in die anonyme Großstadt, der Streit mit den Eltern, die Erkrankung. Charlotte hatte selbst im Studium viel nebenher gejobbt, aber Toni musste ihren gesamten Lebensunterhalt verdienen, das war noch einmal eine andere Nummer. Und sie musste mit dieser Diagnose klarkommen, Multiple Sklerose. Das war sicher auch nicht einfach. Toni tat ihr leid und Charlotte hatte immer ein latent schlechtes Gewissen, weil sie sich um die Mitbewohnerin nicht genügend kümmerte. Sie hatte nicht die Zeit dazu! Jetzt freute sie sich sehr, dass es Toni offenbar besser ging und sie jemanden kennengelernt hatte.

KAPITEL 14

ÄNGSTE UND ENTTÄUSCHUNGEN

Als Toni mit fünf Minuten Verspätung in der Pizzeria ankam, saß Ludger schon an einem Tisch am Fenster und winkte ihr zu.

Eigentlich war Toni viel zu früh dagewesen, aber dann hatte sie sich lange nicht ins Restaurant getraut. Sie war um das Gebäude geschlichen wie die Katze um den heißen Brei. Sie hatte sich ausgemalt, wie es wäre, allein dort zu sitzen und von allen beobachtet zu werden, und dann würde Ludger sicher gar nicht kommen und sie würde rot werden vor Scham, und alle würden es ihr ansehen: Sie wurde sitzen gelassen! Sie hatte diesen Kloß im Hals und die Enge in der Brust gespürt, die ihr den Atem nahm. Also war sie den Weg zur U-Bahn noch einmal zurückgegangen, und fast hätte sie dem Drang nachgegeben und wäre mit einem der Züge einfach davongefahren. Aber was hätte sie dann Charlotte sagen sollen? Und sie wollte Ludger doch so gern treffen! Schließlich hatte sie allen Mut zusammengenommen, war zurückgegangen und hatte mit zögerlichen Schritten das Restaurant betreten, wo Ludger zum Glück schon wartete. Sie hatte sich wie bei einem Spießrutenlauf gefühlt, als sie quer durch den Raum, vorbei an anderen Gästen, seinem Tisch zustrebte. Aber dann war alles ganz einfach.

Während des Abendessens verging Tonis Aufregung schnell. Ludger war wieder sehr aufmerksam, und diesmal erzählte er auch etwas von sich. Toni bewunderte ihn für seine Lebenserfahrung und Weltgewandtheit. Er war schon viel gereist, wollte noch viel reisen und konnte spannend davon erzählen. Es war tatsächlich so, als würden sie sich schon lange kennen. Keinen Moment wurde es peinlich, nie stockte das Gespräch. Sie lachten zusammen, und es war, als wären sie schon ewig befreundet.

Mit ihren Adoptiveltern war Toni nie verreist. Die waren nicht fürs Reisen, kannten nur die Arbeit auf ihrem Hof. Ein einziges Mal waren sie im Winter in Skiferien nach Österreich gefahren, ansonsten hatten die Eltern immer behauptet, zu Hause sei es doch am schönsten.

Als Kind hatte Toni das Reisen auch gar nicht vermisst. Sie hatte sich ja wohlgefühlt mit ihren Eltern, den Großeltern, mit dem Leben auf dem Land, das mit den Jahreszeiten seinen geregelten Gang nahm. Wenn man einmal von dem leisen Gefühl des Andersseins absah, das sich in den letzten Jahren eingeschlichen hatte und nicht mehr weichen wollte. Erst hatte sie dieses Gefühl gar nicht ernst genommen. Alle ihre Freundinnen hatten ihre Eltern irgendwann blöd gefunden, hatten behauptet, von Außerirdischen in eine fremde Familie verbracht worden zu sein, in der niemand Verständnis für sie hatte. Nur, bei den anderen war das eine Phase gewesen, bei ihr nicht. Es waren nicht ihre Eltern, sie waren anders als sie!

Jetzt wollte Toni die Welt sehen, wollte die Dinge, von denen Ludger ihr erzählte, selbst erleben, und bald würde sie auch das Geld dafür haben. Sie würde reich sein. Das Leben lag vor ihr, sie musste nur zupacken. Noch hatte sie niemandem von ihrer Erbschaft erzählt. Damit wollte sie noch warten. Sie wollte sich nicht zu früh freuen, am Ende brach das Kartenhaus in sich zusammen. Die Klage von Onkel und Tante lief noch, der Anwalt hatte sie vertröstet, und Toni wollte erst daran glauben, wenn sie es schwarz auf weiß in den Händen hielt.

»Woran denkst du?«, fragte Ludger. »Du bist auf einmal so abwesend. Langweile ich dich mit meinen Reisegeschichten?«

»Nein, das tust du überhaupt nicht. Ich dachte gerade daran, dass ich bisher noch gar nichts von der Welt gesehen habe und dass ich das ändern möchte.«

Ludger lächelte, nahm ihre Hand in die seine und küsste sie. Dann zog er sie über den Tisch etwas zu sich heran und flüsterte: »Gehen wir zu mir oder zu dir?«

Toni zögerte. Sie wollte ihn nicht zurückweisen, aber das ging ihr jetzt doch etwas zu schnell. Ludger sah sie erwartungsvoll an, griff wieder nach ihrer Hand und knabberte an ihren Fingerspitzen.

Toni zog die Hand vorsichtig zurück. »Ludger, ich glaube, das ist mir ein bisschen zu schnell. Ich würde dich gern erst noch etwas besser kennenlernen«, sagte sie schließlich zaghaft.

Ruckartig ließ Ludger sich in seinen Stuhl zurückfallen. »Sicher, ganz wie du willst.« Er schaute auf die Uhr.

Der zuvor luftige Abend hatte sich innerhalb einer Sekunde in zähe Pampe verwandelt. Das Gespräch stockte. Irgendwann hielt Toni die bedrückte Stimmung nicht mehr aus. Sie wollte nur noch weg von hier. Sie stand auf und entschuldigte sich zur Toilette. Als sie zurückkam und von hinten an Ludger herantrat, sah sie, dass er sein Handy in der Hand hielt. Er war dabei, sich seine Matches bei Tinder anzuschauen.

Toni war tief enttäuscht. Aber die Enttäuschung verwandelte sich rasch in Ärger und Wut. Nur weil sie nicht am ersten Abend mit ihm ins Bett wollte, schaute er sich schon nach Ersatz für die Nacht um?

»Ich möchte dann zahlen«, rief sie der Kellnerin etwas zu laut zu.

Ludger, der seinen Fauxpas bemerkt hatte und wiedergutmachen wollte, sagte, er wolle sie einladen, doch das machte Toni nur noch wütender. Ihre Rechnung könne sie noch selbst bezahlen.

»Nanu, ich dachte, du bist eine mittellose Studentin?«, versuchte Ludger zu scherzen und so die Stimmung wieder zu wenden, aber damit machte er die Sache nur schlimmer:

»Tja mein Lieber, da irrst du dich. Mittellos bin ich keineswegs.

Ganz im Gegenteil. Ich bin gerade Erbin eines beachtlichen Vermögens geworden. Auf jeden Fall bin ich keine, die man mal eben weg x-t wie deine Tinder-Bekanntschaften.«

Dann stürmte sie aus der Pizzeria. Dieser Typ war für sie gestorben.

KAPITEL 15

EIN BLUMENSTRAUSS HEILT VIELE WUNDEN

Am nächsten Mittag, es war Samstag, stand Ludger mit einem riesigen Blumenstrauß vor ihrer Tür. Toni fand das ätzend, aber irgendwie auch süß. Sie war immer noch ziemlich sauer und ärgerte sich, dass sie ihm gleich am ersten Abend ihre Adresse verraten hatte.

Er gab sich zerknirscht und sagte, er habe die ganze Nacht nicht schlafen können, weil er sich so über sich geärgert habe. Dieses dumme Tindern, er werde das jetzt sofort aufgeben. Er mache das aus reiner Langeweile, das sei schon wie eine Sucht, dabei treffe er sich nie mit jemandem. Er sei untröstlich, sie damit gekränkt zu haben. Seit er sie getroffen habe, denke er nur noch an sie.

»Komm erst mal rein«, sagte Toni verlegen, die Angst hatte, dass irgendwelche Nachbarn die Szene mitbekamen, und der Blumenstrauß, den er in der Hand hielt, war wirklich obszön groß und kitschig. Toni mochte keine öffentlichen Auftritte.

Charlotte war gerade losgezogen, um für das Essen am Abend einzukaufen. Was die anderen machten, wusste Toni nicht. Sie waren jedenfalls nicht daheim, wofür Toni jetzt dankbar war.

Früher hatte sie sich WG-Leben anders vorgestellt, irgendwie intensiver. Hier lebten sie aneinander vorbei, sahen sich manchmal wochenlang gar nicht, daran konnten auch gelegentliche Koch- und Spieleabende nichts ändern. Eigentlich war Charlotte die Einzige, mit der sie ab und an ein persönliches Wort wechselte. Umso mehr sehnte Toni sich nach jemandem, der ihr nahestand, mit dem sie vertraut war; jemandem, der sie umsorgte und für den sie sorgen konnte. Und als Ludger sie nun zerknirscht fragte, ob sie ihm denn verzeihen könne, war ihre Wut rasch verraucht.

»Willst du einen Tee oder einen Kaffee?«, fragte sie versöhnlich und führte ihn ins Gemeinschaftszimmer.

»Gern einen Kaffee.«

»Ich habe schon gefrühstückt. Willst du noch etwas essen?«, fragte Toni und wies auf den noch gedeckten Tisch, an dem sie bis vor ein paar Minuten mit Charlotte gesessen hatte.

»Nein danke, ein Kaffee reicht mir.«

Auf einmal wussten sie beide nicht mehr, was sie sagen sollten, eine unangenehme Stille stand zwischen ihnen.

»Ich habe nicht viel Zeit«, sagte Toni schließlich. »Ich muss gleich weg. Ich habe Spätschicht im *Roxxy*.«

Ludger schaute enttäuscht drein. »Ich hatte gehofft, wir könnten den Tag miteinander verbringen. Kannst du dich nicht krankmelden? Wir könnten raus in den *Tierpark* fahren oder in die *Gärten der Welt*. Oder an den Wannsee. Es ist so schönes Wetter.«

Toni zögerte. »Sehr verlockend, geht aber nicht. Erstens finden die so schnell keinen Ersatz, und zweitens brauche ich den Job.«

Ludger gab nicht auf. »Ich dachte, du bist vermögend, und dann schenkst du mir nicht einmal einen einzigen Tag.«

Toni seufzte. »Sorry, geht leider wirklich nicht. Vermögend sein heißt nicht unbedingt flüssig sein, und am Flüssigen mangelt es gerade bedenklich.«

So gern Toni die Schicht im *Roxxy* auch geschwänzt hätte, um mit Ludger etwas zu unternehmen, es ging nicht. Sie war so froh, dass sie sie im *Roxxy* wieder genommen hatten. Sie hatte den Job schließlich schon einmal verloren. Noch einmal konnte sie sich keine Unzuverlässigkeit leisten.

»Dann habe ich aber vielleicht die Chance, dich heute Abend nach deiner Schicht abholen und ausführen zu dürfen?«, fragte Ludger mit leisem Schalk.

»Es wäre mir eine Ehre«, mein Herr, allerdings nur, wenn es Ihnen möglich ist, in dieser Zeit gewisse Apps ausgeschaltet zu lassen«, lachte Toni.

»Das lässt sich selbstverständlich einrichten, meine Dame. Dann bis heute Abend«, sagte Ludger mit formvollendeter Verbeugung und ging.

In der Tür wäre er fast mit Charlotte zusammengestoßen, die mit Einkaufstüten bepackt gerade hereinkam.

»War er das?«, fragte sie neugierig und erblickte dann den riesigen Strauß langstieliger Rosen. »Wow, da hat sich aber einer ins Zeug gelegt.«

»Ja, peinlich, oder?«

»Finde ich nicht«, sagte Charlotte. »Ist doch ein Statement.«

KAPITEL 16

LIEBESRAUSCH UND NEUER SCHUB

Die nächsten Wochen vergingen für Toni wie im Traum. Ludger und sie kamen kaum aus dem Bett, und wenn, dann nur, um Nachschub an Brot, Käse und Wein zu holen oder einen Spaziergang über das nahe gelegene Tempelhofer Feld zu machen. Toni hatte sich bei ihrem Job für zwei Wochen abgemeldet, was zum Glück problemlos ging, und an Studienveranstaltungen hatte sie auch nicht mehr teilgenommen. Sie genoss die Zeit mit Ludger in vollen Zügen und ohne nachzudenken. Sie wusste, dass das irgendwann zu Ende ging, aber davor konnte man doch einen Moment lang die Augen verschließen.

Auch Ludger schien sich von seiner Arbeit freimachen zu können. Er bewohnte ein kleines Einfamilienhaus in Tempelhof, das überhaupt nicht zu ihm, der stets sorgfältig und modisch gekleidet war, passen wollte. Er sagte, er habe es von seinen Eltern geerbt und wolle es ohnehin verkaufen, um sich etwas »Richtiges« zuzulegen. Das Haus war altmodisch eingerichtet, mit dunklen Holztüren, Gardinen vor den Fenstern und Fünfzigerjahre-Fliesen im Bad.

Ludger erzählte wenig von seiner Familie, er sei ohne Geschwister aufgewachsen, habe keine Verwandten mehr. Als sie einmal auf die vielen Fotos, die in Flur und Wohnzimmer hingen, zeigte und wissen wollte, wer die alle waren, sagte er: »Keine Ahnung, irgendwelche entfernten Verwandten, ich kenne die kaum, und wir haben gar keinen Kontakt.« Und dann zog er sie von den Bildern weg die Treppe hoch, ins Schlafzimmer, den einzigen Raum im Haus, den er sich selbst etwas eingerichtet zu haben schien. Hier standen nur ein großes Bett aus Bambus mit einem Baumwollfuton und eine Nachtischlampe mit Papierschirm, und von der Decke hing in einer schmucklosen Fassung an einem weißen Kabel eine Glühbirne herab.

Als Toni am nächsten Tag die Treppe hinunterging – Ludger hatte das Haus schon früher verlassen –, waren alle Fotos abgehängt, und Toni war dankbar dafür. Sie hatte die Gesichter, die sie vorwurfsvoll zu mustern schienen, etwas unheimlich gefunden.

»Ich sollte mal sehen, ob ich überhaupt noch einen Job habe, und in die Uni muss ich auch mal wieder«, sagte Toni eines Tages, als sie sich nach einem Frühstück im Bett noch einmal geliebt hatten und Ludger Überlegungen anstellte, wie man den Tag verbringen könnte.

»Nicht heute«, sagte Ludger, »lass uns lieber irgendwo schwimmen gehen.«

»Musst du denn gar nicht arbeiten?«, wunderte sich Toni.

»Du weißt doch, ich arbeite immer mal wieder einige Wochen am Stück und habe dann wieder längere Zeit frei. Ich jobbe nur auf Anfrage. Das gibt viel mehr Geld, und man hat mehr Freiheiten. Zum Beispiel die Freiheit, mich jetzt ganz und ausschließlich um dich zu kümmern.« Er fing erneut an, sie zu liebkosen. Dann hielt er inne. »Und was ist mit dir? Ich dachte, du bist Erbin eines beachtlichen Vermögens? Oder war das etwa geflunkert?«

Er begann sie zu kitzeln, und die nächsten fünf Minuten lachten sie, neckten sich und führten einen kleinen Ringkampf auf, den Toni irgendwann »gewann«. Zumindest saß sie rittlings auf ihm, mit den Knien auf seinen Oberarmen, und er behauptete, er müsse sich geschlagen geben, was sie gnädig zur Kenntnis nahm.

Schließlich erzählte Toni von ihrer Erbschaft, die allerdings noch auf sich warten ließ. Der Notar hatte sich jetzt schon etliche Wochen nicht mehr bei ihr gemeldet. Den Brief ihrer Mutter hatte sie noch immer nicht geöffnet. Sie wusste selbst nicht, warum, aber irgendeine Scheu hatte sie immer wieder davor zurückschrecken lassen, und Zeit für sich allein hatte sie in den vergangenen Tagen ja kaum gehabt.

Sie erklärte Ludger, dass sie seit Monaten ohne jede Unterstützung ihrer Eltern lebte, was neben dem Studium schwer genug gewesen war, und nun waren noch Ausfallzeiten durch ihre Krankheit und ihr Kennenlernen hinzugekommen. Noch länger konnte sie sich im *Roxxy* nicht abmelden. Die Miete in der WG war überfällig und von irgendetwas musste sie auch leben.

Ludger schien von ihrem Geständnis und ihren Geldsorgen bestürzt zu sein. Er versicherte ihr, ab jetzt wolle er für sie da sein. Er sei zwar auch nicht reich, aber die Zeit, bis sie zu ihrer Erbschaft kam, werde er schon überbrücken können. Er schlug ihr sogar vor, ganz zu ihm zu ziehen, um das Geld für das WG-Zimmer zu sparen. Das war tröstlich, Toni war sehr dankbar, dass er sie so unterstützen wollte, und sie ließ sich von ihm überreden, ihre »Flitterwochen«, wie er das nannte, noch etwas zu verlängern.

Dennoch – allmählich wurde sie unruhig, schlichen sich in das Hochgefühl ihrer jungen Liebe wieder Alltagssorgen, die sie nicht mehr so leicht verdrängen konnte. Sie hatte in diesem Semester an der Uni bisher keinen Schein machen können, und würde es wohl komplett wiederholen müssen.

Und dann wachte sie eines Morgens mit einer Schwäche ihrer Hand auf. Verzweifelt versuchte sie, die Finger zu strecken, es ging nicht mehr richtig. Sie konnte kaum noch zugreifen, alles fiel ihr aus der Hand. So konnte sie sich den Job in der Gastronomie und überhaupt jeden Job glatt abschminken.

Zunächst versuchte sie, es vor Ludger zu verheimlichen. Sie wollte nicht krank sein. Sie wollte jung, gesund und schön sein, sie wollte seine Geliebte sein und keine Patientin. Aber lange konnte sie nicht vor ihm verbergen, dass sie mit der rechten Hand kaum noch etwas anfangen konnte. Irgendwann trat er unvermittelt neben sie, riss fast etwas brutal ihren Arm hoch und sagte: »Wann wolltest du es mir eigentlich sagen? Wieso belügst du mich? Ich kann es nicht leiden, belogen zu werden.«

Als Toni in Tränen ausbrach, wurde er sofort wieder zärtlich.

»Ich will dir doch nur helfen, mein Liebling«, flüsterte er ihr ins Ohr. »Aber das geht nur, wenn wir beide keine Geheimnisse voreinander haben, meinst du nicht?«

Sie nickte, und er nahm ein Papiertaschentuch aus der Schublade und trocknete ihre Tränen.

Dann überlegten sie, was sie tun konnten. Toni wollte auf keinen Fall wieder in ein Krankenhaus, und erst recht wollte sie nicht mehr zu dem unfreundlichen Neurologen, der ihr die Überweisung zur Radiologie gegeben hatte. Und einen anderen Neurologen, zu dem sie jetzt hätte gehen können, hatte sie immer noch nicht gefunden. Wenn sie ehrlich war, musste sie zugeben, dass sie gar nicht mehr gesucht hatte. Sie hatte sich gut gefühlt und gehofft, diesem Gefühl trauen zu können. Nun zeigte sich, dass das wohl Vogel-Strauß-Politik gewesen war. Toni brach erneut in Tränen aus.

»Wir müssen etwas unternehmen«, sagte Ludger, »wir können nicht länger so tun, als wäre das nichts.«

Er sprach aus, was sie dachte.

»Ich kenne einen guten Heilpraktiker, Terbrüggen heißt er«, sagte er schließlich. »Da gehen wir morgen hin. Oder hast du Probleme mit Naturheilverfahren?«

»Aber nein, natürlich nicht. Meine Oma hat uns immer mit homöopathischen Medikamenten behandelt. Die gibt sogar ihren Hühnern Globuli und es hat immer geholfen. Aber der wird doch nicht gleich morgen Zeit für mich haben.«

Ludger umarmte sie. »Wenn ich ihn anrufe, wird er schon Zeit für dich haben. Ich kenne ihn ganz gut. Aber was das Wichtigste ist: Ich vertraue ihm mehr als Ärzten, er kennt sich in der Naturheilkunde wirklich gut aus.«

Heilpraktiker Terbrüggen hatte tatsächlich gleich am nächsten Tag einen Termin für sie frei. Toni war erleichtert, dass Ludger sich um alles kümmerte.

Terbrüggen nahm sich sehr viel Zeit, redete lange mit ihr, sagte ihr auf den Kopf zu, dass sie mit wichtigen Bezugspersonen im Streit liege, das habe er schon gemerkt, als sie hereingekommen sei, an ihrer elektrisierten Aura. Das sei nicht gut. Sie müsse sich mit ihren Eltern aussöhnen oder sich emotional von ihnen lossagen. »Das Hin und Her zerreißt Sie.«

Das war nachvollziehbar, aber wie das gehen sollte, sich emotional lossagen, das konnte er ihr auch nicht sagen. Ludger dagegen, dem sie später von dem Gespräch erzählte, sagte, das sei doch ganz einfach, schließlich sei er jetzt ihre Familie.

Terbrüggen bot ihr verschiedene Verfahren an, die sich insbesondere bei Multipler Sklerose bewährt hätten. Zugleich äußerte er allerdings Zweifel an der Diagnose und kündigte an, sie in den nächsten Wochen noch einmal mit verschiedenen Methoden von Kopf bis Fuß durchchecken zu wollen. Insbesondere wolle er zunächst einmal ihr feinstoffliches Energiefeld gründlich untersuchen und dann eine Diagnose stellen. Er drückte ihr einen Wochenplan in die Hand, dem zufolge sie mit drei bis vier Terminen pro Tag eingetaktet war.

»Aber das kann ich mir alles nicht leisten«, protestierte Toni sogleich.

Terbrüggen wollte davon nichts wissen. Ludger sei ein guter Freund von ihm, sie solle sich wegen der Bezahlung vorerst keine Gedanken machen, sie könnten zwar nicht ganz umsonst für sie arbeiten, so ein Betrieb habe ja sehr hohe laufende Kosten, aber sie könne zunächst einmal unbegrenzt anschreiben und er garantiere ihr einen Sonderpreis.

So gut ihr die Aufmerksamkeit des Heilpraktikers getan hatte und so viel Hoffnung sie in die avisierten Therapien setzte, am Abend war Toni wild entschlossen, seine Hilfe nicht weiter in Anspruch zu nehmen.

»Ludger, mein Erbe ist noch nicht sicher. Mein Anwalt kämpft erst noch darum. Und am Ende löst sich alles in Luft auf, und ich stehe ohne einen Cent da und habe einen Berg Schulden. Das will ich nicht.«

Ludger versuchte sie zu beruhigen. »Terbrüggen schuldet mir noch einen Gefallen und das weiß er auch. Er hat mir zugesagt, dass du die ersten zwei Monate umsonst Behandlungen buchen kannst. Dann sehen wir weiter. Du musst dir also keine Gedanken machen.« Er umarmte sie, nahm ihre schwache rechte Hand in die seine und küsste sie zärtlich.

»Es wird schon wieder besser mit der Hand«, sagte Toni. »Schau mal, ich kann die Finger wieder etwas heben. Vielleicht brauche ich die Therapien gar nicht mehr.«

»Bitte keine Widerrede mehr. Du nimmst alle Therapien mit, die Terbrüggen dir vorgeschlagen hat. Das versprichst du mir auf der Stelle!«, sagte Ludger im strengen Tonfall eines Lehrers. Dann lachte er und umarmte sie.

Und Toni ließ sich von der Wärme der Umarmung umfangen. Es tat so gut, dass sich endlich einmal jemand um sie sorgte, sich kümmerte, ihr Verantwortung abnahm! Sosehr sie das Erwachsensein herbeigesehnt hatte – nun, da es da war, entpuppte es sich als ziemlich anstrengend. Sie schloss die Augen und sandte ein Stoßgebet zum Himmel, der ihr Ludger gerade zur rechten Zeit geschickt hatte.

Nur ihr Zimmer in der WG wollte sie nicht aufgeben, sosehr Ludger auch drängte. Sie war zwar kaum noch dort, aber Ludger verschwand immer wieder einmal für einige Tage, um Jobs außerhalb von Berlin anzunehmen, und sie war sehr ungern allein in seinem Haus. Ludger wiederum konnte mit den Leuten aus der WG nichts anfangen. Er sprach immer nur von den *blöden Medizinern* und weigerte sich, sie näher kennenzulernen. Wenn sie zusammen waren, dann immer bei ihm.

KAPITEL 17

EINE LOGISTISCHE HERAUSFORDERUNG

Entnervt schlug Theo den Aktenordner zu. Unglaublich, wie viel Papierkram bewältigt werden musste, wenn man einmal krank wurde. Wie sollte das ein »normaler« Mensch schaffen, wenn er da schon an seine Grenzen kam. Er, ein studierter Mann, der sein Leben lang organisiert und mit Menschen verhandelt hatte.

Obwohl er noch laufen konnte, hatte er es immerhin inzwischen geschafft, dass die Krankenkasse ihm einen Elektrorollstuhl genehmigt hatte. Das machte ihn für weitere Strecken etwas mobiler. So konnte er sich wenigstens morgens seine Zeitung am Kiosk holen und die Brötchen beim Bäcker. Lächerlich kurze Wege, die er aber zu Fuß kaum mehr bewältigte. Sein Hauseingang war ebenerdig, und er konnte mit dem Rollstuhl im Aufzug bis in seine Wohnung fahren, was ein großes Glück war, denn im Hausflur hätte er das Teil nicht deponieren dürfen.

In seiner Wohnung bewegte er sich noch mit einem Stock, aber er wusste, der Tag würde kommen, da er den Rollstuhl auch in der Wohnung verwenden musste. Da gab es aber ein Problem: Der Weg auf seine wunderschöne Dachterrasse war nicht barrierefrei, und der Kampf um eine Rampe hatte gerade erst begonnen. Natürlich hätte Theo es sich leisten und selbst eine Firma bestellen können, die ihm diese dämliche Rampe baute. Aber er hatte seinen Ehrgeiz. Er hatte schließlich viel Geld in seine Krankenkasse eingezahlt, jetzt sollten die auch mal liefern! Was sie im Prinzip auch taten. Alle verordneten Hilfsmittel wurden bewilligt, aber immer nur die preiswerteste Variante, und das war keineswegs diejenige, die er brauchen konnte oder wollte. Den Duschstuhl hatte er ihnen gleich wieder mitgegeben. Er wollte einen drehbaren, der feststehende war für ihn nicht nutzbar und außerdem sah er potthässlich aus und verschandelte sein Bad. Dieses behindertengerecht und dennoch ansehnlich umbauen zu lassen, hatte er nun schon auf eigene Kosten veranlasst, da konnten sie ihm doch wenigstens einen vernünftigen Drehstuhl bringen und eine funktionstüchtige Rampe liefern.

Die Neurologin hatte ihm einen Termin in der ALS-Ambulanz der Charité besorgt und ihm für die Fahrt dorthin einen Krankentransportschein ausgefüllt. Dann hatte sie aber offenbar versäumt, bei Punkt drei der Krankentransportverordnung eine Begründung einzutragen, also kam die Rechnung von der Kasse zurück an ihn und wieder musste er etliche Telefonate führen und Briefe schreiben, bis das Problem aus der Welt geschafft war.

»Sie wissen doch, welche Erkrankung ich habe, ich lasse mich doch nicht zum Spaß durch die Gegend kutschieren«, hatte er der Frau von der Krankenkasse am Telefon gesagt.

»Das tut nichts zur Sache«, hatte die Dame ungerührt geantwortet. Punkt drei muss nun einmal ausgefüllt sein, sonst wird der Transport nicht bezahlt. Also hatte er tagelang versucht, seine Neurologin zu erreichen, damit die den Schein änderte, was leider nicht gelang, weil sie in der Praxis nur wenige Minuten pro Tag das Telefon besetzt zu haben schienen. Inzwischen hatte er aber herausgefunden, dass man sie per E-Mail besser erreichen konnte. Was machten da eigentlich die ganz Alten, die nicht mit E-Mail umzugehen gelernt hatten? Wenn er mehr Lebenszeit gehabt hätte, hätte er sich mit dem Thema Altersdiskriminierung auseinandergesetzt!

In seinem Wohnzimmer hatte sich Theo eine richtige kleine Arbeitsecke einrichten lassen und führte von dort ein unnachgiebiges, aber mühsames Regiment.

Er hatte einen bequemen Multifunktionsstuhl angeschafft, in dem er sowohl am Schreibtisch sitzen und den Rechner und das Telefon bedienen, aber auch eine fast liegende Stellung einnehmen konnte. Wenn er den Schreibtisch, der auf Rollen stand, beiseiteschob, konnte er von dort aus Filme und Fernsehen schauen. Manchmal schlief er in diesem Sessel sogar ein.

Auf den Termin in der Charité, auf den er einige Monate hatte warten müssen, hatte er große Hoffnungen gesetzt, auch wenn die Neurologin ihm gesagt hatte, dass die Kollegen dort auch »nur mit Wasser kochen« könnten. Aber schließlich waren die dort am Puls der Forschung, vielleicht gab es ja doch etwas, was man machen konnte, vielleicht ein neues Medikament, das nur im Rahmen einer Studie angewendet wurde?

Diese Hoffnung hatte sich leider nicht erfüllt. Dennoch fühlte er sich dort gut betreut. Beim Erstgespräch sah sich der Leiter der Ambulanz, Herr Professor Meier, jeden Patienten persönlich an, und er nahm sich viel Zeit, was Theo Respekt abverlangte, schließlich war er kein Privatpatient. Er wurde eingeladen, sich einmal im Quartal wieder dort einzufinden, um anstehende Probleme mit Mitarbeitern der Ambulanz besprechen zu können.

Die größte Hilfe aber bestand darin, dass die Ambulanz sich ein umfassendes Netzwerk erarbeitet hatte, das ihm nun zur Verfügung stand. Sie hatten sich auch um seinen Elektrorollstuhl gekümmert, sodass dieser wenige Wochen nach dem Termin geliefert wurde. Am Schluss des Gesprächs bekam er eine Mappe ausgehändigt, die er sich aber noch nicht genau angesehen hatte. Dinge wie Vorsorgevollmacht, Patientenverfügung, Überlegungen zur künstlichen Ernährung und zur Beatmung – das alles waren Themen, mit denen er sich noch nicht befassen wollte.

KAPITEL 18

GENE SIND KEINE GEFÜHLE

Toni saß in Ludgers Küche und starrte durch die Terrassentür in den kleinen Reihenhausgarten, der sicher einmal sehr akkurat gestutzt gewesen, jetzt aber verwildert war. Ein kühler Regen prasselte vom Himmel und ließ das Ganze noch trostloser wirken. Vor der Terrassentür maunzte eine schwarze Katze vergebens um Einlass. Toni hatte ihr einmal etwas Milch hingestellt, aber Ludger hatte sie gebeten, das nicht mehr zu tun, weil er unter einer Katzenallergie leide und das Tier nicht im Haus haben wolle. Trotzdem kam die Katze fast täglich vorbei, ganz so, als wohne sie hier und verstünde nicht, warum man sie nicht mehr hineinließ. Toni hatte angenommen, dass sie vielleicht Ludgers verstorbenen Eltern gehört hatte, denn sie hatte im Schrank Katzenfutter und einen Napf gefunden, aber Ludger meinte, die Mutter hätte keine Haustiere gehabt. Die Katze wirkte gut genährt und gesund. Sicher ging sie in mehreren Häusern der Umgebung ein und aus.

Die Küche war der Raum in Ludgers Haus, den Toni, abgesehen vom Schlafzimmer, noch am ehesten ertragen konnte. Die anderen Räume lösten in ihr ein Unwohlsein aus, das sich umso stärker aufdrängte, wenn sie allein war, so wie jetzt. Ludger war schon drei Tage weg, und er hatte sich in dieser Zeit weder gemeldet noch auf ihre Nachrichten reagiert. Toni verstand das nicht. Okay, er nahm auch in anderen Städten Vertretungsangebote an, aber warum sie in dieser Zeit nicht einmal abends miteinander telefonieren konnten und warum sie nicht wusste, wo er war und wann er wiederkam, das erschloss sich ihr nicht. Sie hatte ihm heftige Szenen gemacht, aber da war er unerbittlich geblieben. Er müsse zurzeit für zwei arbeiten, da müsse ihn schon seinen Job machen lassen, hatte er mit schneidender Stimme gesagt, ein Argument, das sie schlagartig hatte verstummen lassen. Es hatte ihr klargemacht, dass sie besser rasch wieder gesund werden sollte, damit sie sich einen Job suchen konnte.

Nachdem die Katze endlich aufgegeben und sich getrollt hatte, kochte Toni sich einen Tee und aß die schon erkaltete Pizza, die sie sich nach den sehr anstrengenden Anwendungen bei Terbrüggen auf dem Nachhauseweg besorgt hatte.

Mit einem Mal kam ihr der Brief ihrer Mutter wieder in den Sinn. Sie hatte lange gezögert, ihn zu öffnen, war immer wieder um ihn herumgeschlichen, hatte ihn schließlich tief in der Innentasche des Rucksacks verstaut und dort vergessen. Also, nicht wirklich vergessen. Sie hatte eher so getan, als hätte sie ihn vergessen. Ihr war, als würde mit dem Öffnen dieses Briefes ein anderes Kapitel ihres Lebens aufgeschlagen, und sie wusste nicht recht, ob sie das auch wollte.

Als sie das Kuvert nun öffnete, fiel ein Bild heraus. Ein Bild ihrer Mutter, offenbar in jungen Jahren. Sie sah ihr ziemlich ähnlich, die etwas knubbelige kleine Nase, die dunkelbraunen Locken, die hellen blauen Augen, das gleiche Herzchengesicht. Keine Frage, das war ihre Mutter. Nur der Mund war ganz anders. Zitternd nahm Toni den Brief zur Hand und las.

In einer schönen, klaren Handschrift hatte die Mutter geschrieben, sie habe sie, Antonia, sechzehnjährig durch einen »unbedachten sexuellen Kontakt« empfangen. Einen Namen nannte sie nicht. Ihre Eltern seien sehr religiös gewesen und hätten sie gezwungen, das Kind auszutragen, dann aber sofort zur Adoption freizugeben. Sie habe sehr unter der Entscheidung gelitten, schrieb sie, und wolle nun, dass Antonia wenigstens das Erbe bekomme, das ihr zustehe, zumal spätere Ehen unglücklich und kinderlos geblieben seien. Daher habe sie den Notar beauftragt, Antonia zu finden. Sie hoffe, dass das Erbe es Toni ermögliche, den ihr zustehenden Platz in der Gesellschaft einzunehmen. Abschließend schrieb sie, ihre Hoffnung sei, dass es Toni besser gelingen möge, sich gegen ihre Geschwister, für Toni Tante und Onkel, zur Wehr zu setzen, als ihr das möglich gewesen sei.

Toni wusste nicht genau, worauf sie gehofft hatte, aber als sie den Brief beiseitelegte, war sie enttäuscht. Sicher, sie würde bald reich sein, das war schon toll. Aber eigentlich hatte sie nach etwas anderem gesucht, und unwillkürlich fielen ihr ihre Adoptiveltern ein, die oft sehr herb gewesen waren, ihrer anders gearteten Tochter oft wenig Verständnis entgegengebracht hatten und doch auf ihre Art immer liebevoll gewesen waren. Das war es wohl, was sie in dem Brief vermisst hatte, das liebevolle Band zu ihrer leiblichen Mutter. All diese Worte erklärten nicht, warum sie, als sie erwachsen und dem Einfluss ihrer Eltern entronnen war, nie den Kontakt zu ihrer Tochter gesucht hatte. Und es machte Toni wütend, dass ihr wieder Informationen einfach vorenthalten wurden. Warum sagte ihre Mutter nicht, wer ihr Vater war? Und was sollte das Gerede von dem ihr zustehenden Platz in der Gesellschaft? Hatten die Geschwister die Mutter vielleicht ausgebootet, und sie hatte gehofft, dass Toni es ihnen an ihrer statt heimzahlen würde?

»Tja, ich fürchte, Mama, da muss ich dich enttäuschen«, sagte Toni und verstaute den Brief wieder in der Innentasche ihres Rucksacks.

KAPITEL 19

WIRF LANGSAM

Mitte August meldete sich der Anwalt bei Toni, um ihr mitzuteilen, dass das Verfahren um ihre Erbschaft in die nächste Instanz gehen müsse, zum Oberlandesgericht. Das Landgericht hatte zwar für sie entschieden, die Geschwister der Mutter aber waren, wie nicht anders erwartet, in Revision gegangen. Wenn sie es wünsche, werde er sie auch weiterhin vertreten. Toni war zunächst unschlüssig, aber der Anwalt versuchte ihre Zweifel zu zerstreuen.

»Wir haben gute Chancen. Ihre Mutter war diesbezüglich sehr umsichtig. Sie hat das Testament notariell absichern lassen, und sie hat sogar auf einem ärztlichen Gutachten bestanden, das ihr trotz schwerer körperlicher Erkrankung volle Entscheidungsfähigkeit attestierte. Nicht zuletzt hat sie mich im Voraus gut bezahlt. Sie selbst gehen keinerlei Risiko ein, und da ich im Falle eines Sieges noch einmal einen Bonus bekomme, haben Sie in mir einen hoch motivierten Anwalt.« Er lachte ins Telefon. »Ihre Mutter hat wirklich an alles gedacht, Antonia.«

»Nur nicht daran, mit mir Kontakt aufzunehmen«, erwiderte Toni. »Ich hätte sie schon ganz gern kennengelernt.«

Der Anwalt schwieg einen Augenblick. »Es war für sie sicher auch nicht ganz einfach. Sie hatte bestimmt Schuldgefühle. Außerdem wurde, soweit ich weiß, bei der Adoption kein Umgangsrecht vereinbart. Ihre Mutter wusste gar nicht, welchen Namen Sie bekommen hatten und wo Sie lebten. Ich habe auch einige Zeit gebraucht, um das herauszufinden.«

Sie hat es aber gar nicht erst versucht, dachte Toni. Laut sagte sie: »Würde es nicht helfen, wenn ich einmal mit den Geschwistern meiner Mutter Kontakt aufnähme?«

»Davon würde ich dringend abraten«, sagte der Anwalt. »Glauben Sie mir, von dieser Familie haben Sie nichts Gutes zu erwarten. Die waren schon zu Lebzeiten Ihrer Mutter wie Hund und Katz miteinander. Keinesfalls sollten Sie sich ihnen ohne anwaltlichen Beistand nähern«, riet er eindringlich.

Es wäre aber schön, sie wenigstens einmal kennenzulernen, dachte Toni, ließ es jedoch zunächst dabei bewenden. Stattdessen nahm sie sich vor, erst einmal etwas mehr über ihre Familie in Erfahrung zu bringen. Namen und Wohnort von Onkel und Tante kannte sie. Die Firma, die sie leiteten, war, wie ihr der Anwalt versichert hatte, nicht ganz unbedeutend. Sie hatte sie bereits gegoogelt und einiges in Erfahrung gebracht. Aber da konnte man sicher noch mehr herausfinden.

Überhaupt schien sich gerade alles wieder zum Guten zu wenden. Die Lähmung der Hand hatte sich unter Terbrüggens intensiver Therapie fast völlig zurückgebildet. Toni hatte sogar wieder einen neuen Job gefunden, was ihr sehr wichtig war, auch wenn Ludger lange versucht hatte, sie davon abzuhalten, und es nicht ganz einfach war, die vielen Termine bei Terbrüggen überhaupt mit einem Job in Einklang zu bringen. Wenigstens waren jetzt Semesterferien und die Uni drückte nicht auch noch mit Terminen.

Der neue Job schien viel angenehmer und nicht so stressig zu sein. Sie sollte in der Bar eines Hotels arbeiten. Ihre Schicht ging regelmäßig von 17 bis 23 Uhr, und sie konnte selbst festlegen, an welchen Tagen sie arbeiten wollte, solange es zwei Wochen zuvor im Dienstplan stand. Der Job war gut bezahlt, und man hatte angedeutet, dass sie mit hohen Trinkgeldern rechnen konnte. Die Eastside-Gallery lag in der Nähe, und das Hotel war von reichen Touristen frequentiert. Toni hoffte, mit diesem Job ihr Studium finanzieren zu können, zumindest so lange, bis sie ans Erbe herankam. Endlich ein Licht am Ende des Tunnels.

Doch nach dem ersten Arbeitstag kam sie völlig geschafft nach

Hause. Es war viel anstrengender gewesen, als sie gedacht hatte, und der Kollege, mit dem sie für die Schicht eingeteilt war, hatte sie deutlich spüren lassen, was er von Studenten ohne Ausbildung im Job hielt. Er hatte sie nur herumgescheucht und ihr überhaupt nichts erklärt.

Toni weinte vor Erschöpfung, als sie Ludger in die Arme fiel. »Ich glaube, ich schaffe das nicht!«

Ludger tröstete sie, so gut es ging, und versicherte ihr erneut, dass er immer für sie da sei. »Dann arbeitest du eben etwas weniger und ich etwas mehr. Mach dir keine Sorgen, ich bin zwar nicht vermögend, aber das bekommen wir schon hin.«

Aber das mit dem Weniger-Arbeiten war leichter gesagt als getan. Sosehr sie sich Mühe gab, diesem Kollegen in der Hotelbar konnte sie nichts recht machen. Vermutlich war er es auch, der dafür sorgte, dass sie ihre Stelle verlor: Als sie nach einigen Tagen telefonisch weitere Schichten absprechen wollte, waren angeblich alle bereits besetzt, und kurze Zeit später erhielt sie ein Schreiben von der Direktion, in dem es hieß, man bedanke sich für ihre Arbeit, müsse ihr aber leider mitteilen, dass man sich inzwischen für einen anderen Bewerber entschieden habe. Da sie noch in der Probezeit gewesen war, stand sie nun wieder ohne Job da. Außerdem hatte der neuerliche Schub der Erkrankung, die Schwäche der Hand, Toni in ziemlichen Schrecken versetzt, obwohl sich diese Symptomatik, genau wie das schlechte Sehen, rasch wieder gebessert hatte. Und so bemühte sie sich inzwischen intensiv, einen Termin bei einer Neurologin oder einem Neurologen zu bekommen. Die Anwendungen bei Terbrüggen taten ihr zwar sehr gut, aber wenn sie recht verstand, was er ihr zu erklären versuchte, hatte er eine ganz andere Auffassung von ihrer Erkrankung als die Ärzte, die sie bisher konsultiert hatte, und sie wollte noch eine weitere Meinung einholen. Ludger hielt das zwar für überflüssig – Terbrüggen sei eine Koryphäe –, aber er insistierte nicht.

Einen guten Neurologen zu finden war allerdings nicht so einfach. Woher sollte sie schon wissen, wer »gut« war, und vor allem, wie kam man dann auch noch an einen Termin? Einen ganzen Vormittag verbrachte sie am Telefon und erhielt immer dieselbe Auskunft: *Zurzeit können wir leider keine neuen Patienten annehmen.* Oder sie gaben ihr einen Termin in sechs Monaten.

»Bis dahin bin ich aber vielleicht schon tot«, versuchte sie zu scherzen, doch die distanziert-freundliche, aber spürbar genervte Anmeldekraft empfahl nur, wenn es dringlicher sei, solle sie die Notaufnahme eines Krankenhauses aufsuchen. Ein Krankenhaus wollte Toni aber um jeden Preis vermeiden. Die Erinnerung an ihren letzten Aufenthalt hatte sich ihr ins Gedächtnis gebrannt und ließ sie immer noch erschauern. Und zu dem unsympathischen Arzt in Lichtenberg wollte sie auch nicht noch einmal gehen.

Von Charlotte bekam sie schließlich den Tipp, sich einen Dringlichkeits-Code von ihrem Hausarzt zu besorgen. Damit wurde sie tatsächlich bei einer Neurologin ganz in ihrer Nähe bevorzugt berücksichtigt.

Erwartungsvoll nahm sie den Termin an einem Mittwochmorgen wahr, doch die Neurologin schien ziemlich unter Zeitdruck zu stehen. Sie machte ihr Vorwürfe, weil sie den Bericht der Klinik und die MRT-Aufnahmen nicht parat hatte und erst jetzt, Monate nach der Diagnose, zu ihr kam. Dann begann sie verschiedene Behandlungsoptionen und mögliche Komplikationen und Nebenwirkungen darzulegen, von einer Spritze alle paar Tage bis hin zu Tabletten. Toni schwirrte der Kopf. Das waren jetzt einfach zu viele Informationen auf einmal. Eigentlich wollte sie gar keine Medikamente nehmen. Also fragte sie die Ärztin, ob es nicht pflanzliche Mittel gäbe und was denn mit dem Energiefeld sei, das ihr Heilpraktiker für gestört hielt. Wie man das denn wieder heilen könne.

Die Ärztin starrte sie entgeistert an. »Sie gehen zu einem Heilpraktiker?«

Toni nickte.

Die Ärztin zuckte die Schultern. »Nun, das sind Diagnose- und Behandlungskonzepte, die nicht gut zu dem passen, was ich anbieten kann. Aus schulmedizinischer Sicht ist ein gestörtes Energiefeld ein Fantasiegebilde, um teure, aber unwirksame Heilmethoden verkaufen zu können. Mit evidenzbasierter Medizin hat das nichts zu tun.«

»Mir geht es aber nach den bisherigen Anwendungen schon viel besser.«

»Junge Frau, das ist der Spontanverlauf einer Erkrankung, die in Schüben verläuft. Die Symptome bilden sich fast immer wieder deutlich zurück. Ich habe jetzt wirklich nicht die Zeit, mit Ihnen über den Sinn oder Unsinn alternativer Behandlungen zu diskutieren. Ich würde Ihnen ein Medikament empfehlen. Lassen Sie sich das durch den Kopf gehen, und kommen Sie wieder, wenn Sie sich entschieden haben. Und bringen Sie dann bitte auch die Arztberichte mit. Ich kann Sie ja nicht im luftleeren Raum behandeln.«

Kurze Zeit später fand Toni sich mit Prospekten in der Hand auf der Straße wieder. Keine ihrer Fragen war beantwortet worden. Wütend pfefferte sie die Prospekte in den nächsten Mülleimer der Berliner Stadtreinigung mit der passenden Aufschrift »WIRF LANGSAM« und beschloss, auch diesen Versuch mit der Schulmedizin zu den Akten zu legen.

Umso wichtiger wurden ihr die Termine bei Terbrüggen. Der Heilpraktiker und seine Angestellten hörten ihr zu, zeigten Verständnis, hatten Zeit, erklärten viel, auch wenn sie nicht alles verstand. Aber die zwei Monate unentgeltlicher Behandlungen neigten sich dem Ende zu. Keine der Anwendungen wurde von der Krankenkasse übernommen.

Eines Abends sprach Toni mit Ludger über ihre Geldsorgen.

»Es ist jetzt genau so, wie ich es befürchtet hatte. Es ist kein Erbe in Sicht, und so gut mir die Termine bei Terbrüggen auch tun, irgendwann will der sein Geld sehen und dann stehe ich da und kann nicht zahlen. Mir geht es ja wieder gut. Ich werde erst einmal aussetzen, bis sich die finanzielle Situation geklärt hat.«

»Toni, mach das bitte nicht. Terbrüggen ist ein Freund von mir. Der wird uns schon entgegenkommen. Wir wollen doch keinen Rückfall riskieren!«

Toni aber wollte von Ludger kein Geld annehmen. Ihr war eine andere Idee gekommen. Da waren doch noch die Ländereien, die die Adoptivgroßeltern ihr überschrieben hatten. Kürzlich hatte sich eine Firma, die Windräder bauen wollte, bei ihr gemeldet und angefragt, ob sie eines der Grundstücke nicht verkaufen wolle. Zunächst hatte sie keinen Gedanken daran verschwendet, aber jetzt war ihr das Angebot wieder in den Sinn gekommen.

Toni war sich darüber im Klaren, dass sie mit einem solchen Schritt die Eltern schädigen und vor allem kränken würde. Die brauchten das Land, und die Großeltern hatten es ihr geschenkt, um die Erbschaftssteuer zu umgehen. Selbstverständlich gingen alle davon aus, dass sie von ihrem Besitz keinerlei persönlichen Gebrauch machen würde, die Ländereien wurden ja bewirtschaftet. Außerdem war ihre Familie wie fast alle im Dorf gegen Windräder. Toni hatte lange mit sich gerungen, aber weder Eltern noch Großeltern hatten sich in den Monaten nach ihrem Auszug auch nur einmal bei ihr gemeldet. Sie waren stur und warteten darauf, dass sie den ersten Schritt tat. Und sie selbst war immer noch sehr wütend und verspürte den Drang, sich für zwanzig Jahre Lüge zu rächen. Also bat sie Ludger eines Abends, ihr dabei zu helfen, eines der Grundstücke zu verkaufen.

»Bist du dir wirklich sicher? Das sind deine Eltern!«

»Was sagt Terbrüggen immer? Versöhnen oder freimachen. Ich mache mich frei. Das sind nicht meine Eltern. Das sind die

Menschen, die mich mein ganzes bisheriges Leben belogen haben.«

Ludger schaute sie liebevoll an und erwiderte für ihren Geschmack fast zu dick aufgetragen: »Dann werde von jetzt an ich deine Familie sein.«

KAPITEL 20

EIN CHARAKTER IST NICHT IN STEIN GEMEISSELT

Frank kam Theo jetzt häufiger besuchen. Er hatte sich wohl vorgenommen, Theo nicht im Stich zu lassen, und Theo wusste das zu schätzen. Und auch seine Frau, Mareike, kam manchmal mit. Allerdings hatte sie die Angewohnheit, immer etwas vorzukochen, und Theo fühlte sich dann bemüßigt, ihr dafür dankbar zu sein, was er nicht war. Eigentlich wollte er in seinem Leben nur noch das essen, worauf er gerade Appetit hatte, und das war keineswegs die Hausmannskost, die Mareike kochte und die Frank offenbar so liebte. Aber er sah, wie stolz Frank auf seine Frau war und wie sehr er ihre Kochkünste liebte, daher verkniff er sich sarkastische Bemerkungen.

Natürlich sah er auch genau, wie sehr Frank und Mareike es offenbar brauchten, dass sie an Theo ihr Lebenskonzept messen und – zumindest aus ihrer Sicht – für gut befinden konnten. Es sollte ihnen versichern: Das ist dann der Lohn eines monogamen Lebens, man ist am Ende nicht allein und bekommt leckeres Essen gekocht. Theo musste darüber lachen, aber er lachte, wenn er wieder allein war, und solange sie bei ihm waren, gab er ihnen ohne Missgunst die Bestätigung, die sie brauchten:

»Mareike, ich habe noch nie in meinem Leben einen so guten Sauerbraten gegessen«, schwärmte er und ließ sich in allen Einzelheiten das Rezept erklären, das Mareike noch von ihrer Großmutter hatte.

Theo war barmherziger, weicher geworden in den letzten Monaten. Er konnte die kleinen Schwächen und Bedürfnisse der Menschen erstmals sehen, ohne sie zu bewerten und, vor allem, ohne sie abzuwerten. Brauchte nicht jeder seine Bestätigung? Warum also nicht Mareike ihre Bestätigung für das Essen geben, wenn er auch viel lieber Fisch gehabt hätte, den man wunderbar im *Fischcutter* ordern konnte und der vorzüglich schmeckte, und das Ganze, ohne den Herd anschmeißen zu müssen. Es kostete ihn sehr viel diplomatisches Geschick, Mareike davon abzuhalten, ihn an jedem Wochenende, wenn die Haushälterin nicht kam, mit gekochten Nahrungsmitteln zu versorgen.

Bei der Haushälterin war das leichter gewesen. Auch sie hatte anfangs versucht, ihn mit Gerichten zu versorgen, die man beim besten Willen nicht essen konnte: griechische Nudeln mit Tomatensauce und Champignons aus dem Glas oder Kartoffeln mit Fertigspinat und Spiegelei, ein Gericht, das er schon in seiner Kindheit gehasst hatte. Er hatte sich ihre Kochkünste anfangs freundlich, dann aber energisch verbeten, und inzwischen kamen sie klar miteinander. Sie machte genau das, was er ihr sagte, und wurde gut dafür bezahlt.

Nur in seiner Haltung gegenüber den Kindern blieb Theo bei seiner einmal gefassten Meinung. Und obwohl es ihm lieber war, wenn Frank ohne Mareike kam – dann waren die Gespräche meist einfacher und sie konnten auch bei einem Whiskey einfach schweigen oder nur Schach spielen –, nervte es ihn, dass Frank dann immer wieder auf Melanie und Valentin zu sprechen kam, zu denen er offenbar häufiger Kontakt hatte als Theo.

»Valentin geht es nicht gut«, sagte Frank eines Abends, als sie noch die letzten Sonnenstrahlen auf der Terrasse auskosteten und eine Partie Schach spielten.

»Nein?«, fragte Theo wenig interessiert.

»Er hat große Geldsorgen«, machte Frank einen neuen Anlauf.

»Valentin hat immer Geldsorgen«, sagte Theo und machte einen Zug.

»Diesmal ist es ernst«, erwiderte Frank, »es hat einen Brand in seinem Restaurant gegeben, und noch zahlt die Versicherung nicht. Du hast ihn mit der Finanzsperre in große Schwierigkeiten gebracht.«

»In Schwierigkeiten bringt er sich ganz allein, damit habe ich nichts zu tun«, sagte Theo.

»Theo, ich bitte dich, rede doch mal mit dem Jungen«, sagte Frank. »Ich glaube, er braucht wirklich deine Hilfe.«

»Dem ist nicht mehr zu helfen«, gab Theo zurück. Dann warf er mit seinem Läufer Franks Dame aus dem Spiel und sagte grinsend: »Schachmatt.«

KAPITEL 21

IM BAHNWÄRTERHÄUSCHEN

Es war schon ein bisschen unheimlich, als sie in der Dämmerung nach langer Fahrt am Bahnwärterhäuschen ankamen. Wie Dornröschens Schloss stand es in einem von einer nahezu undurchdringlichen Brombeerhecke begrenzten Garten. Das Gartentor war mit einem Kettenschloss gesichert, für das Ludger an seinem Bund einen Schlüssel hatte, aber auch hier musste er erst einige Brombeerranken wegschneiden, um sich Zugang zu verschaffen.

Ludger hatte Toni ein verlängertes Wochenende am Bodensee vorgeschlagen. Sie müssten mal raus aus Berlin, hatte er gesagt und von einer Ferienwohnung gesprochen, die er noch von den Eltern habe. Aber er hatte sie vorgewarnt. Er sei ewig nicht dort gewesen, sie würden erst einmal etwas sauber machen müssen.

»Wie lange warst du denn nicht mehr hier?«, fragte Toni.

Die Eingangstür klemmte. Ludger musste sich mit seinem ganzen Körper dagegen werfen, damit sie aufging. Im Innern war alles von einer dicken Staubschicht überzogen. Toni fragte sich, wie und wo sie hier schlafen sollten.

»Ich war überhaupt nur ein- oder zweimal hier und kann mich kaum erinnern. Es hat meiner Großmutter gehört, sie stammte aus dieser Gegend. Meine Eltern sind auch nicht hergekommen, von Berlin ist es ja eine ganz schöne Strecke bis hierher. Sie haben es aber nicht übers Herz gebracht, das Haus zu verkaufen. Wenn es dir nicht gefällt, können wir morgen auch in ein Hotel oder eine Pension gehen«, sagte Ludger, der ihrem skeptischen Blick gefolgt war.

»Wir haben doch unsere Schlafsäcke und die Isomatten«, antwortete Toni und versuchte, sich die Enttäuschung nicht anmerken zu lassen. Ludger hatte ihr eine Überraschung versprochen, und nun saßen sie in einem verdreckten alten Haus, in dem seit mindestens zehn Jahren niemand mehr übernachtet hatte. Ihr Blick fiel auf die vielen Fotos, die, genau wie in Ludgers Haus in Tempelhof, an den Wänden hingen. Einige meinte Toni sogar wiederzuerkennen.

»Du hast wirklich eine große Familie«, sagte sie staunend. »Warum bist du eigentlich auf keinem dieser Fotos?«

»Weil ich noch gar nicht geboren war, als meine Großeltern hier gewohnt haben, und meine Eltern haben das Haus nicht genutzt, das habe ich dir doch schon gesagt. Komm, lass uns den Wein aufmachen, den du eingepackt hast, wir könnten uns auf die Veranda setzen und ein bisschen in die Sterne gucken. Ich hole nur rasch die Kerzen aus dem Auto.« Damit verschwand er einen Moment und tauchte kurze Zeit später wieder auf, in der Hand einen Strauß Rosen, die durch die lange Fahrt allerdings etwas gelitten hatten und die Köpfe hängen ließen. Er öffnete eine kleine Ringschatulle, sank vor ihr auf die Knie und sagte: »Toni, ich liebe dich. Willst du meine Frau werden?«

Das ist total kitschig, dachte Toni, und irgendwie passte es auch nicht. Ein Heiratsantrag, hier, mitten in diesem Schmutz. Doch dann redete sie sich selbst ins Gewissen. Sie war ungerecht! Er hatte es gut gemeint, und der Ring war wunderschön. Weißgold mit einem rechteckigen blauen Stein, ein Aquamarin im Smaragdschliff, wie Ludger ihr später erklärte. Bisher hatte sie sich nichts aus Schmuck gemacht, schon gar nicht aus so auffälligem Schmuck, und ähnliche Szenen in Spielfilmen fand sie immer nur doof … Aber jetzt, da sie es selbst erlebte, nach all dem Mist, der ihr in der letzten Zeit passiert war, war sie tief gerührt. Sie steckte sich den Ring an den Finger – er passte perfekt – und strich sacht über die glatte Oberfläche des kühlen Steins. Ihre Stimme klang belegt, aber das »Und wie ich das will« war dennoch klar und deutlich zu vernehmen.

Toni war glücklich. Noch nie war sie sich einer Sache so sicher gewesen wie in diesem Moment, und auch Ludger schien gerührt zu sein. Verlegen stand er vor ihr, die sterbenden Rosen in der Hand, und schaute zu Boden.

Schließlich sagte er: »Weißt du, ich wollte dir den Antrag unbedingt hier machen. Hier hat mein Vater um die Hand meiner Mutter angehalten. Und der Ring ist ihr Verlobungsring. Ich habe ihn aber etwas umarbeiten lassen.«

Toni liefen die Tränen herunter, und die Stimme versagte ihr. Schließlich flüsterte sie: »Dann gib mal die Rosen her, die brauchen doch Wasser.«

Sie ging hinein, um nach einer Vase zu suchen. In einem Schrank im Wohnzimmer fand sie eine große Kiste mit Spielzeug.

»Wem gehört das Spielzeug hier im Schrank?«, rief sie nach draußen.

»Keine Ahnung, mir nicht, vielleicht stammt das noch von meinem Vater.«

Dafür sahen die Sachen eigentlich zu neu aus. Sie schob die Kiste zurück und fand im nächsten Schrank eine passende Vase. Leider gab der Wasserhahn in der Küche kein Wasser her.

»Hätten wir uns auch denken können, dass das Wasser abgemeldet ist. Du könntest Mineralwasser nehmen«, schlug Ludger vor.

Sie aber sagte: »Die kriegen wir sowieso nicht mehr heil nach Berlin. Ich mache einen Trockenstrauß daraus, zur Erinnerung.« Sie nahm ihr Zopfgummi, wickelte es um die Blumenstängel und befestigte den Strauß kopfüber an einem Haken in der Verandadecke. Dann schloss sie die Augen und hörte das Zirpen der Grashüpfer und den Gesang eines Vogels. »Ist das eine Nachtigall?«, fragte sie.

»Weiß nicht. Singen die nicht nur im Frühjahr?«

»Keine Ahnung.«

Es war ein schöner Abend. Sie aßen Chips und tranken von ihrem Wein, der eigentlich zu warm war, aber das war ihnen egal. Sie waren glücklich. Über ihnen breitete sich ein endloser Sternenhimmel aus. Im Schuppen fand Ludger zwei klapprige Schaukelstühle. Sie holten sich ihre Schlafsäcke, setzten sich in die Schaukelstühle und schauten in den Himmel, der sich mit einem Meer an Sternschnuppen für die Aufmerksamkeit bedankte. Später breiteten sie ihre Isomatten auf der Veranda aus und schliefen rasch ein.

Am nächsten Morgen packten sie ihre Habseligkeiten wieder ins Auto, schlossen das Haus ab und fuhren nach Konstanz. Bei Licht und ohne Romantik betrachtet hatte sich das Haus so, wie es war, dann doch als unbewohnbar erwiesen, und sie beschlossen, sich für die verbleibenden Tage ihres Urlaubs lieber eine andere Unterkunft zu suchen. Ludger hatte ihr gestanden, dass er zwar der Romantik wegen hergekommen war, aber auch, um einmal nach dem Rechten zu sehen und zu klären, was vor einem Verkauf noch zu tun wäre. Deshalb hatte er noch rasch Fotos von Haus und Garten gemacht, die er in einem Inserat verwenden wollte.

»Du solltest es nicht verkaufen. Wir müssen es nur ein wenig herrichten, dann ist es wunderschön«, sagte Toni mit einem sehnsüchtigen Blick zurück, während Ludger den Wagen langsam aus der Einfahrt manövrierte und sich in den Verkehr auf der Bundesstraße einfädelte.

»Nein, es ist besser, ich verkaufe es rasch. Für ein Ferienhaus ist es viel zu weit weg von Berlin. So ein Haus macht mehr Stress, als es Nutzen bringt.«

Toni wunderte sich etwas. Einerseits hatte das Haus für ihn so viel Symbolkraft, dass er ihr hier den Antrag hatte machen wollen, andererseits schien er entschlossen, es zu verkaufen? Aber dann sah sie den blauen Stein an ihrem Finger funkeln und vergaß den Gedanken. Es wäre in der Tat viel Arbeit gewesen, das Haus in Ordnung zu bringen.

KAPITEL 22

GESCHWISTERLIEBE

Wie geht's Stefan?«, fragte Valentin beiläufig. Er hatte Melanie zum Brunch in der *Brasserie Les Trois* eingeladen, was Melanie erstaunt, aber auch gefreut hatte.

»Weiß nicht, wir haben uns getrennt.«

»Oh«, sagte Valentin, »das tut mir leid.« Er hob eine Augenbraue und schaute sie kurz an, bevor er den Blick wieder über die anderen Gäste der Brasserie schweifen ließ.

Wenn er so schaut, sieht er aus wie Papa, dachte Melanie. Laut sagte sie: »Muss dir nicht leidtun, ist besser so. Er … ach egal.«

Sie brach ab, ihr Bruder war nicht der richtige Ansprechpartner für ihre Beziehungsgeschichten. Wenn sie mit Valentin sprach, hatte sie immer das Gefühl, dass sein Interesse nur gespielt war. Oder er hatte ein Aufmerksamkeitsdefizitsyndrom oder irgend so etwas. Wie war es sonst zu erklären, dass er sie etwas Persönliches fragte, während sein Blick den Gastraum sondierte, als sei er ein Topagent, der mit einem feindlichen Angriff rechnete? Bei ihr kam das so an, als sei er ständig von der Sorge geplagt, dass ihm etwas ganz Tolles entging, während er sich mit ihr unterhielt. Und genau wie Stefan spielte er permanent mit dem Smartphone herum. Ihr Bruder und sie hatten sich noch nie sehr nahegestanden, und seit sie erwachsen waren, hatte sich die Distanz eher noch vergrößert. Umso überraschter war sie gewesen, als er anrief und sie zum Brunch einlud.

»Hat er dir auch den Geldhahn zugedreht?«, fragte Valentin jetzt.

Sie nickte, »Ja, schon im November.«

»Und?«

»Was und?«

»Kommst du zurecht?«

»Es geht, ich habe einen Job.«

Was sie nicht sagte, war, dass Stefan sie nach einem Streit vor die Tür gesetzt hatte und sie von einem Tag auf den anderen nicht nur ohne regelmäßiges Einkommen, sondern auch ohne Wohnung dagestanden hatte. Hätte nicht eine Freundin ihr eine günstige Dachgeschosswohnung vermittelt, sie wäre obdachlos gewesen.

Erstaunt blickte er auf. »Was arbeitest du?«

»In einem Elektrobetrieb. Ich kümmere mich ums Büro. Ist aber nur vorübergehend. Die, die das bisher gemacht hat, ist im Babyjahr. Die Arbeit ist gar nicht so schlecht, die Leute sind nett. Der Verdienst ist nicht üppig, aber ich komme zurecht. Vielleicht mache ich da irgendwann eine Lehre zur Elektrikerin.«

»Ist nicht dein Ernst.«

Sie nickte. Er schaute wieder auf sein Handy.

»Und du?«

»Ja, ich komme auch klar«, sagte er und griff nach seiner Gabel. »Lass uns mal essen, wird ja alles kalt.«

Nach einer Weile erkundigte er sich: »Und er gibt dir tatsächlich auch kein Geld mehr?«

»Nein, wieso fragst du?«, gab Melanie zurück

»Nur so.«

Sie sprachen noch eine Weile über Unbedeutendes, und dann brach Valentin unvermittelt auf. Er habe noch zu tun.

Melanie schaute ihm verwundert nach. Was hatte ihn überhaupt veranlasst, sich mit ihr zu verabreden? Interesse an ihr konnte es jedenfalls nicht gewesen sein. Was hatte sie nur für eine bepisste Familie!

KAPITEL 23

EINE HOCHZEIT IN ALLER STILLE

Da er keine Familie mehr hatte und sie ihre Familie nicht dabeihaben wollte, hatte Ludger vorgeschlagen, dass sie in aller Stille heirateten. Und dann kam er mit der Idee, dies in Las Vegas zu tun. Er hatte sich schon erkundigt, hatte sämtliche All-inclusive-Angebote studiert und zeigte ihr begeistert einen Werbefilm im Internet. Es sah alles sehr romantisch aus.

»Und danach fahren wir noch ein paar Tage durch die USA«, schwärmte er.

In aller Stille hatte Toni sich allerdings anders vorgestellt.

»Aber was ist mit den Trauzeugen?«, fragte sie.

»Die stellt das Hotel zur Verfügung«, sagte Ludger, der merkte, dass Toni seinen Vorschlag nicht so begeistert aufnahm, wie er gedacht hatte.

»Was ist denn mit dem Einreisestopp wegen Corona?«, fragte sie zweifelnd.

»Kein Problem, der fällt ab dem achten November weg.«

Toni war noch nicht ganz überzeugt.

»Aber ist das alles nicht viel zu teuer?«

»Toni, also ehrlich, nun verdirb mir doch nicht den Spaß! Wir heiraten nur einmal im Leben. Und ehrlich gesagt, habe ich schon gebucht und auch bezahlt. Wir fliegen nächsten Samstag.«

Toni war so überrascht, dass sie nicht wusste, was sie darauf antworten sollte. Also schwieg sie, obwohl Ärger in ihr hochstieg. Ludger schien die aufsteigende Röte in ihrem Gesicht als Freude und Überraschung zu deuten. Offenbar war er sehr stolz auf seinen Coup.

»Du hast dich doch gewundert, warum ich immer für einige

Wochen verschwunden bin. Ich habe Jobs in ganz Deutschland angenommen, auch viele Nachtdienste, die werden sehr gut bezahlt. Den Rest habe ich mir von einem Freund geliehen. Ich wollte dich mit der Reise überraschen.«

»Aber warum machst du das heimlich? Warum sprichst du nicht mit mir darüber?«

»Dann wäre es doch keine Überraschung gewesen!«

Toni versagte die Stimme, sie war gerührt, sie wusste, dass Ludger es gut gemeint hatte. Er liebte sie und wollte sie versorgen, aber die Kosten der Reise machten ihr Sorgen. Sie war so einen Lebensstil nicht gewohnt. Da, wo sie aufgewachsen war, machte man keine Schulden, schon gar nicht, um zu verreisen.

»Ludger, ich weiß, du meinst es gut. Aber was kostet uns diese Hochzeit?«

»Geld. Knöpfe nehmen sie nicht«, antwortete er beleidigt. »Außerdem wolltest du demnächst das Grundstück deiner Großeltern verkaufen. Dann haben wir wieder Geld.«

Toni gingen tausend Gedanken durch den Kopf. Vom Verkauf des Grundstücks wollte sie ihren Lebensunterhalt und die Termine bei Terbrüggen bestreiten und nicht eine Luxusreise in die USA. Dann sah sie, wie Ludger dreinschaute, enttäuscht wie ein kleiner Junge, und nahm ihn in die Arme, schloss die Augen und schob alle Bedenken beiseite. Alles war wunderbar. Alles war gut. Endlich hatte sie jemanden, für den sie der wichtigste Mensch auf Erden war.

KAPITEL 24

IN DER HALLERTAU

Mitte November kamen Antonia und Ludger glücklich verheiratet und gut erholt aus den USA zurück. Es war traumhaft gewesen, sie hatten jeden Tag genossen. Sie hatten sich gegen Eheringe entschieden. Das heißt, eigentlich hatte Ludger keine gewollt. Er hatte gesagt, so ein Ring störe ihn bei der Arbeit und er müsse ihn dort ohnehin wegen der Hygiene ablegen, da sollten sie lieber gleich darauf verzichten, er wolle schließlich keinen Stress mit ihr, weil er irgendwann seinen Ring verloren hätte. Aber sie trug ihren Verlobungsring und war sehr stolz darauf.

Leider waren ihre finanziellen Reserven jetzt wie befürchtet aufgebraucht. Ludger bot an, längere Vertretungsjobs anzunehmen, aber Toni wollte nicht, dass er wieder wochenlang weg war. Daher rief sie den Anwalt an, der für sie um ihr Erbe stritt, musste aber erfahren, dass sich das Verfahren immer noch hinzog. Einige Nächte lag sie wach und rang um eine Entscheidung. Sie wusste, was sie ihren Adoptiveltern antat, wenn sie jetzt eines der Grundstücke verkaufte, aber sie hatten keine andere Wahl. Und irgendwann stand die Entscheidung fest. Allerdings musste Toni noch an den Aktenordner mit ihren Papieren kommen, den sie in ihrem Elternhaus zurückgelassen hatte.

Wenige Tage nach ihrer Rückkehr aus den USA machten sie sich an einem diesigen Novembertag auf den Weg in die Hallertau. Toni hatte ihr Kommen nicht angekündigt, und zu ihrer Überraschung freuten sich die Eltern. Allerdings taten sie so, als sei Toni nie weggewesen, als habe es gar keinen Konflikt gegeben und man könne einfach an das letzte Gespräch über das Wetter, den Hopfen und den Dorfklatsch anknüpfen. Sie fragten nicht einmal danach, wie es Toni in Berlin und mit dem Studium ging. Vielleicht scheuten sie sich auch im Beisein eines für sie Fremden, ein so konfliktbeladenes Thema anzusprechen, oder sie nahmen es Toni übel, dass sie nicht allein gekommen war. Jedenfalls plapperten sie einfach drauflos. Ludger ignorierten sie, bezogen ihn nicht in das Gespräch ein, und ohnehin erzählten sie nur von sich, vom Hof und davon, was der Andi wieder Tolles gemacht hatte.

Als Toni ihnen sagte, dass Ludger Medizinischer Technologe für Radiologie sei, konnten sie sich darunter nichts vorstellen.

»Ach, dann sind Sie eine Sprechstundenhilfe? Ich wusste gar nicht, dass Männer das auch machen«, sagte der Vater, und Toni erstarrte vor Wut und biss sich die Lippen blutig.

Irgendwann wurde es ihr zu viel. Sie wollte nur noch weg. Sie gab vor, zur Toilette zu müssen, ging aber nach oben in ihr Zimmer und stopfte den Aktenordner mit den Unterlagen zu den Grundstücken in ihren Rucksack. Den stellte sie im Flur an der Garderobe ab, damit die Eltern nichts merkten. Bald danach verabschiedeten sie sich und ließen die ratlosen Eltern in der Küche zurück.

Auf dem Heimweg fragte Ludger: »Wer ist denn dieser Andi, von dem dein Vater dauernd gesprochen hat?«

Toni lachte gequält. »Das ist der Mann, den er sich immer als Sohn oder wenigstens als Schwiegersohn gewünscht hätte.«

Ludger nickte. »Ich habe mich schon gewundert, dass du ihnen nicht gesagt hast, dass wir geheiratet haben.«

»Das müssen sie nicht wissen, die sind für mich gestorben«, sagte Antonia.

KAPITEL 25

DIE DA OBEN

Die fünf Treppen bis zu ihrer WG machten Toni zu schaffen. Dreimal musste sie unterwegs eine Pause einlegen. Sie konnte immer nur mit dem linken Bein vorangehen, weil das rechte rasch ermüdete, und die schweren Tüten zogen nach unten. Sie hatte für ein Abendessen eingekauft – eine kleine Entschuldigungsgeste dafür, dass sie sich schon lange nicht mehr hatte blicken lassen. Ludger machte ihr zwar fast täglich Vorwürfe, aber sie wollte ihr Zimmer in der WG nicht aufgeben.

Nach der Hochzeitsreise war Ludger wieder oft weg, und Toni fiel in dem düsteren Haus seiner Eltern die Decke auf den Kopf. Anfangs hatte sie Versuche gemacht, das Haus umzugestalten, aber Ludger hatte das für unnütze Mühe und Geldverschwendung gehalten. »Sobald du dein Erbe hast, verkaufen wir diese Hütte und legen uns etwas Richtiges zu«, hatte er gesagt, und Toni sah das ein. Andererseits bekam sie neuerdings Panikattacken, wenn sie allein war, und dann war sie froh, sich in ihr WG-Zimmer zurückziehen zu können, wo sie zwar auch einsam war, aber nicht ganz allein. Nein, in diesem Punkt hatte sie sich einmal gegen Ludger durchgesetzt.

»Solange du dauernd weg bist, behalte ich mein WG-Zimmer. Ich bin demnächst eine steinreiche Frau. Wen kümmern da ein paar Euro für eine Zweitwohnung?«

Nach und nach trudelten die anderen Mitbewohner ein, und alle freuten sich, dass Toni gekocht hatte. Charlotte, Malte und Lizzy waren jetzt im Praktischen Jahr. Aber während Charlotte ihr Staatsexamen schon in der Tasche hatte und am Ende des PJ nur noch die mündliche Prüfung machen musste, hatten Malte und Lizzy beide

Examina noch vor sich, und vor allem Malte fragte sich allmählich, wie das zu schaffen war. Im PJ kamen sie erst abends aus dem Krankenhaus nach Hause. Da blieb nicht viel Zeit zum Lernen. Malte überlegte daher ernsthaft, noch einmal zu verschieben.

Toni erzählte auch von ihrem Studium. Sie hatte vom zweiten Semester wegen ihrer hohen Fehlzeiten nicht viel anerkannt bekommen und musste nun viele der Seminare wiederholen. Wieder kannte sie niemanden der Mitstudierenden. Noch immer kam sie sich an der Uni ziemlich verloren vor und hatte eigentlich auch gar keine Lust mehr auf das Studium. Sie fand es jetzt längst nicht so interessant, wie sie es sich vorher ausgemalt hatte. Aber sie hatte auch noch keine Idee, was ihr mehr liegen könnte.

»Geh doch mal zur Studienberatung«, schlug Lizzy vor. »Es gibt, glaube ich, auch so Schnuppersemester, wo man sich in Veranstaltungen verschiedener Fachrichtungen einschreiben kann. Besser noch mal ein Semester lang prüfen und ausprobieren, was das Richtige ist, als am Ende eines Studiums festzustellen, dass man das Falsche studiert hat.«

»So wie ich«, grummelte Malte. »Ich weiß wirklich nicht, ob Medizin das Richtige ist. Wie soll ich diese Paukerei nur überleben?«

»Du wirst es schon überleben«, lachte Lizzy, »allerdings nur, wenn du bald mal mit dem Lernen beginnst und mit dem Klagen aufhörst. Hast du wenigstens schon einen Lernplan?«

Malte schüttelte sich, als sei ein Lernplan etwas extrem Giftiges.

Obwohl die beiden zusammen Examen machten, lernten sie nicht zusammen. Für Lizzy war Malte zu faul und zu chaotisch. Sie hatte schon vor Wochen mit ihrem strengen Lernplan begonnen, während Malte noch dabei war, einen Weg aus seinem Jammer- und Selbstmitleidmodus heraus zu finden. Aber so war er schon das ganze Studium gewesen. Am Ende hatte er mit wenig Aufwand und viel Jammern doch immer die besten Noten eingeheimst. Er hatte einfach ein ziemlich gutes Gedächtnis.

Es tat Toni so gut, einmal wieder mit fast Gleichaltrigen zusammen zu sein. Sosehr sie Ludger liebte, mit ihm war es nie so unbeschwert und albern wie jetzt gerade mit ihren Mitbewohnern.

Nach dem Essen spielten sie *Activity, Scrabble* und *TAC*, ein Spiel, das Malte vor Kurzem zum Geburtstag bekommen hatte. Eine Art *Mensch ärgere dich nicht*, bei dem man aber im Team spielte, was viel mehr Spaß machte. Es wurde ein richtig schöner, unbeschwerter Abend, und Toni wurde klar, wie unwohl sie sich in Ludgers Haus fühlte, selbst wenn er da war. Das musste an der schrecklichen Einrichtung liegen. Sie würde mit Ludger reden. Da musste etwas geändert werden, sie wurde sonst in dieser deprimierenden Umgebung noch krank.

Als sie später noch gemeinsam den Abwasch machten, sprach Charlotte Toni auf ihr Humpeln an. Toni räumte ein, dass sie seit einigen Tagen Probleme mit dem rechten Bein hatte.

»Was sagt denn dein Arzt dazu?«, wollte Charlotte wissen. »Macht er keine Kortison-Therapie? Er müsste dich in die Klinik einweisen, wenn er selbst keine Infusionen machen kann.«

Toni gestand, dass sie noch immer keinen Arzt hatte. »Ich habe wirklich alles versucht, aber entweder waren die mir total unsympathisch, oder sie haben mich in sieben Minuten abgefertigt. Ich hatte einfach kein Vertrauen zu denen. Und überhaupt. Die wollen alle nur Medikamente in mich hineinpumpen. Ich glaube aber, dass diese ganze Chemie mehr schadet als nützt. Ich bin jetzt bei einem sehr guten Heilpraktiker, der hat mich sehr gründlich untersucht und mir verschiedene Therapien auf Naturheilbasis angeboten. Anfangs war ich jeden Tag dort, das hat mir echt geholfen, und im Moment sind die Behandlungen auf drei Tage die Woche verteilt. Ich will ja zwischendurch auch noch etwas Geld verdienen.«

Charlotte, Lizzy und Malte hatten Tonis Vortrag sprachlos gelauscht. Als sie nun endete, redeten sie alle gleichzeitig: »Bist du total blöd in der Birne? Du gehst mit einer MS zu einem Heilpraktiker? Wie dämlich ist das denn? Wenn du so weitermachst, sitzt du in ein paar Jahren im Rollstuhl …«

»Na, die Ärzte haben mir bisher jedenfalls auch nicht geholfen. Denen ist doch nur ihr Verdienst wichtig«, ereiferte sich Toni, die sich von der Übermacht der angehenden Ärzte überstimmt fühlte.

Plötzlich redeten alle wütend auf sie ein. Irgendwann hielt Toni sich die Ohren zu. Sie wusste doch selbst am besten, was gut für sie war, und sie hatte schließlich am eigenen Leibe erfahren, wie gut die Behandlungen ihr taten! Also ließ sie die anderen reden und schwieg.

Als Lizzy und Malte sich in ihre Zimmer zurückgezogen hatten, machte Charlotte noch einmal einen Anlauf, Toni umzustimmen.

»Klar ist es dir besser gegangen, aber das lag nicht an den Behandlungen bei deinem Heilpraktiker, sondern am natürlichen Verlauf der MS. Der Schub bildet sich zurück, es geht dir besser. Aber etwas bleibt, und am Ende summieren sich die Folgeschäden. Außerdem weißt du nie, in welcher Region der nächste Schub zuschlägt. Wenn man Pech hat, ist man nach einem einzigen Schub querschnittsgelähmt, und nicht immer bildet sich die Symptomatik komplett zurück. Du spielst mit dem Feuer, Toni! Dein Immunsystem greift dein Nervengewebe an. Das ist eine Autoimmunerkrankung. Du brauchst starke Medikamente, um weitere Schübe zu verhindern, das können Bachblüten oder Globuli nicht leisten! Du kannst doch zusätzlich zu deinem Heilpraktiker gehen, wenn dir das guttut, aber du brauchst dringend ein wirksames Medikament und einen Arzt.«

Aber auch sie biss auf Granit. »Ich glaube einfach nicht daran, dass das besser ist, Charlotte. Ich fühle doch meinen Körper, und der sagt mir ganz genau, was gut für mich ist. Die Menschen haben zunehmend verlernt, auf die Zeichen ihres Körpers zu achten. Ich habe in den letzten Wochen viel darüber gelesen. Ludger kennt sich da auch sehr gut aus. Die wollen uns doch nur von ihren Medikamenten abhängig machen. Die werden immer reicher, und wir verrecken an den Folgen. Es gibt sogar Überlegungen, dass diese Medikamente die Krankheit erst verursachen und unterhalten – mit dem Ziel, einen Großteil der Menschheit auszurotten, damit die Superreichen und ihre Familien weiterleben können. Nein, Charlotte, da mache ich nicht mit.«

»Wen meinst du denn mit ›die‹?«, fragte Charlotte, die glaubte, ihren Ohren nicht trauen zu können.

»Na, die Pharmaindustrie und die Bonzen, die das alles finanzieren.«

»Du meinst, die Pharmaindustrie ist schuld an deiner MS?«

»Vielleicht ist sie nicht schuld, so genau weiß das ja niemand, das ist ja alles geheim. Aber es gibt im Internet viele Studien, die zeigen, dass die ganzen MS-Medikamente, die die Ärzte verschreiben, mehr Schaden anrichten als nützen.«

»Dann zeig mir doch mal diese Studien«, rief Charlotte erbost. Sie war fassungslos. »Ich habe jetzt sechs Jahre Medizin studiert und noch nie von einer Studie gehört, die zeigt, dass die zugelassenen MS-Medikamente mehr schaden als nützen. Das ist doch Schwachsinn. Du kannst doch nicht alles glauben, was im Internet zu lesen ist.«

Toni sah sie nur mitleidig an und erwiderte: »Umgekehrt wird ein Schuh draus. Ich glaube eben nicht mehr alles, was mir vorgekaut wird. Oder was glaubst du, wer die Universitäten finanziert?«

»Nun ja, ich dachte, immer noch die Bundesländer, aber okay, es ist dein Leben. Nur sag nachher nicht, ich hätte dich nicht gewarnt«, rief Charlotte und verzog sich gekränkt in ihr Zimmer.

KAPITEL 26

EINE TEURE ANGELEGENHEIT

Als Toni einige Tage später nach einer Behandlung am Praxisempfang ihre Jacke anzog, kam Terbrüggen auf sie zu: »Darf ich Sie noch auf ein kurzes Gespräch zu mir bitten?«

Toni hängte ihre Jacke wieder an die Garderobe und folgte ihm in sein Sprechzimmer. Sie ahnte schon, um was es ging.

»Ich will ganz offen mit Ihnen sein, Toni. Wir können nicht ewig so weitermachen. Die Kosten für Ihre Behandlung summieren sich, und ich fürchte, wir müssen die Therapien aussetzen oder zumindest, sagen wir mal, etwas strecken. Oder haben Sie inzwischen einen Weg gefunden? Ludger sprach von einer Erbschaft und von Grundstücken?«

Toni nickte. »Ja, ich erwarte eine Erbschaft, aber die ist noch nicht sicher, und es kann sich noch hinziehen. Wie hoch sind denn meine Schulden? Da muss sich inzwischen doch ein ordentlicher Berg aufgetürmt haben.«

»Nein, nein, so schlimm ist es auch nicht«, wehrte Terbrüggen gönnerhaft ab. Bisher hat Ludger alles bezahlt, aber ich mache mir auch etwas Sorgen um ihn. Er hat mir anvertraut, dass er sich Geld von einem Freund geliehen hat. Und verstehen Sie mich nicht falsch, ich würde Sie sehr gern weiter behandeln. Ich sehe ja, wie gut Ihnen unsere Therapien tun. Aber wir sollten da eine Übereinkunft finden …«

Toni nickte. Ihre Gedanken und Gefühle spielten Karussell. Ludger hatte ihre Rechnungen bezahlt! Aber warum bezahlte er einfach ihre Rechnungen, ohne mit ihr darüber zu sprechen? Sie hatte gedacht, dass Terbrüggen ihr die Anwendungen stundete. Sicher, er hatte sie schützen wollen. Das war lieb gemeint, aber es war auch übergriffig, sie war doch eine erwachsene Frau, die selbst entscheiden konnte! Dann dachte sie wieder, dass sie all die Monate Therapien in Anspruch genommen hatte, ohne zu fragen, wer für die Kosten aufkam. Sie war so naiv gewesen, Ludger zu glauben, dass Terbrüggen sie vorläufig umsonst behandelte. Nein, sie hatte sich eben nicht wie eine erwachsene Frau verhalten, hatte nicht gefragt, woher das Geld kam. Deshalb war er jetzt wieder wochenlang irgendwo in Deutschland jobben. Aber warum erzählte er einem fremden Menschen von ihren Grundstücken und ihrer Erbschaft? Das empfand sie als Vertrauensbruch. Sie selbst hatte außer mit ihm bislang mit niemandem darüber geredet.

Terbrüggens Stimme holte sie in die Gegenwart zurück. »Verstehen Sie mich nicht falsch, ich kann Ihnen die Kosten zunächst stunden, aber dann brauche ich etwas Absicherung. Wären Sie bereit, mir ein Schriftstück zu unterzeichnen …«

Toni wollte sich nicht so überrumpeln lassen und erwiderte, dass sie sich das in Ruhe überlegen müsse und wieder auf ihn zukäme. Dann verabschiedete sie sich rasch, und als sich die Fahrstuhltür hinter ihr schloss, hatte sie einen Moment lang das Gefühl, sie sei in einem Tunnel gefangen und falle ins Unendliche. Aber der Fahrstuhl schwebte nur sanft nach unten, hielt im Erdgeschoss, öffnete seine Türen und gab den Weg nach draußen frei.

Abends stritt sie sich zum ersten Mal ernsthaft mit Ludger. Sie sei in ihrem Leben so viel belogen worden, sie wolle nicht mit jemandem zusammen sein, der sie ebenfalls belüge. »Warum machst du das einfach, ohne mich einzuweihen?«

»Weil wir jetzt verheiratet sind und ich geschworen habe, für dich zu sorgen. Der Terbrüggen soll dich nicht mit so etwas belasten. Ich werde mit ihm sprechen, mach dir keine Sorgen. Ich habe ihm gesagt, dass wir bald bezahlen können, dass er sich nur noch etwas gedulden muss. Für Montag haben wir einen Termin beim Notar. Dann wird das Grundstück überschrieben, und spätestens vier Wochen später haben wir die Summe auf dem Konto. Dann bekommt Terbrüggen sein Geld. Außerdem solltest du endlich zu mir ziehen. Das machen Eheleute nämlich. Sie ziehen in eine gemeinsame Wohnung. Ich bin nicht mehr bereit, deine Zweitwohnung zu finanzieren.«

Toni hatte den Redeschwall hilflos über sich ergehen lassen. Nun aber führte sie doch an, dass sie das Haus gruselig finde und Angst habe, wenn er, wie so oft, auswärtige Jobs annehme und sie tagelang allein sei.

»Verdammt Toni, willst du mir das jetzt vorwerfen? Das mache ich doch nur für uns. Einer muss doch etwas Geld heranschaffen. Du hast schließlich kein Einkommen, oder sehe ich das jetzt falsch?« Die Stimme hatte so messerscharf geklungen, dass Toni zusammenzuckte und verstummte. Es stimmte ja. Nach dem Job im Hotel hatte sie noch keine neue Arbeit gefunden, sie hatte sich auch nicht in der Lage gefühlt, in der Gastronomie zu arbeiten. Die Schwäche des Arms war zwar wieder deutlich besser geworden, aber dennoch fiel ihr oft etwas aus der Hand, und auch das rechte Bein war noch nicht wieder so belastbar wie früher und fing dauernd unkontrolliert an zu zucken. Dazu diese ewige Müdigkeit. Am liebsten hätte sie den ganzen Tag im Bett verschlafen. Zu jeder Aktion musste sie sich mühsam aufraffen.

»Können wir nicht wenigstens hier etwas renovieren, vielleicht die Wände hell streichen und die Wohnzimmereinrichtung rausschmeißen?«

»Nein, Toni, Schluss jetzt mit dem Unsinn. Ich werde keinen Cent mehr in dieses Haus stecken und schon gar keine Arbeitsminute. Du wirst dich jetzt etwas zusammenreißen, und in ein paar Monaten kaufen wir uns etwas Schönes.«

KAPITEL 27

EIN NEUER SCHUB

Anfang Dezember kam der nächste Schub. Diesmal versagten Toni, als sie morgens aufstehen wollte, beide Beine den Dienst. Sie stürzte zu Boden und kam nicht mehr hoch. Ludger war wieder einmal unterwegs, und so dauerte es quälend lange, bis sie zu ihrem Telefon gerobbt war, das sie am Abend im Bad vergessen hatte, und den Notdienst rufen konnte. Die mussten die Tür von einem Schlüsselnotdienst öffnen lassen, was Toni wegen der mutmaßlichen Kosten erschauern ließ. Wie sollte sie das nur wieder Ludger erklären? Er hatte in den letzten Wochen zunehmend die Regie übernommen und mochte es nicht, wenn sie irgendeine Entscheidung traf, ohne sie mit ihm abzusprechen. Aber was hätte sie machen sollen? Er war jedenfalls wieder nicht ans Telefon gegangen.

Die Sanitäter brachten sie ins Krankenhaus, wo man ihr heftige Vorwürfe machte. Warum hatte sie noch keine medikamentöse Prophylaxe begonnen?

Nach einer einwöchigen Hochdosis-Kortisonbehandlung konnte sie zwar noch nicht richtig laufen, aber es ging wieder bergauf und man vermittelte sie in eine medizinische Reha, in der sie sich ganz gut aufgehoben fühlte, auch wenn sie wegen Corona keinen Besuch empfangen durfte. Vor allem war sie nicht mehr so schrecklich müde wie zu Hause. Das sah sie als Zeichen der Besserung.

Mit Ludger skypte sie jeden Tag. Er war anfangs etwas ungehalten gewesen, weil sie den Rettungsdienst gerufen hatte und nicht ihn.

»Du hättest doch gar nicht so schnell kommen können, du

warst schließlich in Stuttgart«, empörte sie sich. »Außerdem habe ich versucht, dich anzurufen, du bist nicht drangegangen.«

Das ließ er gelten, meinte aber, dass er dem ganzen Medizinerpack einfach nicht traue und sie lieber sofort zu Terbrüggen gebracht hätte. Aber nun sei es so. Sie solle nur rasch sehen, dass sie wieder nach Hause komme. Er habe schon mit Terbrüggen gesprochen, der wolle die Therapie nun noch einmal intensivieren.

Toni widersprach nicht. Aber zum ersten Mal kamen ihr Zweifel. In den letzten Tagen im Krankenhaus und in der Reha hatte sie sich richtig gut erholt. Sie fühlte sich viel belastbarer, gesünder, nicht mehr so müde. Vor allem das lange Abschlussgespräch mit einem Arzt hatte sie ins Grübeln gebracht. Dr. Weinrich war ihr sympathisch gewesen. Auch er hatte mit vorsichtigen Worten versucht, ihr klarzumachen, dass sie gerade Selbstmord auf Raten betrieb. Es gebe heute so gute MS-Therapien, er könne nicht verstehen, warum sie immer noch ohne Prophylaxe sei.

»Weil ich vor den Medikamenten Angst habe. Das ist doch alles Gift für den Körper. Die Einzigen, die davon profitieren, sind die Pharmahersteller. Ich möchte einfach keine Chemie in meinen Körper pumpen. Haben Sie mal gelesen, was da alles an Nebenwirkungen auftreten kann? Gibt es denn nichts Natürliches, irgendwas Pflanzliches? Ich möchte eigentlich eher meine natürlichen Abwehrkräfte gegen Krankheiten stärken, als mit Gift gegen Symptome vorzugehen.«

»Toni, Sie sind doch eine intelligente Frau. Diese Medikamente sind in jahrelanger aufwendiger Forschung entwickelt worden. Natürlich können die Nebenwirkungen haben, aber erstens hat nicht jeder Patient diese Nebenwirkungen, und zweitens stehen die Nebenwirkungen in keinem Verhältnis zum Nutzen, den die Medikamente haben. Damit können neue Schübe verhindert werden, Schübe, die Ihnen immer mehr von Ihren körperlichen Ressourcen rauben. Sie haben jetzt schon eine Querschnittslähmung. Schön, die hat sich zum Glück ganz gut zurückgebildet, Sie können wieder etwas gehen. Aber ganz weg ist sie nicht, und wir wissen heute noch nicht, ob sie sich noch vollständig zurückbilden kann. Einen weiteren Schub mit einer Läsion an kritischer Stelle können Sie sich nicht mehr leisten. Sie müssen die Erkrankungsaktivität jetzt eindämmen, sonst sind Sie am Ende sogar bettlägerig. Das müssen Sie mir glauben, Toni, es ist drei Sekunden vor zwölf.«

Dasselbe hatte Charlotte ihr schon mehrmals gesagt, aber Toni hatte das nicht so ernst genommen. Charlotte war gerade erst mit dem Studium fertig. Diesmal brachte die Ermahnung Toni ernsthaft ins Grübeln. Sie hatte große Angst vor der weiteren Entwicklung.

Die Sache mit dem WG-Zimmer war jetzt allerdings entschieden. Ludger hatte das Zimmer geräumt, während sie noch in der Reha war. Man hatte ihr zur Entlassung einen Rollstuhl bestellt, den sie zwar nur für weitere Strecken nutzen würde, aber fünfter Stock ohne Aufzug? Das ging jetzt wirklich nicht mehr. Das sah auch Toni ein.

Zu Hause wartete eine Überraschung auf sie. Ludger hatte das komplette Wohnzimmer ausgeräumt, es weiß gestrichen und ihr Bett und ihren Schreibtisch aus der WG und ein neues Sofa von Ikea hineingestellt.

»Damit du dich wohler fühlst und nicht nach oben ins Schlafzimmer musst.«

»Aber ich will doch bei dir schlafen, und das Badezimmer ist doch auch oben«, protestierte sie zaghaft, aber sie freute sich sehr darüber, dass er das alles für sie getan hatte. Der Raum sah viel freundlicher aus, und Toni, die sich schon vor dem Winter in dem Gruselhaus gefürchtet hatte, atmete erleichtert auf. Wenn sie jetzt noch Bilder aufhängte und sich ein paar Pflanzen besorgte, war es hier auszuhalten, bis sie dann umzogen.

KAPITEL 28

ALLES REIN PFLANZLICH

Kurz vor Weihnachten rief der Anwalt an und überraschte sie mit einem Weihnachtsgeschenk: Die Erbschaftsklage war beigelegt. Auf Anraten des Anwalts hatten sie sich letztlich auf eine außergerichtliche Einigung verständigt: Toni hatte alle Ansprüche auf das Familienunternehmen aufgegeben und war dafür mit einem mehrstelligen Millionenbetrag entschädigt worden. Endlich keine Geldsorgen mehr! Ludger sagte, er habe schon begonnen, sich nach einem Haus für sie umzusehen, und sprach dauernd davon, wie man das Geld anlegen sollte. Toni war das alles zu viel, es ging ihr alles zu schnell. Aber so war Ludger eben, er musste immer etwas organisieren. Sie selbst war erst einmal froh und glücklich, wieder zu Hause zu sein, und dankbar für seine Fürsorge und dass er sich um alles kümmerte. Aber sie war auch erleichtert, dass nicht mehr er es war, der allein für ihren Lebensunterhalt aufkam.

Als sie Ludger von dem Gespräch mit dem Arzt erzählte und wie es sie aufgerüttelt hatte, sodass sie sich nun fragte, ob sie die Behandlungen bei Terbrüggen nicht aufgeben sollte, zumal die doch so teuer waren, regte er sich allerdings fürchterlich auf.

»Also, zum einen hast du jetzt ja genug Geld, und zum anderen hat der Typ doch keine blasse Ahnung! Glaub mir, ich sehe in den Röntgenabteilungen so viele Menschen mit MS, denen es dreckig geht, und zwar erst nachdem sie diese Medikamente bekommen haben. Seit ich dich kenne, habe ich mich intensiv damit beschäftigt, und ich lerne täglich dazu. Schau dir zum Beispiel hier das Video einmal an.« Er zog sein Smartphone aus der Tasche, suchte ein Youtube-Video heraus und reichte ihr das Handy.

Auf dem Bildschirm erschien Bill Gates, der irgendwo einen öffentlichen Vortrag hielt und über das Problem der Überbevölkerung sprach. Dann gab es einen Schnitt, und eine andere Person behauptete, mittlerweile sei die gesamte Pharmaindustrie von Bill Gates und George Soros aufgekauft worden. Die gäben zwar vor, dass es ihr Ziel sei, die Welt zu retten, aber in Wirklichkeit hätten sie errechnet, dass man wegen der Klimakatastrophe nur eine kleine Elite retten könne. Der Großteil der Weltbevölkerung müsse sterben. Und damit die Welt von der Masse der Menschen nicht vorher schon ganz zugrunde gerichtet würde, wolle man kräftig nachhelfen. Erst hätten sie es mit Corona versucht. Es sei ja bekannt, dass das Coronavirus in einem ihrer Labore entwickelt worden sei. Da das aber noch nicht ausreiche, würden sie nun versuchen, ihr Ziel über Medikamente zu erreichen.

Toni sah Ludger zweifelnd an. »Kann man das wirklich glauben? Woher wollen die das so genau wissen? Und wieso erfährt man so etwas nicht aus den Medien?«

»Weil die Medien alle gekauft sind. Und ja, ich denke, die haben das ziemlich genau recherchiert. Aber ich wollte dir noch ein anderes, wichtigeres Video zeigen.«

Wieder klickte er auf seinem Handy herum, bis ein Video erschien. Es legte dar, wie man MS mit Ernährung und natürlichen, pflanzlichen Mitteln sicher bekämpfen könne.

Offenbar hatte er sich, während sie in der Reha gewesen war, eingehend mit dem Thema befasst und einen genauen Ernährungsplan für sie aufgestellt. Er ging an den Sekretär, holte einen dicken Papierstapel hervor und reichte ihr einige Blätter: medizinische Studien, und Ludger hatte viele Absätze markiert. Er musste tagelang gelesen haben.

Toni war beeindruckt. »Wahnsinn, hast du die tatsächlich alle gelesen? Für mich? Das hätte ich mir selbst nie zugetraut.« Bewundernd schaute sie ihn an.

»Ich hab's gern getan. Für dich. Für uns!«

Dann ging er in die Küche und holte ihr eine Medikamentenbox, in der für eine ganze Woche für je vier Zeiten am Tag neue Medikamente eingeordnet waren. »Keine aus dem Chemiewerk von Steve Jobs, alles rein pflanzlich!«

KAPITEL 29

UNTER SCHWURBLERN

An einem regnerischen Dezembertag klingelte in der WG das Festnetztelefon. Der nervige laute Klingelton konnte Tote erwecken. Wer konnte das sein? Normalerweise rief niemand auf diesem Telefon an. Alle hatten ihr Smartphone, aber da im Preis für den Internet-Anschluss der Festnetzanschluss inbegriffen war und Malte einen Telefonapparat aus seiner alten WG mitgebracht hatte, war das Ding angeschlossen, sie nutzten es nur fast nie.

Als sich nach dem zehnten Klingelton immer noch keiner erbarmte, stand Charlotte auf und schleppte sich in den Flur.

»Charlotte Kammowski?« Ihre Stimme hörte sich wie ein Reibeisen an. Sie war etwas erkältet und hatte den bisherigen Tag lesend im Bett verbracht.

Zu ihrer Überraschung meldete sich Tonis Mutter. Sie wollte ihre Tochter sprechen.

»Frau Pichlmeier, Toni wohnt gar nicht mehr bei uns«, antwortete Charlotte überrascht. »Sie ist vor ein paar Wochen ausgezogen. Haben Sie denn nicht ihre Handynummer?«

»Da erreiche ich sie nicht. Können Sie mir vielleicht ihre neue Adresse sagen?«

Einen Moment lang zögerte Charlotte. Wenn Tonis Mutter nicht wusste, dass sie ausgezogen war und Toni nicht ans Handy ging, wenn die Mutter anrief, dann konnte das nur heißen, dass Toni von ihrer Mutter nicht erreicht werden wollte. Die klang am Telefon aber so bestürzt, dass Charlotte Mitleid hatte.

»Toni wohnt jetzt mit ihrem Mann im Leonhardyweg in Tempelhof.«

Die beklemmende Stille am anderen Ende der Leitung sprach Bände.

»Sie wissen schon, dass sie am neunten November geheiratet hat, oder?«, stotterte Charlotte.

Am anderen Ende der Leitung blieb es still. Charlotte meinte die Mutter schlucken zu hören.

»In Las Vegas, ganz überraschend und ohne Gäste. Wir waren auch nicht eingeladen«, beeilte sie sich zu sagen, als könnte das erklären, wieso Toni ohne ihre Familie geheiratet hatte. Frau Pichlmeier tat ihr unendlich leid.

Die musste das spüren, denn auf einmal erzählte sie Charlotte, die sie bisher nur von kurzen Telefonaten kannte, unerwartet offen von ihren Nöten.

»Das Kind hat sich so verändert. Wir kommen gar nicht mehr an sie heran. Sie war doch Mitte November bei uns, mit ihrem Freund, wie wir dachten. Da war sie dann ja schon verheiratet, das hätte sie uns doch wenigstens sagen können!« Sie verstummte erneut, doch nach einer Weile fuhr sie fort: »Wissen Sie, Charlotte, Toni hat von ihren Großeltern einen Teil der Ländereien geschenkt bekommen. Als Vorgriff auf das Erbe. Weil sie dachten, dass Toni mal den Betrieb übernimmt. Sie wollten Erbschaftssteuer vermeiden. Toni hat nun einfach ein Stück von dem Land verkauft. Land das wir bewirtschaften. Stellen Sie sich das vor! Mein Mann und seine Eltern sind außer sich. Das gab es in der Familie noch nie. Land verkauft man doch nicht, Land vererbt man, heißt es bei uns.«

»Oh, das wusste ich nicht«, stammelte Charlotte, die keine Ahnung hatte, was sie darauf erwidern sollte. »Ich werde ihr sagen, dass Sie sich bei mir gemeldet haben«, versprach sie schließlich, wusste aber, dass das ein leeres Versprechen war. Seit Ludger das WG-Zimmer ausgeräumt hatte, war von Toni nichts mehr zu hören gewesen. Einige Male hatte Charlotte versucht, sie telefonisch zu erreichen, war aber immer in der Mailbox gelandet, und Toni hatte nie zurückgerufen.

Charlotte lag in den letzten Zügen ihres Studiums. Sie hatte nicht mehr viel Zeit für andere Dinge gehabt. Jedenfalls hatte sie in den vergangenen Wochen nicht mehr viel an Toni gedacht. Sie hatten schließlich alle ihre eigenen Sorgen, und die gehässige Art, wie Toni bei dem letzten Streit über »die blöden Mediziner« gesprochen hatte, die Art, wie sie aus der WG ausgezogen war, ohne sich auch nur zu verabschieden, hatte alle gekränkt. Eigentlich hätte sie auch ihr Zimmer noch streichen müssen, immerhin hatte sie es beim Einzug frisch gemalert übernommen, aber Ludger hatte, als er ihre Sachen abholte, erklärt, sie hätte ja nicht so lange drin gewohnt, da müsse man nicht malern. Das hatte Malte und Lizzy fuchsteufelswild gemacht. Toni habe mehr als ein Jahr bei ihnen gewohnt, selbstverständlich müsse sie da malern, und Geldsorgen hätten sie schließlich alle, die seien als Argument absolut untauglich, zumal ja niemand etwas gesagt hätte, wenn sie oder Ludger selbst gestrichen hätte … Charlotte hatte immer noch versucht, Toni zu verteidigen, aber Malte und Lizzy wollten nichts mehr mit ihr zu tun haben.

»Irgendwie tun sie mir beide leid!«, sagte Charlotte, als sie abends ihrem Freund Paul von dem Gespräch mit Tonis Mutter berichtete. »Natürlich war es nicht recht, sie so lange darüber im Unklaren zu lassen, dass sie adoptiert ist. Aber die Eltern jetzt zu ruinieren und ihr Land zu verkaufen, das finde ich auch nicht in Ordnung.«

»Du machst dir mal wieder viel zu viele Gedanken um die Sorgen anderer Leute«, erwiderte Paul und lachte. »Das müssen die schon untereinander klären.«

»Ja, aber Toni ist komisch geworden. Am Anfang war sie nicht so.«

»Sie ist eben unter die Schwurbler gegangen. Soll vorkommen. Da machste nix dran. Und nun komm endlich ins Bett.«

KAPITEL 30

EINE MUTTER MACHT SICH SORGEN

Maria war nach dem Telefonat mit Charlotte völlig aufgelöst gewesen, hatte sich den Hund geschnappt und war mit ihm spazieren gegangen. Was der kaum kannte, da er üblicherweise auf dem Hof herumstromerte und nicht ausgeführt wurde. Aber Maria musste sich beruhigen. Mit ihrem Mann und ihren Schwiegereltern konnte sie nicht darüber sprechen, sie fürchtete, dass die der Schlag treffen würde. In ihren Augen hatte Toni egoistisch gehandelt. Man verließ nicht einfach die Familie und machte sein eigenes Ding. Der Verkauf des Grundstücks aber hatte dem Fass den Boden ausgeschlagen. Das Flurstück war zwar für den Betrieb nicht so bedeutsam, diesen Verlust konnte man verkraften, aber der Punkt war, dass Toni ja noch weitere Grundstücke geschenkt bekommen hatte. Wenn sie die auch noch verkaufte, dann konnten sie mit ihrem Betrieb einpacken.

Maria beschloss, am kommenden Wochenende nach Berlin zu fahren, um mit Toni zu sprechen. Ihrem Mann sagte sie, dass sie zu ihrer Schwester nach München wolle. Das passte gut, die hatte zufällig Geburtstag, und Franz war froh, dass er nicht mitmusste. Er verreiste nicht gern. Die Schwester wurde in die ganze Sache eingeweiht, sodass sie sich Franz gegenüber nicht verplapperte.

Gleich morgens um fünf machte sich Maria auf den Weg. Sie war eine so lange Autostrecke nicht gewohnt, meist fuhr ja der Franz, wenn sie mal unterwegs waren, aber es klappte ganz gut. Um Nürnberg und vor Berlin wurde der Verkehr zwar ziemlich dicht, aber nach knapp sieben Stunden stand Maria vor dem Haus im Leonhardyweg, wo Toni jetzt wohnen sollte. Am Türschild entdeckte sie nur den Namen Pichlmeier. Hatte Ludger den Namen seiner Frau angenommen?

Maria klingelte. Lange tat sich nichts. Nach einer gefühlten Viertelstunde und mehrfachem Klingeln ging endlich die Tür einen Spalt auf. Heraus schaute Ludger.

»Ja bitte?« Dann erkannte er Maria. »Ach, Sie sind es. Tut mir leid, Toni ist nicht da.«

Maria starrte ihn sprachlos an. Schließlich sagte sie: »Kann ich reinkommen?«

Ludger zögerte: »Das geht nicht, Frau Pichlmeier. Antonia möchte Sie nicht sehen. Bitte gehen Sie.«

»Kann sie mir das vielleicht selbst sagen?«

»Ich sagte doch. Sie ist nicht da. Und nun gehen Sie bitte, Sie sind hier nicht erwünscht.« Damit schlug er ihr die Tür vor der Nase zu.

Zurück blieb eine sprachlose Maria, der vor Wut und Enttäuschung die Tränen kamen. So konnte man sie doch nicht behandeln! Sie betätigte noch mehrmals hintereinander energisch den Klingelknopf, hörte aber, dass Ludger den Ton irgendwann abgeschaltet haben musste. Jedenfalls war der Gong nicht mehr zu vernehmen, und die Tür ging auch kein zweites Mal auf.

Noch lange blieb Maria im Auto vor der Tür sitzen. Sie hoffte, dass Toni irgendwann nach Hause kam und sie sie vor der Tür abfangen konnte. Das geschah aber nicht. Irgendwann nahm sie den Brief aus ihrer Tasche, den sie schon vor langer Zeit geschrieben, aber nie abgeschickt hatte, ging hinüber zum Haus und warf ihn in Antonias Briefkasten.

Sie war schon wieder fast auf der Autobahn Richtung Heimat, als sie es sich anders überlegte. Sie fuhr rechts ran, griff zum Handy und wählte eine Nummer. Eine Dreiviertelstunde später öffnete Charlotte ihr die Tür und führte sie ins Gästezimmer, Tonis ehemaliges Zimmer. Sie hatte Maria angeboten, die Nacht bei ihnen zu verbringen, damit sie die Heimreise am nächsten Morgen ausgeruht und weniger aufgewühlt antreten konnte.

Natürlich hatte Maria noch tausend Fragen. Nach diesem Ludger und warum Toni sich so verändert hatte. Viel konnte Charlotte ihr aber nicht weiterhelfen.

Die Freunde aus der WG hatten Toni schon ewig nicht mehr gesehen. Charlotte hatte sie einmal in dem Haus in Tempelhof besucht. Es sei das Elternhaus von Ludger, sie wollten sich aber bald etwas anderes suchen.

Es stellte sich heraus, dass Tonis Eltern auch über deren Erkrankung nicht informiert waren. Offenbar hatte Toni den Kontakt komplett abgebrochen.

»Toni hat gesagt, dass Ludger sich rührend um sie kümmert. Aber ehrlich gesagt mache ich mir auch Sorgen. Soweit ich weiß, lässt sie sich nicht richtig behandeln, geht nur zu einem Heilpraktiker«, berichtete Charlotte.

»Oje, das hat sie sich von meiner Schwiegermutter abgeguckt. Die behandelt auch immer alles mit Pulsatilla und Arnica. Sogar der Hund bekommt Globuli.«

»Das mag bei einer Erkältung ja angehen, aber doch nicht bei MS!«

»Sie haben sicher recht, Charlotte, aber was können wir tun? Sie geht nicht an ihr Handy, ich habe sogar schon versucht, von einer anderen Nummer anzurufen, damit sie nicht merkt, dass ich es bin. Aber vergebens. Ich habe ihr einen Brief geschrieben. Vielleicht meldet sie sich ja, wenn sie ihn gelesen hat. Wissen Sie, Charlotte, es tut uns aufrichtig leid, dass wir ihr verschwiegen haben, dass sie adoptiert wurde. Aber das war doch keine böse Absicht. Wir dachten, es ist besser so. Sie sollte sich nicht als Adoptivkind fühlen, sondern als unser Kind. Und genau das ist sie doch immer gewesen. Wie kann sie jetzt nur so hartherzig sein?«

Darauf wusste Charlotte auch keine Antwort. »Vielleicht braucht sie noch etwas Zeit«, sagte sie schließlich.

»Wenn es dann mal nicht zu spät ist. Wenn sie unser leibliches Kind wäre, würde ich sagen, sie hat ihre Sturheit von ihrem Vater.

Ich glaube nicht, dass der Franz noch einmal einen Schritt auf sie zumacht. Der ist so gekränkt. Sie war doch immer sein kleines Mädchen. Wissen Sie, bei uns auf dem Land ist vieles anders als in der Stadt, wir halten noch mehr auf Tradition. Aber auch bei uns hat sich viel verändert. Ein Teil von dem Land, das an unser nahes Städtchen grenzt, ist jetzt zum Siedlungsgebiet erklärt worden, einen anderen Teil haben sie zum Bau von Windkraftanlagen freigegeben. Der Grundbesitz ist dadurch im Wert gestiegen. Toni hat Land verkauft, und sie kann noch mehr verkaufen. Land, das seit Generationen in der Familie war, das wir eigentlich auch brauchen, um den Hof weiterzuführen. Tonis Vater und die Großeltern sind außer sich. Der Vater hat schon davon gesprochen, sie zu enterben, aber die überschriebenen Grundstücke gehören ihr jetzt nun mal. Das kann der Großvater nicht rückgängig machen. Und dann hat sie das Land auch noch an eine Firma verkauft, die Windräder aufstellt. Das hat das halbe Dorf gegen uns aufgebracht. Die sind doch fast alle gegen die Windräder, allen voran Tonis Vater. Wenn Toni da nicht einlenkt, sondern weiteres Land verkauft, gibt es keinen Weg zurück.«

»Die war nur an den Ländereien interessiert, überhaupt nicht an Toni. Kein Wunder, dass die nichts mehr mit ihnen zu tun haben will«, sagte Charlotte später zu ihrem Freund. »Meine Sorgen wegen der MS-Erkrankung hat sie gar nicht zur Kenntnis genommen.«

»Damit kennt sie sich auch sicher nicht so aus. Sie ist Bäuerin. Und was würdest du denn sagen, wenn dir deine Tochter plötzlich die Existenz rauben will?«, gab Paul zu bedenken.

»Ja, Pech gehabt, wenn man Erbschaftssteuer sparen will, kann so etwas passieren. Ich finde es sowieso ungerecht, dass man etwas erbt. Vermögen, für das man selbst keinen Finger krumm gemacht hat.«

»Oh, das ist ein schwieriges Thema«, meinte Paul. »Wollen wir vielleicht lieber ins Kino gehen?«

KAPITEL 31

EIN SCHWERER GANG

Mühsam schleppte sich Theodor die Treppe hinauf. Wie konnte man freiwillig in eine Wohnung im fünften Stock ziehen, wenn es da keinen Aufzug gab? Zu der Schwäche seiner Beinmuskulatur war in den vergangenen Wochen auch Kurzatmigkeit gekommen. Die Ärztin hatte gesagt, die Krankheit greife auch die Atemmuskeln an und er müsse sich überlegen, sich zumindest in der Nacht an ein Atemgerät anschließen zu lassen. Aber das wollte er nicht.

Er hatte das Gefühl, dass die Anzahl der Dinge, von denen er sich endgültig verabschieden musste, täglich wuchs. Diese fünf Stockwerke würde er nie wieder erklimmen, so viel stand fest. Wenn er heute überhaupt noch oben ankam. Er biss die Zähne zusammen und schleppte sich Stufe um Stufe hoch. Nicht um sich selbst etwas zu beweisen. Er wollte es für Melanie tun. Er hatte es Frank versprochen.

Melanie war überrascht gewesen, als ihr Vater seinen Besuch ankündigte. Sie hatten mal telefoniert, oder er hatte in ein Restaurant eingeladen. Sie konnte sich nicht erinnern, dass er sie jemals in einer ihrer bisherigen Wohnungen besucht hatte. Allerdings musste sie einräumen, dass sie ihn auch nie eingeladen hatte. Ob er auf eine Einladung gewartet hatte?

Sie hörte ihn im Hausflur schnaufen. Onkel Frank hatte ihr schon gesagt, dass er ziemlich abgebaut hatte. Sie erwog, ihm entgegenzugehen, ließ es aber lieber bleiben. Er würde nicht wollen, dass man ihm half.

Ihr Vater war immer ein großer Mann gewesen, »stattlich«,

wie man so sagte. Ein auf seine Art schöner Mann. Als er nun in ihrer Wohnungstür stand, erschrak sie. Er sah aus wie ein Gerippe, er musste mindestens fünfzehn Kilo abgenommen haben. Sein Gesicht war faltig und eingefallen, die Kleider schlackerten ihm um den Leib. Melanie versuchte, sich ihren Schrecken nicht anmerken zu lassen. Sie hatte ihren Vater seit Monaten nicht mehr gesehen. Sie hatte zwar immer einmal den Impuls verspürt, sich bei ihm zu melden, hatte sich aber nicht überwinden können.

Da stand er nun vor ihr, der selbstbewusste Vater, der immer von einer Aura der Unnahbarkeit, Stärke und Arroganz umgeben gewesen war. Er hatte sie immer eingeschüchtert. Als er sie jetzt zur Begrüßung umarmte, machte er einen zerbrechlichen, einen fast sanften Eindruck.

Erschöpft ließ Theodor sich auf die durchgesessene Couch fallen, und Melanie setzte sich neben ihn.

»Willst du einen Kaffee?«

»Später. Lass mich erst mal wieder zu Kräften kommen.«

Er schaute sich schweigend in Melanies Einzimmerwohnung mit Kochnische um. Offensichtlich schockierte ihn, was er sah; wahrscheinlich hatte er sich nie darüber Gedanken gemacht, wo und wie sie lebte.

»Wohnst du schon lange hier?«, fragte er.

»Nein, erst zwei Monate.« Sie folgte seinem kritischen Blick und ärgerte sich, dass sie dem Impuls nachgab, sich zu rechtfertigen. »Ich habe mich von Stefan getrennt. War noch nicht genügend Zeit, es mir hier gemütlich zu machen.«

»Und, kommst du zurecht?«

Sie überlegte. »Mal ja, mal nein, aber wenn ›ja‹, bin ich davon überzeugt, dass es mir besser geht als je zuvor.«

Theo nickte. Dann schaute er sich noch einmal um.

»Hast du denn gar kein Einkommen?«

»Doch, ich habe ein Einkommen, aber es ist nicht hoch, und im nächsten Frühjahr fange ich eine Ausbildung an. Ich werde Elektrikerin«, sagte sie und er hörte Stolz in ihrer Stimme. »Ich arbeite in dem Betrieb zurzeit im Büro, und die suchen einen Lehrling. Ich finde das richtig interessant, und ich glaube, mir liegt es, etwas Handwerkliches zu machen.«

Theo starrte sie ungläubig an. »Elektrikerin? Eine Lehre, mit vierzig?«

»Papa, ich bin fünfunddreißig und nicht vierzig.«

»Tja, da willst du also in die Fußstapfen deines Großvaters treten? Der würde staunen, dass das jetzt auch Mädchen machen.« Er lachte. »Aber sicher wäre er auch stolz. Ich war in der Hinsicht ja eine Riesenenttäuschung für ihn.«

Er legte den Arm um sie, und als sie sich an ihn lehnte, ging eine kurze Welle der Geborgenheit durch ihren Körper und machte sie ratlos.

»Ich mach dann mal Kaffee«, sagte sie und sprang auf.

Sie saßen in der Küchennische an einem winzigen Tisch mit zwei Stühlen, tranken Filterkaffee und aßen Melanies selbst gebackenen Kuchen. Theodor verzog kurz das Gesicht, ließ sich aber bereitwillig zwei große Stücke auftischen, bevor er lachend abwinkte und erklärte, er müsse auf seine Figur achten.

Auf einmal zuckte Melanie zusammen. »Du magst gar keinen Kuchen, stimmt's? Ich hatte das total vergessen.«

»Ich liebe deinen Kuchen und ich habe schon lange keinen Filterkaffee mehr getrunken, schmeckt mal wieder richtig gut nach all den Cappuccini und Espressi«, sagte er.

Später saßen sie wieder auf der Couch und schauten sich ein Fotoalbum an. Melanie hatte es lange nicht zur Hand genommen und war überrascht. Es hatte offenbar Zeiten gegeben, da waren sie eine ganz normale glückliche Familie gewesen.

»Ich wusste gar nicht, dass es so etwas gab«, sagte Theodor, als sie das Album zuklappten.

Melanie lächelte. »Gab es auch nicht, ich habe es mir selbst zusammengestellt, weil ich bei meinen Freundinnen auch mal ein Buch mit Kinderbildern vorzeigen wollte.«

Ihr Vater schwieg betreten. Vielleicht hatten die Fotos ihm in Erinnerung gerufen, dass er zu diesem kleinen Mädchen einmal ein inniges Gefühl gehabt hatte?

Schließlich lobte er noch einmal ihren Kuchen und sagte, er freue sich, dass sie eine so gemütliche kleine Wohnung und die Aussicht auf eine Berufsausbildung habe.

Melanie suchte nach der Spur Sarkasmus in seinem Ton. Sie war sich nicht sicher, aber diesmal schien er es aufrichtig zu meinen.

Irgendwann sprachen sie auch über seine Krankheit. Dass er gerade dabei sei, sich von vielen Dingen zu verabschieden.

Er umschloss ihre Wohnung mit einer Geste und sagte: »Ich glaube auch nicht, dass ich es ein zweites Mal schaffen würde, den Turm von Rapunzel zu erklimmen, selbst wenn sie ihr Haar herabließe.«

Melanie lachte, aber sie hatte Tränen in den Augen. »Wenn du möchtest, kann ich dich gern auch mal besuchen.«

Jetzt schien er nach dem Haken zu suchen. Er zögerte.

»Ich habe alles, was ich brauche … Ich meine, ich komme zurecht, aber natürlich würde ich mich freuen, wenn du mal vorbeikämst. Und vielleicht die Reste vom Kuchen mitbrächtest.« Er grinste, wurde aber schnell wieder ernst. »Ich habe doch eine Bitte, Melanie. Die Idee ist mir gekommen, als wir uns eben die alten Fotos angeschaut haben. Ich würde gern noch mal nach Spiekeroog fahren. Würdest du mich begleiten? So wie früher? Nur ein paar Tage, vielleicht ein verlängertes Wochenende?«

Nun zögerte Melanie. Sie wusste, dass sie früher mehrere Male mit der Familie dort Urlaub gemacht hatten. Eines der Fotos, die sie eingeklebt hatte, zeigte sie mit ihrem Bruder und ihrem Vater vor einer Sandburg. Aber erinnern konnte sie sich daran kaum.

»Das war damals eine schöne Zeit«, sagte er, um ihr Schweigen zu überbrücken. Und dann fügte er hinzu: »Melanie, ich weiß, dass ich dir nicht der Vater war, den du dir gewünscht hättest, den du gebraucht hättest. Und ich weiß auch, dass ich das nicht wiedergutmachen kann. Alles, was ich mir jetzt noch wünsche, ist, dass wir noch ein wenig Zeit miteinander verbringen. Ich fange an, mich an Kuchen zu gewöhnen.«

»Also gut«, sagte sie lachend, »aber nur für ein verlängertes Wochenende. Urlaub kann ich mir noch nicht leisten. Und du weißt schon, dass auch auf Spiekeroog gerade Winter ist?«

KAPITEL 32

BLEIERNE MÜDIGKEIT

Toni lag auf der Couch und versuchte wach zu bleiben, um dem Fernsehfilm zu folgen, den sie sich angestellt hatte. Das Wachsein gelang ihr in letzter Zeit immer schlechter. Sobald sie irgendwo saß oder lag, schlief sie ein. An Unternehmungen, selbst so einfache Sachen wie Kino oder Konzert, war nicht zu denken. Es ging ihr viel zu schlecht. Eine bleierne Müdigkeit hatte von ihr Besitz ergriffen. Sie hatte zu nichts Lust, musste sich auch zu alltäglichen Verrichtungen wie Zähneputzen und Duschen regelrecht zwingen. Es war zwar keine neue Lähmung mehr hinzugekommen, aber vom letzten Schub hatte sie tatsächlich eine Schwäche beider Beine zurückbehalten. Ludger hatte für sie recherchiert: Offenbar handelte es sich um ein Chronic Fatigue Syndrome, das bei MS nicht selten auftrat. Niemand wusste bisher, was man dagegen tun konnte. Es hieß immer nur: »Nicht überanstrengen!«, aber das, was Toni den Tag über zuwege brachte, war so lächerlich, dass man nicht von Überlastung sprechen konnte. Trotzdem sagte Ludger immer wieder, sie müsse sich mehr schonen. Wenn ihr nach Schlafen zumute sei, solle sie eben schlafen. »Schlaf dich gesund«, sagte er immer. Aber Toni hatte nicht den Eindruck, dass ihr der Schlaf guttat. Im Gegenteil, sie befürchtete, dass sie immer weiter von der Bühne des Lebens abtrat und in einer Sphäre zwischen Leben und Tod vegetierte. Nicht tot und nicht lebendig.

Sie wohnten noch in dem furchtbaren Haus, das Toni immer noch gruselig fand, auch wenn Ludger sich Mühe gegeben hatte, es etwas netter zu gestalten. Er hatte leider kein Händchen für Einrichtung, und sie selbst war viel zu schwach, um Ideen zu entwickeln, geschweige denn umzusetzen.

Ludger hatte, nachdem die Sache mit Tonis Erbschaft geklärt war, seine Arbeit weitgehend aufgegeben und kümmerte sich liebevoll um sie, las ihr jeden Wunsch von den Augen ab. Das tat ihr so unendlich gut! Sie war zwar noch oft allein zu Hause, aber nur noch sehr selten über Nacht. Seither hatte sie auch keine Panikattacken mehr. Manchmal fragte sie sich allerdings, warum er überhaupt noch Jobs außerhalb von Berlin annahm. Sie hatte das einmal angesprochen, als sie sich darüber geärgert hatte, dass er zwei Tage wegblieb und nicht einmal an sein Telefon ging. Aber da war er gleich ungehalten geworden: Erstens sei er einige langfristige Verpflichtungen eingegangen, und zweitens wolle er seinen Beruf nicht ganz aufgeben. Zumindest jetzt noch nicht. Jetzt müsse sie erst einmal wieder gesund werden und dann könnten sie ja gemeinsame Pläne schmieden. Ihm schwebte da so etwas vor wie ein Hotel in der Karibik aufmachen. Das wiederum war etwas, das sie sich überhaupt nicht vorstellen konnte. Urlaub in der Karibik immer gern. Aber nicht dort leben. Sie liebte die Jahreszeiten in gemäßigten Zonen und seit sie mit den Eltern einmal eine Skifahrt gemacht hatte, träumte sie davon, wieder in den Winterurlaub zu fahren. Darüber würden sie irgendwann noch einmal reden müssen. Wenn sie wieder gesund wäre.

Sie lebten jetzt sehr zurückgezogen. Die Leute aus der WG hatten sich nie wieder bei ihr gemeldet und sie sich nicht bei ihnen. Zu Kommilitonen von der Uni war der immer schon spärliche Kontakt ebenfalls abgebrochen, seit sie nicht mehr hinging. Selbst den Besuch von Online-Veranstaltungen hatte sie eingestellt. Studieren war im Moment einfach zu anstrengend.

Ludger schien auch keine Freunde zu haben. Jedenfalls kam nie jemand zu Besuch. »Wir haben doch uns«, sagte Ludger, wenn sie anmerkte, dass sie vielleicht etwas isoliert lebten.

Noch immer ging sie dreimal die Woche zu Terbrüggen. Allerdings schaffte sie den Weg in die Praxis in Berlin-Mitte nicht mehr allein. Für Strecken, die mehr als fünf Schritte bedeuteten, brauchte sie jetzt den Rollstuhl. Sie hasste das Gefährt, aber ohne ging es nicht. Meist brachte Ludger sie hin und holte sie auch wieder ab. Selten einmal, wenn er einen anderen Termin hatte, nahm sie auch ein Taxi. Sie gab dem Fahrer immer ein gutes Trinkgeld, damit er sie bis nach oben in die Praxis begleitete und dort auch wieder abholte.

Wie gut, dass sie sich über die Kosten für Taxis und Terbrüggens Behandlungen keine Gedanken mehr machen musste! Terbrüggen hatte sie nie mehr auf Geld angesprochen. Toni nahm an, dass Ludger das geregelt hatte, wie er jetzt alles regelte.

Das Leben als reiche Frau hatte sie sich allerdings anders ausgemalt, nicht als ein Dasein zwischen Taxis und Physiotherapie. Immerhin taten die Anwendungen bei Terbrüggen ihr nach wie vor gut. Die Massage, die duftenden Öle, die leise Musik im Hintergrund, die warmen Tücher, in die sie gewickelt wurde. Da konnte man sich in eine bessere Welt träumen.

KAPITEL 33

THEOS NEUGIERDE

Theodor beobachtete die junge Frau schon seit Wochen. Sie wurde meist von einem jungen Mann gebracht und wieder abgeholt.

Anfangs war sie noch das blühende Leben gewesen, doch in den vergangenen Wochen hatte sie sich verändert. Der abwesende Blick, die Bewegungen langsam, fahrig. Aber das war es nicht, was ihn eigentlich irritierte; er nahm an, dass sie, wie er, sehr krank war. Etwas anderes ließ ihm keine Ruhe. Er ließ sich fast täglich zu Terbrüggen fahren. Die Krankheit war an sich zwar nicht schmerzhaft, aber durch den starken Muskelschwund kam es zu Fehlbelastungen der Gelenke, und die verbleibenden Muskeln waren überbeansprucht und verkrampften sich. Die physiotherapeutischen Anwendungen, die Massagen, die heißen Rollen und die Dehnungsübungen halfen etwas gegen die Schmerzen.

Diese junge Frau hatte er zwar schon häufiger gesehen, aber ihren Partner sah er noch viel öfter. Der kam auch als Begleiter von anderen Damen, Damen, die zum Teil deutlich älter waren als er und die er mit derselben Zuwendung bedachte wie diese junge Frau. Anfangs hatte er angenommen, der Mann sei so etwas wie ein persönlich zu buchender Luxus-Krankentransporteur, aber heute hatte er beobachtet, dass die beiden sich geküsst hatten. Das würde ein Krankentransporteur ja wohl eher nicht tun, oder? Theos Neugierde war geweckt.

»Guten Tag«, sagte er, »wir haben uns ja schon häufiger hier getroffen. Daher dachte ich, es wäre an der Zeit, dass wir uns mal miteinander bekannt machen. Mein Name ist Theodor von Hausmann.« Er machte eine formvollendete Verbeugung und ergänzte: »Sagen Sie einfach Theo, wenn Sie mögen.«

Toni blickte erstaunt auf. Sie kannte den Mann nicht, aber als er das jetzt sagte, meinte sie, ihn schon einmal hier im Wartebereich sitzen gesehen zu haben – wenn der auch so weitläufig war, dass man sich aus dem Weg gehen konnte. Sie lächelte.

»Ja, stimmt, Theo, wir scheinen Leidensgenossen zu sein. Mein Name ist Toni. Also eigentlich Antonia. Aber alle sagen Toni.«

Er lächelte zurück. »Dann also Toni. Und nun verraten Sie mir mal, Toni, was eine so junge und schöne Frau bei einem Heilpraktiker macht.«

Sie kamen ins Gespräch, und Toni fühlte sich seit Langem wieder einmal lebendig. So kam es, dass sie ihre gewohnte Zurückhaltung ablegte und gar nicht merkte, wie die Zeit verging. Sie erzählte von ihrer Heirat, von ihrer Erkrankung und sogar von der Erbschaft, die es ihr jetzt wenigstens ermöglichte, die teuren Anwendungen bei Terbrüggen zu buchen. Dass die ihr Geld wert waren, darüber waren sie sich einig. Leider endete das Gespräch eher abrupt, denn Ludger kam, um sie abzuholen.

»Du musst mich doch anrufen, wenn eine Anwendung ausfällt, es tut dir nicht gut, stundenlang in diesem zugigen Wartezimmer zu sitzen. Ich werde mich bei Terbrüggen beschweren. Wir zahlen hier schließlich genug. Die hätten mich auch anrufen können«, schimpfte er, als sie auf dem Weg in die Tiefgarage waren.

»Das war doch gar kein Problem, es war nicht zugig, und ich habe mich sehr nett unterhalten.«

»Was wollte der alte Kerl von dir?«

»Hey, bist du etwa eifersüchtig? Das ist doch nur ein alter Mann.«

»Das sind die Schlimmsten.« Er drückte sie an sich. »Ich mag es nicht, wenn dich jemand belästigt.«

»Aber das hat er nicht getan! Es war wirklich nett, mit ihm zu reden. Und ihm hat es sicher auch nicht geschadet. Er hat eine sehr schwere Erkrankung.«

»Ich will auch nicht, dass dich alte Säcke mit ihren Krankheitsgeschichten volllabern. Du hast schon genug mit deiner eigenen Krankheit zu tun.«

Toni schwieg. Das kannte sie. Wenn Ludger einmal eine Meinung zu etwas gefasst hatte, konnte man ihn nicht vom Gegenteil überzeugen, wie gut die Argumente auch waren. In Wahrheit war es seit Wochen das erste Gespräch gewesen, das sie mit jemand anderem als Ludger, Terbrüggens Therapeuten oder dem Taxifahrer geführt hatte, und sie wusste, dass es ihr sehr gutgetan hatte.

In den darauffolgenden Wochen sprachen Toni und Theo immer wieder mal miteinander. Meist nur kurz, weil entweder er oder sie zu einer Anwendung geholt wurde, aber sie waren einander sympathisch und genossen die gemeinsamen Minuten. Irgendwann aber war es damit vorbei. Theo schien nicht mehr zu Terbrüggen zu kommen, jedenfalls trafen sie sich nicht mehr. Toni fragte sogar eine der Frauen an der Anmeldung nach ihm, doch die schüttelte nur bedauernd den Kopf. Über andere Klienten dürfe sie mit ihr nicht sprechen. Und so nahm Toni an, dass Theo inzwischen an seiner schweren Krankheit gestorben war, und vergaß ihn.

KAPITEL 34

RITTER IM DIENSTE DER GERECHTIGKEIT

Theo hatte inzwischen mehr Hilfen, als ihm lieb war. Zur Haushälterin Frau Kasparski, die ihre Stunden aufgestockt hatte und ihn liebevoll umsorgte, kam nun noch einmal in der Woche ein Pflegedienst, um ihm beim Baden zu helfen. In die Dusche kam er noch, aber nicht mehr in die Badewanne. Allerdings war das nicht wirklich ein Pflegedienst, von denen hatte er drei innerhalb kürzester Zeit »wegen Unfähigkeit« wieder rausgeschmissen. Stattdessen hatte er einen Privatpfleger engagiert, der ihm auch zugesagt hatte, zu einem späteren Zeitpunkt mit zwei Kollegen eine Rundumversorgung zu gewährleisten. Auch mit Ronny, so hieß der Pfleger, lieferte Theo sich einige Sträußchen, aber Ronny konnte damit umgehen, er war freundlich bis stoisch, ließ sich aber nicht alles gefallen, sondern reagierte, wenn es ihm zu bunt wurde, mit Sarkasmus. Diese Mischung aus Gutmütigkeit und Selbstbewusstsein gefiel Theo wohl, jedenfalls kamen sie miteinander klar. Allerdings zeigte die Erkrankung momentan auch Erbarmen. Nachdem sie anfangs geradezu rasant vorangeschritten war, kam es Theo jetzt so vor, als hätte sich der Prozess verlangsamt, und an manchen Tagen gestattete er sich sogar wieder etwas Hoffnung. Nicht darauf, dass er überleben würde. Er war Realist und hatte alles, was im Netz über die Erkrankung verfügbar war, studiert. Aber er hegte die Hoffnung, dass er noch etwas mehr Zeit für Melanie haben würde, nun, da sie wieder Kontakt zueinander hatten.

Sein Freund Frank sprach ihn immer wieder auf Melanie und Frank an. Er konnte nicht verstehen, dass Theo ihnen die Unterstützung ohne längere Vorankündigung gestrichen hatte. Aber da war Theo noch immer anderer Ansicht:

»Es war hart, dass ich ihr die Versorgung gestrichen habe, aber es hat ihr verdammt gutgetan«, behauptete Theo. »Sie ist ein ganz anderer Mensch, sie hat sich von diesem Kretin getrennt, sie lebt endlich ihr eigenes Leben.«

»Dann wirst du das Testament wieder ändern?«, insistierte Frank, der Theos Theorie zum Kotzen fand, aber nicht widersprach, weil es doch nichts genützt hätte.

»Ich bin noch nicht sicher«, sagte Theo zögernd. »Am Ende fällt sie in ihre alte Lethargie zurück. Wirklich, Frank, ich weiß, du glaubst mir nicht, aber du solltest sie mal sehen, sie ist nicht wiederzuerkennen! Und Valentin ist ohnehin nicht mehr zu helfen. Der wird mit und ohne Geld versacken. Ich habe noch mehrmals versucht, mich mit ihm zu treffen. Er hat mich einfach abblitzen lassen. Trotzdem wollte er mich erst neulich wieder anpumpen. Ich habe ihm gesagt, dass ich mein Geld jetzt für meine Pflege brauche und er sich auch nicht einbilden muss, dass er etwas erbt. Da spekuliert er doch drauf, dass ich endlich abtrete.«

Frank widersprach halbherzig. Er stand mit Valentin in lockerem Kontakt. Er wusste, dass Valentin finanziell große Probleme hatte und es dem Vater nicht verzeihen konnte, dass er ihn hängen ließ. Wenn er ehrlich war, musste er sich eingestehen, dass er auch nicht wusste, wie man in Bezug auf Valentin den Karren noch aus dem Dreck ziehen sollte. Wenn er mit dem jungen Mann sprach, kam es ihm immer so vor, als stünde ein verzogener fünfjähriger Bengel vor ihm, der heulte, weil ihm der Lolli verweigert wurde. Aber in Bezug auf Melanie war er sich ganz sicher: Ihr hatte weniger der Entzug des Geldes als vielmehr die Zufuhr der lange vermissten väterlichen Aufmerksamkeit geholfen.

»Valentin hat es nicht leicht gehabt«, sagte er schließlich, wusste aber, dass Theo dieses Argument keineswegs gelten lassen würde.

Eine Weile schwiegen sie beide. Dann sagte Frank: »Aber eines sage ich dir, wenn du von mir verlangst, das Testament nur zugunsten von Melanie zu ändern, musst du dir einen anderen Notar suchen. Da mache ich nicht mit.«

»Unser Frank, Ritter im Dienste der Gerechtigkeit«, lachte Theo. »Nein, Frank, ich bin zwar immer noch der Meinung, dass der Erblasser entscheidet, wer was erbt, und nicht der Notar, aber ich habe nicht vor, Melanie zu bevorzugen.«

Damit war das Thema für sie beendet, und sie wandten sich wieder ihren Getränken zu.

Ihr Freund Gerd war kürzlich an den Folgen seines Schlaganfalls gestorben, und sie hatten ihre freitäglichen Runden jetzt in Theos Wohnung verlegt, weil das für ihn bequemer war. Seit Mareike ihre Bekochungsversuche aufgegeben hatte, brachte Frank immer aus einem Restaurant oder Schnellimbiss etwas zu essen mit – Theo wollte neuerdings immer Fast Food, er müsse ja nun nicht mehr auf seine Gesundheit achten –, und Theos Haushälterin besorgte die Getränke.

KAPITEL 35

NORDERNEY IM WINTER IST AUCH SCHÖN

Es wurde nicht Spiekeroog, sondern Norderney, weil sie auf Spiekeroog nicht ohne Weiteres mit dem Auto hätten vorfahren können und alles andere für Theo zu anstrengend geworden wäre.

Theo hatte sich um das Apartment und die Fähre gekümmert, Melanie sollte das Auto steuern. Melanie hatte etwas gezögert, dann aber doch eine Woche Urlaub genommen, damit sich die Fahrt lohnte, nachdem Theo ihren Vorschlag, an die näher gelegene Ostsee zu fahren, abgelehnt hatte. Sie war immer noch hin- und hergerissen zwischen dem Wunsch, Theo möglichst nahe zu sein, von ihm gesehen zu werden, und dem Bedürfnis, sich von seiner fordernden Art nicht dominieren, nicht ausnutzen zu lassen.

»Wir waren immer an der Nordsee. Ich möchte mich erinnern, Melanie, nicht etwas Neues erleben. Die Ostsee interessiert mich nicht.« Er hatte sogar vorgeschlagen, ein Taxi zu nehmen, damit sie nicht die lange Fahrt hätte, aber das wollte sie nicht. Sie fuhr gern Auto, auch wenn sie während der letzten Jahre keines besessen hatte, und freute sich darauf, Theos dicken Schlitten zu steuern. Obwohl Theo schon lange nicht mehr selbst fahren konnte, stand der immer noch angemeldet auf seinem Tiefgaragenstellplatz. Nachdem sie sich einmal durchgerungen hatte mitzufahren, hatte sie alles generalstabsmäßig geplant, und als sie aufbrachen, war das Auto bepackt, als gingen sie auf eine dreimonatige Antarktisexpedition.

In den vergangenen Wochen hatten sie sich regelmäßig gesehen, Melanie schaute mindestens einmal pro Woche bei ihm herein. Diese Treffen waren ihnen beiden wichtig geworden.

Es ist so ungerecht, dachte Melanie, als sie eines Abends in der Ferienwohnung auf Norderney nach einem einfachen Abendessen noch am Kamin zusammensaßen. Nach all den Jahren waren sie und ihr Vater sich endlich nähergekommen, und nun würde er bald sterben? Aber letztlich waren sie sich wohl nähergekommen, weil er starb.

Theo hatte sich sehr verändert. Er war nicht mehr so herrschsüchtig, nicht mehr ganz so dominant, auch wenn es ihm immer noch schwerfiel, Hilfe in Anspruch zu nehmen. Melanie wiederum genoss sein Interesse an ihr. Er konnte tatsächlich auch zuhören. Sie erzählte viel von ihrer Arbeit, diskutierte mit ihm über Strategien und freute sich über seine Ratschläge. Er hatte schließlich sein Leben lang Betriebe geleitet und vorangebracht, wenn die auch größer gewesen waren als der kleine Familienbetrieb, in dem sie jetzt arbeitete. Der bestand nur aus dem Seniorchef, schon im Rentenalter, und dem Junior sowie einem ständig wechselnden, oft auch ganz ausfallenden Gesellen und einer offensichtlich überforderten Kraft im Büro, die Melanie nun vertrat. Nachdem Jenni von einem Tag auf den anderen wegen Schwangerschaft ins Beschäftigungsverbot gegangen war, hatte Melanie den Job ohne Einarbeitung angetreten. Nach drei Tagen hatte sie ernsthaft darüber nachgedacht, wieder zu kündigen. Das Chaos war unerträglich. Dann hatte sie die Ärmel hochgekrempelt und sich in die Arbeit gestürzt. Rasch hatte sie die Fehler analysiert: So wurde offenbar regelmäßig versäumt, Rechnungen zu stellen, und es gab kein funktionierendes Mahnwesen. Es kam auch vor, dass ein Auftrag komplett vergessen wurde, und der Kunde erbost anrief und mit Säumniszuschlag drohte, weil auf seiner Baustelle drei Gewerke auf die Elektriker warteten. Der Seniorchef war schon etwas vergesslich, wollte aber alles mitbestimmen, und der Juniorchef konnte sich schlecht durchsetzen. Oft begann der Tag mit Zeter und Mordio, weil sich eine Katastrophe an die andere reihte. Seit die Organisation der Aufträge in Melanies Händen lag, ging es deutlich friedlicher zu. Anfangs hatte der Senior noch einmal einen Aufstand gemacht, hatte, als Melanie ihm in einer Sache widersprach, geschimpft wie ein Rohrspatz, dass er ja wohl noch selbst am besten wisse, wie er diesen oder jenen Auftrag anzugehen habe, das sei schließlich seit vierzig Jahren sein Betrieb. Aber der Junior hatte Melanie unterstützt, und letztlich hatte der Alte nur noch etwas Dampf ablassen müssen, wo doch längst klar war, dass nun Melanie sagte, wo es langging, und der Betrieb damit besser fuhr, als er es jemals getan hatte.

»Du hast wirklich Organisationstalent«, staunte Theo, nachdem sie ihm einige Geschichten erzählt hatte.

»Ich habe ja ein paar Jahre Management studiert«, sagte Melanie und winkte ab, »da sollte mir die Organisation eines Zweimannbetriebs nicht schwerfallen.«

»Nein, nein, jetzt widersprich mir mal nicht. Was du da in so kurzer Zeit aufgebaut hast, ist beeindruckend. Glaube mir, ich weiß, wovon ich spreche. Dein Großvater war auch so ein Chaot und Despot. Wenn ich, wie er es wollte, in seinem Betrieb eingestiegen wäre, wäre das nicht gut gegangen. Aber sag mal, wenn du denen jetzt das Büro so erfolgreich organisierst, wieso willst du dann in die Lehre gehen? Warum machst du nichts aus deinem Talent und studierst noch mal? Im Übrigen wären die doch mit dem Klammerbeutel gepudert, wenn sie dich aus dem Büro in die Ausbildung ließen?«

»Erstens kommt Jenni im Sommer aus der Elternzeit zurück, zweitens gibt es jetzt ja eingespielte Routinen, die Jenni nur zu übernehmen braucht, drittens finden die keinen Lehrling, viertens will ich mit den Händen arbeiten, und fünftens: Verstehst du, organisieren kann ich gut, aber es macht mir nicht viel Freude. Ich möchte einfach am Ende eines Tages sehen, was ich mit meinen Händen geschafft habe.«

Theo lachte. »Du machst mir Spaß. Da ist dir eine ganz besondere Gabe vom lieben Gott in die Wiege gelegt, und du sagst, scheiß der Hund drauf, ich will das aber nicht. Wenn ich gläubig wäre, dann würde ich sagen, du versündigst dich. Das ist, als wärst du ein Wunderkind der Musik, würdest aber darauf bestehen, Lokomotivführer zu werden. Das ist kindisch, Melanie!«

Melanie stand auf, holte die Rotweinflasche und zwei Gläser aus der Küche und goss ihnen beiden ein. Dann sagte sie: »Ich weiß nicht, ob ich dir das erklären kann, aber ich versuche es: Lass mich mal bei deinem Beispiel mit dem Wunderkind bleiben: Es hat eine Begabung, aber die führt nicht zwangsläufig dazu, dass es glücklich wird oder Spaß am Leben und seinem Talent hat. Vielmehr führt sie dazu, dass das Kind Tag und Nacht üben muss, sich quälen muss, immer besser und besser zu werden. Dass es sich mit anderen Hochbegabten messen, andere ausbooten, andere hinter sich lassen muss. Es muss Niederlagen einstecken, weitermachen, sich durchbeißen. Am Ende ist es der beste Pianist der Welt, aber vielleicht der einsamste und unglücklichste. Anderen Menschen mag es da anders gehen, aber ich mag diesen Ehrgeiz nicht, er führt zu nichts Gutem.«

»Wow, das ist eine Ansage.« Theo nahm einen großen Schluck aus seinem Glas. Dann sagte er leise: »Ich glaube, ich verstehe, was du meinst. Aber ich denke, dass das nur die halbe Wahrheit ist. Die Anstrengung des Pianisten führt zu wundervoller Musik, die viele Menschen glücklich machen kann, und ich bin zwar kein Musiker, aber ich glaube, höchste Perfektion kann ein Quell tiefster Befriedigung sein. Für manche Menschen liegt der Lebenssinn nun einmal darin, sich für eine Sache zu verzehren. Spaß haben ist nicht für jeden das höchste Lebensziel.«

»Immer weiter, immer mehr, sich niemals mit dem zufriedengeben, was ist, irgendwann geht die Menschheit daran zugrunde. Mir liegt das nicht. Mir reicht es, wenn ich morgens aufstehe, einer sinnvollen Arbeit nachgehe und am Ende des Tages mein Tagwerk bewundern kann.«

Theo seufzte. »Wenn sich der Mensch darin nicht von den Tieren unterscheiden würde, säßen wir heute noch mit einem Fell über der Schulter in einer Höhle und müssten frieren.«

»Ich mag Höhlen«, lachte Melanie und kuschelte sich mit dem Kopf auf den Schoß ihres Vaters. »Wollen wir noch mal raus an den Strand?«

»Ja«, sagte Theodor. »Lass uns noch einen Spaziergang machen, meine Beine brauchen etwas Bewegung.«

»Du willst laufen?«, fragte Melanie überrascht.

»Das war ein Witz, du wirst mich schon schieben müssen, aber wir können uns noch einmal den Wind um die Nase wehen lassen.«

Er war viel zu kraftlos, als dass er bei einem Spaziergang gegen den Februarwind auf einer Nordseeinsel hätte ankämpfen können. Aber er hatte sich einen Rollstuhl aufschwatzen lassen. Melanie hatte gesagt, sonst würde sie nicht mitkommen, sie könne ihn schließlich nicht tragen. Und inzwischen schien er sich nicht nur damit abgefunden zu haben, sondern auch zu genießen, dass auf diese Weise ihr Radius etwas größer war. Und abends kamen sie problemlos über die Strandpromenade zu den Restaurants. Das Apartment hatte zwar eine komplett eingerichtete Küche, aber zum Kochen war ihnen die Zeit viel zu schade. Leider waren die meisten Restaurants im Winter geschlossen, und eigentlich saßen sie immer in derselben Kneipe, aber die war ganz gemütlich und bot gutes Essen an.

Theodor hatte eine luxuriöse, barrierefreie Ferienwohnung gefunden, mit Blick aufs Meer, Kamin und Fußbodenheizung, und obwohl es draußen ziemlich kalt und stürmisch war, wurde ihnen die Zeit nicht lang. Zum ersten Mal erzählte Melanie, wie sehr sie gelitten hatte, als er die Familie verließ, und dass ihre Mutter zwar liebevoll, aber unberechenbar gewesen war. Mal habe sie sie mit ihrer Liebe überschüttet, und dann war sie wieder tagelang unterwegs gewesen und hatte die Kinder bei den Großeltern gelassen. Melanie gestand auch, dass sie heimlich immer gedacht hatte, sie sei Papas Lieblingskind, und dass sie, als er nicht wiederkam, angenommen hatte, dass es an ihr liege, dass sie eben nicht liebenswert sei.

»Aber du warst immer mein Lieblingsmädchen, und Valentin war mein Lieblingssohn«, sagte Theo salomonisch. »Mir war nicht klar, was ich euch antue. Mit eurer Mutter war es damals nicht einfach. Mit mir wahrscheinlich auch nicht. Wir waren zu verschieden, haben das aber erst gemerkt, als ihr schon auf der Welt wart. Ich hätte euch ihr auch nicht einfach wegnehmen können, ihr habt sie doch auch geliebt und sie euch. Die Situation war einfach verfahren, wir kamen weder vor noch zurück. Aber am Ende hat sie mich verlassen, nicht ich sie.«

»Ach wirklich?« Melanie war erstaunt. »Ich dachte immer, es sei andersherum gewesen.«

»Ja. So hat sie es euch gegenüber immer dargestellt. Aber nein, wirklich, sie ist gegangen. Sie hat immer wieder damit gedroht, und eines Tages kam ich nach Hause und ihr wart weg. Ohne Nachricht. Das hat bei mir das Fass zum Überlaufen gebracht. Ich weiß nicht, was sie gedacht hat. Wahrscheinlich, dass ich um sie kämpfe und sie zurückhole. Aber ich wollte nicht mehr. Für mich war die Sache erledigt.«

»Und wir?«, fragte Melanie unter Tränen. »Hast du vielleicht auch mal an uns gedacht?«

»Ja, habe ich. Aber ich habe keinen Ausweg gesehen. Hätte ich mich mit Ulrike um euch streiten sollen? Wäre es euch besser ergangen, wenn ihr bei mir und nicht bei eurer Mutter aufgewachsen wärt? Ich war gerade dabei, meine erste Firma aufzubauen, ich habe sehr viel gearbeitet und die vielen Streitigkeiten zu Hause hatten mich ausgelaugt. Ich weiß, das ist keine Rechtfertigung, aber ich konnte einfach nicht mehr.«

»Du hättest wenigstens Kontakt zu uns halten können. Wir waren doch noch Kinder.«

»Glaub mir, Melanie, ich habe es versucht. Aber Ulrike hat euch als Mittel zur Macht eingesetzt. Sie hat euch gegen mich aufgebracht. Ihr wart auf ihrer Seite und wolltet gar nicht mehr zu mir kommen.«

»Aber als sie sich das Leben nahm, hast du uns auch nicht gewollt.«

»Das ist nicht wahr, ich habe es angeboten, aber ihr wolltet zu den Großeltern und sie wollten euch. Ihr wart ohnehin immer mehr bei ihnen gewesen als bei Ulrike, und sie hatten gerade ihre Tochter verloren. Dagegen kam ich nicht an. Ich dachte, es ist besser für euch, wenn sich nicht schon wieder alles ändert.«

Theo verstummte. Er wusste, das war nur ein Teil der Wahrheit. Es war damals für ihn bequemer gewesen, einen Schlussstrich zu ziehen, er hatte sich für ein neues Leben entschieden, und seine Kinder waren der Tribut gewesen, den er für die Freiheit entrichtete. Und als Ulrike starb, war er mehr als erleichtert gewesen, dass die Kinder sein Angebot kategorisch ablehnten und die Schwiegereltern energisch zur Vernunft mahnten.

Inzwischen war es dunkel geworden, ein heller Mond sah zum Fenster herein. Der Sturm am Nachmittag hatte die Wolkendecke aufgerissen, und erste Sterne waren zu sehen.

»Vielleicht verzichten wir heute doch auf den Abendsport und setzen uns einfach noch einen Moment in den Strandkorb auf der Terrasse«, schlug Theo vor.

Melanie nickte. »Dann hole ich uns unsere Felle und mache ein Feuer, damit wir in unserer Höhle nicht frieren.«

Melanie hatte ihre Reise genauso exakt geplant wie die Abläufe im Büro ihres Elektrobetriebes. Die *Felle* waren mantelartige Daunendecken, warm und geschlossen wie Schlafsäcke, aber mit Ärmeln, in die man hineinschlüpfen konnte, und am unteren Ende offen, sodass man die Schuhe anbehalten konnte. Sie erwärmte in der Mikrowelle für jeden ein Kirschkernkissen, zündete die Kerze im Windlicht an, positionierte die Weingläser in Reichweite, und dann kuschelten sie sich zusammen im Strandkorb ein und schauten aufs Meer, das man zwar nicht sehen, dessen rhythmisches Tosen man aber hören konnte.

»Wein hatten unsere Vorfahren in der Höhle aber noch nicht«, sagte Theo schmunzelnd. »Den musste erst ein nach Erfolg strebender Bauer in quälend langen Versuchen erfinden.«

»Wer weiß das schon so genau, Theo? Ist bestimmt ein Zufallsprodukt eines faulen Bauern, der seine Trauben hat vergammeln lassen.«

KAPITEL 36

DA KANN MAN NICHTS MACHEN

Mitte April, nach dem Ende des Praktischen Jahres, brachte Charlotte ihre letzten Prüfungen erfolgreich hinter sich. Da ihr Wahlfach Neurologie gewesen war, hatte sie auch viel über Multiple Sklerose gelernt, eine der häufigsten neurologischen Erkrankungen bei jüngeren Menschen. Während der Prüfungsphase war keine Zeit gewesen, um an etwas anderes als an Lernen zu denken, aber nun, da sie erst einmal drei Tage durchgeschlafen hatte, ließ das Hirn auch wieder andere Gedanken zu und das schlechte Gewissen regte sich. Im Grunde hatte sie in Toni immer auch so etwas wie eine kleine Schwester gesehen, über die man sich ständig ärgern konnte, um die man sich aber auch kümmern musste. Und innerhalb der WG hatte sie immer den besten Draht zu ihr gehabt. Sie hatte so lange nichts von Toni gehört. Ob sie sich endlich zu einer Behandlung durchgerungen hatte?

Charlottes Freund Paul, der in seiner Freizeit Kanu-Sport trieb, war übers Wochenende zu einem Wettkampf gefahren und so beschloss sie am Samstagnachmittag, Toni einfach besuchen zu gehen. Mehrmals vorher hatte sie vergebens versucht, sie telefonisch zu erreichen. Es sprang immer gleich die Mailbox an, und Toni rief nie zurück.

Leider war niemand zu Hause. Die Fenster waren mit Gardinen verhängt. Einmal meinte sie zu sehen, wie sich in der oberen Etage eine Gardine bewegte, aber vielleicht hatte sie sich auch geirrt. Sie klingelte noch einmal, und als niemand öffnete, riss sie einen Zettel aus ihrem Notizheft und schrieb Toni einen Gruß darauf, mit der Bitte, sich mal bei ihr zu melden. Dann warf sie den Zettel in den Briefkasten und fuhr enttäuscht wieder nach Hause.

Am Samstagabend trafen sich Kammowski, Christine und Charlotte im *Sandmann,* um das bestandene Examen zu feiern. Charlottes Patenonkel Klaus und seine Freundin Svenja waren auch eingeladen, wussten aber noch nicht, ob sie kommen konnten, weil der Babysitter sich bisher nicht gemeldet hatte.

Charlotte bekam zum erfolgreichen Abschluss ihres Studiums eine Finanzspritze zur geplanten Weltreise und einen Diamantring geschenkt. Der hatte Kammowskis Mutter gehört, und Charlotte hatte, wenn sie bei der Oma zu Besuch war, gern deren Schmuckschatulle ausgeräumt, um Prinzessin zu spielen. Das hatte sie völlig vergessen, aber als Kammowski jetzt davon erzählte, erinnerte sie sich. Sie hatte immer ein sehr enges Verhältnis zur Großmutter gehabt, obwohl die weit weg wohnte und das Verhältnis zwischen Kammowski und ihr immer eher angespannt war. Als sie dann dement wurde, und Kammowski sie nach Berlin holen musste, hatte Charlotte sich viel um die Oma gekümmert. Sie freute sich sehr über den Ring. Allerdings war er zu weit und rutschte selbst vom Mittelfinger herunter.

»Eine gute Freundin von mir ist Goldschmiedin in Prenzlberg«, sagte Christine. »Soll ich die mal fragen, ob man ihn enger machen kann? Die macht übrigens auch aus alten Schmuckstücken moderne neue. Du kannst dich ja mal von ihr beraten lassen.«

»Das wäre supernett. Aber ich glaube, ich würde ihn lieber so lassen, wie Oma ihn getragen hat. Was wird das Engermachen wohl kosten?«, fragte Charlotte.

»Gehört mit zum Geschenk«, beruhigte sie Kammowski. »Oma würde sich freuen, wenn du ihn tragen würdest.«

»Na ja, für jeden Tag ist so ein Klunker ja nichts, aber ich finde ihn immer noch sehr schön, und manchmal gehe ich ja auch aus.«

Obwohl Svenja und Klaus offenbar mit dem Babysitter kein Glück hatten und nicht kommen konnten, war es ein schöner, entspannter Abend.

Charlotte erzählte von der WG und auch von Toni, der sie am Nachmittag einen Besuch hatte abstatten wollen.

»Diese überstürzte Hochzeit und dass sie jeden Kontakt abgebrochen hat, auch zu ihrer Familie in Bayern, das ist doch komisch, findet ihr nicht?«

»Kann schon mal vorkommen, dass man abtaucht, wenn man bis über beide Ohren verliebt ist«, lachte Kammowski, der sich daran erinnerte, wie er vor Jahren Charlottes Mutter Elly kennengelernt hatte.

»Ja, das kann vorkommen, aber sie steht jetzt auf so ›psychedelisches Zeugs‹, und sie hat doch MS. Sie lässt sich nicht richtig behandeln, sondern schluckt Globuli. Findest du das auch in Ordnung?«, fragte Charlotte angriffslustig. »Und sie hat ein Grundstück in Bayern, dass ihr die Großeltern überschrieben hatten, verkauft, obwohl die Familie es bewirtschaftet. Die Mutter war hier, um mit ihr zu reden, aber sie hat sie nicht ins Haus gelassen.«

»Toni ist volljährig. Sie darf selbst entscheiden, welche Behandlung sie will und welche nicht, und auch, was sie mit einem geschenkten Grundstück macht. Ich sage ja nicht, dass ich das in Ordnung finde, aber solche Familienstreitigkeiten haben meist ihre Vorgeschichte, und es gehören immer zwei Seiten dazu.«

»Ich glaube, dass sie total unter dem Pantoffel von dem Typen steht. Und ich glaube, dass der ihr nicht guttut.«

»Charlotte, selbst wenn es so ist, wie du sagst – Toni will das offenbar so. Und des Menschen Wille ist sein Himmelreich, auch wenn es anderen nicht passt. Das hat schon deine Urgroßmutter immer gesagt.«

»Papa, der Typ ist total unsympathisch. Ich glaube, inzwischen macht sie alles, was der sagt. Das ist doch das Gleiche, wie wenn ein Mensch von einer Sekte beeinflusst wird. Da muss man doch etwas machen können!«

»Wüsste nicht, was man da machen sollte. Jedenfalls nichts Juristisches. Jeder muss für sich selbst Verantwortung übernehmen.«

»Und wenn ich das jetzt wäre, würdest du dann auch nichts machen?«, bohrte Charlotte nach.

»Das ist etwas anderes. Du bist meine Tochter, dir würde so etwas nicht passieren.«

»Und wenn doch?«

Kammowski überlegte eine Weile. Schließlich sagte er: »Okay, also wenn du auf so eine dämliche Idee kämst, in eine Sekte zu gehen, dann würde ich dich auch gegen deinen Willen da rausholen. Und wenn ich dafür über Leichen gehen müsste und in den Knast käme.«

»Siehste.«

»Was, siehste? Das ist etwas anderes. Toni ist nicht meine Tochter.«

Ein paarmal versuchte Charlotte noch, Toni zu erreichen, aber irgendwann gab sie es auf. Vielleicht hatte ihr Vater recht. Toni war alt genug, und Charlotte war nicht für sie verantwortlich.

KAPITEL 37

THEOS STERBEN UND VALENTINS LEBEN

Sag mal, schleimst du dich jetzt bei dem Alten ein?«
Valentin hatte sich völlig überraschend an einem Sonntagvormittag zu Besuch angemeldet. Sie hatten zusammen gefrühstückt und zunächst über Belanglosigkeiten gesprochen. Melanie sah ihn verständnislos an.

»Wovon redest du?«

»Ich rede davon, dass du jetzt dauernd mit ihm in den Urlaub fährst. Was zahlt er dir denn für deine Dienste?«

Melanie verdrehte die Augen. »Ich habe ihn vor ein paar Wochen in die Schweiz begleitet, und das war kein Urlaub. Und bezahlt hat er mir auch nichts. Er stirbt bald, Valentin, ist dir das klar?«

Valentin zuckte die Achseln. »Warum sollte ich für sein Sterben mehr Interesse aufbringen als er für mein Leben?« Er stand auf, ging zum Fenster, öffnete es und zündete sich einen Joint an, den er fertig gedreht aus der Hemdtasche nahm. »Sag mal«, fuhr er leichthin fort, »kannst du mir vielleicht Geld leihen? Ich bin gerade etwas knapp bei Kasse.«

Melanie seufzte. »Wie viel bräuchtest du denn? Ein- oder zweihundert Euro kann ich schon lockermachen, aber nicht mehr.« Und als sie seinen enttäuschten Blick sah, schob sie konsterniert nach: »Schau dich doch hier um, sieht das so aus, als wäre ich Krösus?«

»Hat er mit dir inzwischen über das Erbe gesprochen?«

»Was? Nein! Wieso auch?«

»Melanie, jetzt verscheißere mich bitte nicht. Du rechnest genau wie ich damit, dass es uns nach seinem Ableben deutlich besser gehen wird als bisher.« Er wies mit einer ausladenden Geste in den

Raum. »Aber während er mich knapphält und mir damit droht, mich zu enterben, schleimst du dich bei ihm ein. Wollt ihr beide mich etwa ausbooten? Hat er dir gegenüber erwähnt, dass er mich enterben will?«

Melanie wurde blass. Das lag vielleicht an dem Zug, den sie aus Valentins Joint genommen hatte. Schwankend setzte sie sich wieder in den Sessel, dann holte sie tief Luft und sagte: »Valentin, du warst immer schon ein Arschloch, zum Beispiel ein Arschloch, das sich bei Mama eingeschleimt hat. Aber Schwamm drüber, Schnee von gestern. Ich weiß nicht, was für ein Problem du hast, ich weiß auch nicht, warum du dich mit deinem sterbenden Vater nicht versöhnen kannst, ist mir auch egal. Papa und ich, wir haben uns in der letzten Zeit häufig gesehen, und darüber bin ich sehr froh. Übers Erben haben wir nie gesprochen. Ich werde das von mir aus auch nicht ansprechen. Was Papa mit seinem Geld macht, ist seine Sache. Ich spekuliere da auf nichts. Er gibt viel Geld für seine Betreuung aus, das zahlt er alles privat. Ich weiß gar nicht, ob da überhaupt was übrig bleibt …«

Valentin schnaubte verächtlich. »Das würde selbst er nicht schaffen, selbst wenn ihr weiterhin gemeinsame Luxusurlaube plant. Ich habe Onkel Frank mal ein bisschen ausgehorcht. Er hat zwar nichts Genaues verraten, aber aus seinen Andeutungen war zu entnehmen, dass Papa millionenschwer ist. Allein seine Wohnung in Mitte dürfte mindestens zwei Mille bringen. Onkel Frank hat aber auch gesagt, dass er sein Testament vielleicht ändern will. Ihr müsst doch darüber gesprochen haben.«

Melanie traten Tränen der Wut in die Augen. »Nein, haben wir nicht. Und nein, wir machen keine Luxusurlaube«, fuhr sie ihn an. »Ich habe ihn in die Schweiz zu *Dignitas* begleitet. Wenn er da das nächste Mal hinfährt, dann zum Sterben.«

Jetzt hatte sie Valentins volle Aufmerksamkeit. Er pfiff leise durch die Zähne. »Er will sein Leben selbst beenden? Respekt. So viel Mut habe ich dem Alten gar nicht zugetraut.«

Melanie sah ihn traurig an. »Ich glaube, du gehst jetzt besser.«

Valentin nickte zerstreut und griff nach seiner Jacke, ohne sie noch einmal anzusehen. »Ich verlasse mich aber darauf, dass du mir Bescheid sagst, wenn er etwas vom Testament sagt oder wenn er die nächste Reise plant?«

»Hau ab«, sagte sie. »Und lass dich hier nicht mehr blicken.«

Er hob grüßend die Hand an eine imaginäre Kappe und erwiderte grinsend: »Ich dich auch, Schwesterchen.« Dann war er verschwunden.

KAPITEL 38

MIT DEM RÜCKEN ZUR WAND

Geldsorgen hatte Valentin immer gehabt, aber in den letzten Monaten hatte sich seine Situation dramatisch verschlechtert. Er stand sozusagen mit dem Rücken zur Wand.

Erst hatten die Corona-Einschränkungen dazu geführt, dass er sein Restaurant schließen musste, und dann hatte er Konkurs anmelden müssen. Das war ihm sogar ganz recht gewesen, denn der Laden war wegen ständig steigender, inzwischen horrender Mietkosten schon vor Corona unrentabel gewesen. Außerdem hatte er schon ein neues Objekt im Auge gehabt. Um das zu finanzieren, hatte er fest mit einem Zuschuss von seinem Vater gerechnet. Theodor hatte ihn zwar gern gedemütigt, hatte ihn oft einen Versager geschimpft, aber am Ende hatte er ihn immer unterstützt. Diesmal nicht.

Als sein Vater im November die monatlichen Zuwendungen gestoppt hatte, hatte Valentin von einem Moment auf den anderen auf dem Trockenen gesessen. Er hatte hoch gepokert und sich dennoch für sein neues Projekt entschieden. Da der Alte nichts rausrückte, hatte er sich Geld zu einem sehr hohen Zinssatz geliehen, von Leuten, mit denen nicht zu spaßen war. Geld, das er bald zurückzahlen musste.

Zunächst hatte es wirklich gut ausgesehen – die Leute gingen nach der Corona-Zeit endlich wieder in Restaurants –, aber dann war ihnen die Küche abgebrannt. Der Idiot von Koch hatte etwas auf dem Herd vergessen, hatte draußen vor dem Lokal in aller Ruhe eine Zigarette geraucht und sich verquatscht, und der Abzug, der offenbar lange Zeit nicht gereinigt worden war, hatte Feuer gefangen. Alle über dem Restaurant liegenden Wohnungen hatten Rauch abbekommen, was offenbart hatte, dass die Brandschutzmaßnahmen im ganzen Gebäude ungenügend gewesen waren.

Die Versicherung hatte zwar problemlos zugesagt, für alle entstandenen Schäden aufzukommen, aber das vor Wiederinbetriebnahme notwendige neue Brandschutzkonzept im ganzen Haus zu finanzieren, dazu war sie keineswegs bereit, und der Eigentümer des Gebäudes hob ebenfalls abwehrend die Hände. Nun war der Laden schon einige Wochen geschlossen, das Ganze lief auf einen längeren Prozess hinaus. Valentin verdiente keinen Cent mehr und der Zahltag seiner Schulden rückte näher.

Vor einigen Wochen hatte er noch einmal einen demütigenden, aber vergeblichen Vorstoß bei seinem Vater gemacht. Es war wieder nur zu einem der üblichen Streitgespräche gekommen, an dessen Ende der Vater ihn als Zecke in seinem Pelz beschimpft und Valentin ihn einen jämmerlichen Vater genannt hatte.

Theodor hatte ihn schließlich angeschrien, er müsse sich nicht einbilden, dass er von dem jämmerlichen Vater auch nur einen Cent erben werde.

Valentin glaubte zwar nicht, dass er das tatsächlich tun würde – der Vater war zwar immer schon jähzornig gewesen, aber sein Zorn war meist rasch wieder verraucht –, aber andererseits, wer wusste schon, was die Aussicht auf ein baldiges Lebensende im Kopf eines Menschen bewirkte? Vielleicht wollte er noch mal so richtig die Sau rauslassen. Alles verprassen. Es allen noch mal zeigen, vor allem den Kindern.

Der bloße Gedanke, bald viel, sehr viel zu erben – in seiner Vorstellung bekam der Betrag in jedem Tagtraum eine Null mehr –, flankiert von der Befürchtung, vielleicht gar nichts zu bekommen, versetzte Valentin nun, da der Tod des Vaters absehbar war, in schwerste innere Unruhe. Mit einem stattlichen Erbe hatte er zeitlebens gerechnet. Es war immer die Basis seiner gefühlsmäßigen Sicherheit gewesen. So hatte er mehr Freiheiten gehabt als andere, die sich schon mit zwanzig um ihre Rente sorgten. *Wenn es schiefgeht, bleibt mir immer noch das Erbe,* hatte er sich bei allen seinen Projekten gesagt.

Das Erbe war ihm auch immer als so etwas wie der gerechte Ausgleich für all das erschienen, was er an seinem Vater vermisst hatte. Und es war der natürliche Lauf der Dinge. Der Vater gab, der Sohn nahm. Wenn er einmal Kinder hatte – nicht, dass er sich das vorstellen konnte, aber er war ja noch jung –, würde er auch irgendwann geben.

Sein Vater hatte schließlich selbst auch genommen. Er hatte den Elektrobetrieb seines Vaters geerbt und mit diesem Grundstock ein florierendes Geschäft für Überwachungselektronik aufgebaut, das er vor einigen Jahren mit beachtlichem Gewinn verkauft hatte. Valentin wusste zwar nichts Genaues über Theodors finanziellen Hintergrund, aber Onkel Frank, der alle finanziellen Dinge für Theodor regelte, hatte einmal angedeutet, dass dieser sich durch den Verkauf »gesundgestoßen« habe. Allein die Tatsache, dass er seine Kinder über all die Jahre mit großzügigen monatlichen Überweisungen bedacht hatte, ließ doch vermuten, dass ihm finanziell nichts wehtat. Und letztlich war Valentin der Meinung, dass ihm solche Zuwendungen zustanden.

Er überlegte fieberhaft. Bei ihrem letzten Gespräch hatte Onkel Frank neben der üblichen Litanei, dass er sich endlich mit seinem Vater aussöhnen solle, bla bla bla, auch verraten, dass der Alte zwar vorhatte, sein Testament zu ändern, aber noch keinen konkreten Termin gemacht hatte. Er hatte ihm auch versprochen, ihm Bescheid zu geben, wenn es so weit wäre.

Wenn Melanie recht hatte, dann stand Theos Ableben kurz bevor. Vielleicht wurde doch noch alles gut. Er brauchte nichts weiter zu tun, als zu verhindern, dass der Alte sein Testament noch einmal änderte. Allerdings brauchte er mehr Informationen. Wenn Melanie ihm die nicht gab, musste er Theo eben überwachen lassen. Vielleicht war es auch nicht verkehrt, sich einmal mit dem

Heilpraktiker zu verabreden. Melanie hatte den Namen genannt, und er hatte festgestellt, dass er ihn kannte.

Terbrüggen schien gar nicht überrascht, als Valentin sich bei ihm meldete und um einen Termin bat. Sie hatten gemeinsame Freunde, bei denen sie einander schon häufiger begegnet waren. Dass Valentin der Sohn seines Kunden war, hatte er aber nicht gewusst.

Er führte Valentin in seinen Räumlichkeiten umher, und Valentin zeigte sich beeindruckt.

»Nicht schlecht! Ihr lasst es den Patienten offenbar an nichts fehlen«, sagte er, als sie ihren Rundgang beendet hatten und auf der Dachterrasse in der Sonne noch ein Mineralwasser tranken.

»Wir können auch nicht zaubern, aber wir geben unseren Klienten – den Begriff ›Patient‹ vermeiden wir –, was sie in der Schulmedizin nicht bekommen: Zeit, Zuwendung, alternative Behandlungen. Hoffnung.«

»Das ist aber nichts für Kassenpatienten, oder? Gibt es denn genug Menschen, die sich so was leisten können?«

Terbrüggen lachte. »Manche Kassen übernehmen einige wenige Leistungen, aber das meiste müssen unsere Klienten selbst bezahlen. Deswegen bin ich ja so überzeugt von dem, was wir hier tun. Wenn es nicht helfen würde, hätten wir den Laden doch längst schließen müssen, nicht wahr?«

»Ich hätte nie für möglich gehalten, dass mein Vater einmal solche Leistungen in Anspruch nehmen würde. Er ist doch eher ein nüchterner Mensch. Ich will nicht sagen, dass er geizig ist, aber er ist schon jemand, der sein Geld nur dann ausgibt, wenn er dafür etwas bekommt …«

Wieder lachte Terbrüggen. »Das ist dann doch ein sehr schönes Lob für unsere Arbeit. Aber sag, was führt dich denn nun zu mir?«, beendete er schließlich den Small Talk.

Valentin entschied sich, ganz offen zu sein.

»Mein Vater war immer ein schwieriger Mensch. Nun stirbt er, und das tut mir auch sehr leid. Aber wir hatten nie ein gutes Verhältnis. Ich erwarte ein nicht ganz unbeträchtliches Erbe, und in meiner derzeitigen Situation«, er zögerte, »sagen wir es mal so, wäre eine baldige Finanzspritze recht willkommen. Es ist nichts Ernstes, nur ein vorübergehender Liquiditätsengpass … ich könnte aber sehr viel besser planen, wenn ich wüsste, ab wann ich über mein Erbe verfügen kann. Ich muss einfach wissen«, wieder suchte er nach den richtigen Worten, »ich würde wirklich sehr gern wissen, ob man schon absehen kann, wann er uns verlassen wird. Meine Schwester hat mir gesagt, dass er über euch mit *Dignitas* Kontakt aufgenommen hat. Ist denn schon entschieden, wann er seinen finalen Besuch plant?«

KAPITEL 39

CAPPUCCINO AUS DER SCHNABELTASSE

Die Schnabeltasse flog im hohen Bogen durchs Zimmer und landete am Hinterkopf von Ronny, der mehr vor Schreck als vor Schmerz aufschrie. Der warme Kaffee ergoss sich über sein Sweatshirt.

»Verdammt noch mal, Theo, was soll das denn, wollen Sie mich umbringen?«

Theo bemühte sich um Contenance. Ihm war sofort klar, dass er einen Fehler gemacht hatte, aber die Wut brodelte noch in ihm und ließ sich nicht so einfach zügeln. »Ich entschuldige mich und zahle Ihnen einen neuen Pullover. Aber ich wollte einen Cappuccino, keinen Kamillentee«, sagte er schließlich.

»Das ist … das war Cappuccino«, erwiderte Ronny mit der ihm eigenen stoischen Haltung, die es ihm immer wieder möglich machte, Theo zu entschärfen.

Die Krankheit hatte sich in jeden kleinsten Bereich von Theos Leben gedrängt, und sie hatte nicht den Anstand gehabt zu fragen, ob ihm das genehm sei. Seine ehemals elegante, weitläufige Wohnung über den Dächern Berlins ähnelte einem Taubenschlag, es wimmelte von fremden Menschen verschiedenster Profession, die ihn mit irgendwelchen notwendigen Tätigkeiten unterstützten, aber furchtbar nervten. In der Pflege wechselte Ronny sich jetzt mit Karin und Maja ab, sodass er fast nie allein war. Insbesondere diese Karin hasste Theo. Aber Ronny hatte ihn gewarnt. Noch eine Pflegerin, die kündigte, weil sie sich nicht wertgeschätzt fühlte, und er würde auch gehen! Seither riss Theo sich zusammen. Versuchte es zumindest. Es quälte ihn auch, dass er jetzt so jähzornig war. So war er doch früher nie gewesen! Dominant, ja, manche mochten es auch herrschsüchtig nennen, aber eines war er nie gewesen: unbeherrscht. Und er wusste, dass diese Krankheit, an der er litt, irgendwann auch die Persönlichkeit verändern konnte.

Theo hasste alles an seinem neuen Leben. Er hasste die nächtliche Beatmung, die er aber letztlich akzeptiert hatte, weil er merkte, dass er dadurch tagsüber mehr Kraft hatte. Er hasste die Toilettensitzerhöhung, und er hasste die Griffverdickung für die elektrische Zahnbürste, den Rollator und den Rollstuhl. Aber die Schnabeltasse hatte das Fass zum Überlaufen gebracht. Theodor von Hausmann trank seinen Cappuccino nicht aus einer Schnabeltasse!

In den vergangenen Monaten hatte er sich noch einmal mit allen Menschen getroffen oder wenigstens telefoniert, die ihm etwas bedeuteten. Nicht, um Aufmerksamkeit oder gar Mitleid zu erheischen oder weil er sich Hilfe versprach. Er tat es mehr aus Höflichkeit, wollte sich einfach verabschieden. Manche Treffen waren schön gewesen, aber nicht wenige Freunde und Bekannte konnten schlecht mit seiner Krankheit umgehen. Nicht ohne Grund war es um ihn herum in letzter Zeit einsam geworden. Die Menschen sagten dann so dummes Zeug wie: »Du siehst aber gut aus«, und wenn sie nicht logen, dann verstummten sie ganz. Auch Nadja hatte nicht gewusst, wo sie hingucken, was sie sagen sollte. Er nahm es ihr nicht übel. Sie hatte immer schon Angst vor Krankheit gehabt, konnte kein Blut sehen und starb bei jeder Erkältung den Heldentod. Sie hatten das Treffen nach kurzer Zeit in aller Freundschaft beendet.

Die Schnabeltasse am Morgen hatte ihm die Augen geöffnet. Es wurde Zeit, sich von der Welt zu verabschieden. Er hatte schon viel zu lange gewartet. Nicht, weil er sich die Sache anders überlegt hätte oder zauderte. Nein, er hatte alles strategisch geplant und war weiterhin entschieden, den Plan durchzuziehen. Wenn da nicht Melanie gewesen wäre.

Gern redete er sich ein, dass sie ihn noch brauchte, aber es war wohl eher umgekehrt. Sie war neben Frank die einzige Person in seiner Umgebung, die ihn auch wie einen normalen Menschen behandelte. Inzwischen kam sie fast jeden Tag für ein bis zwei Stunden, sie redeten, sie machten Gesellschaftsspiele, sie las ihm vor. Er war so glücklich in diesen Momenten, er hätte die Zeit mit ihr gern noch etwas länger genossen. Aber wenn er jetzt nicht bald handelte, würde es schwer werden, das Medikament noch selbst zum Mund zu führen und zu trinken. Und er wollte auf keinen Fall, dass Melanie Ärger bekam. Sie tat schon so viel für ihn.

Noch am Nachmittag rief er Terbrüggen an und teilte ihm mit, dass er in der kommenden Woche die zweite Reise in die Schweiz für ihn organisieren müsse. Entgegen der ursprünglichen Abmachung habe er allerdings beschlossen, nicht in der Schweiz zu sterben, sondern das Medikament mit nach Hause zu nehmen.

»Das geht nicht«, sagte Terbrüggen entschieden.

Theo antwortete nicht. Terbrüggen am anderen Ende atmete tief durch.

»Sie wissen schon, dass das illegal ist?«

Theo lachte bitter. »Ja, und ich habe schreckliche Angst vor den Konsequenzen.«

»Sie bringen mich da in eine schwierige Situation, Herr von Hausmann.«

»Das tue ich nicht, wir haben das ja nicht schriftlich vereinbart. Sie wissen gar nichts davon, sie organisieren nur meine Reise. Und was ich mit *Dignitas* ausmache, erfahren Sie nicht. Sie können immer sagen, sie hätten angenommen, dass ich es mir anders überlegt habe, Sie hätten nicht gewusst, dass ich das Medikament mitnehme. Außerdem fahren Sie doch sicher nicht selbst mit mir in die Schweiz. Wenn Sie den Fahrer nicht informieren, weiß er auch nichts, was er aussagen könnte.«

Terbrüggen zögerte immer noch.

»Ich lege bei der letzten Monatsüberweisung noch einen Sonderbonus drauf, aber dann muss es auch nächste Woche über die Bühne gehen.

»Also gut«, sagte Terbrüggen schließlich. »Ich versuche alles zu organisieren. Soll denn einer ihrer Krankenpfleger mitfahren?«

»Nein, wenn der Fahrer mir beim Ein- und Aussteigen hilft, schaffe ich das schon noch allein. Nachts bin ich ja auch noch allein in meiner Wohnung.«

»Okay, aber Sie müssen eine Nacht in einem Hotel übernachten?«, wandte Terbrüggen zweifelnd ein.

»Ich will nicht, dass die Pfleger etwas von meiner Fahrt wissen. Das ist etwas zwischen Ihnen und mir.«

»Gut«, sagte Terbrüggen, »dann rufe ich Sie Ende der Woche an und gebe Ihnen die Daten der Reise durch.«

»Konnten Sie denn inzwischen mit der jungen Frau sprechen?«, fragte Theo noch. »Sie wissen schon, mit dieser Toni.«

Wieder zögerte Terbrüggen. »Noch nicht, Herr von Hausmann. Aber ich werde sie noch ansprechen.«

Theo reagierte ungeduldig. »Terbrüggen, Sie haben es mir versprochen. Ich verlasse mich auf Sie, und Sie tun das ja nicht umsonst. Die Sache liegt mir am Herzen. Ich bin davon überzeugt, dass dieser junge Mann nichts Gutes im Schilde führt. Immer, wenn wir uns zufällig bei Ihnen getroffen haben, hat er verhindert, dass ich mit ihr spreche. Ich habe auch schon selbst versucht, sie telefonisch zu erreichen, aber ich komme nicht an sie heran. Ich habe nur ihre Handynummer, und sie geht nicht dran und ruft nicht zurück. Ernsthaft: Ich mache mir Sorgen. Sie müssen mit ihr sprechen. Und sorgen Sie endlich dafür, dass sie zu einem richtigen Arzt geht, verdammt noch mal. Es kann doch nicht sein, dass Sie an einem so jungen Menschen herumpfuschen. Die Frau sieht ja inzwischen aus wie ein Gespenst.«

»Jetzt gehen Sie zu weit, Herr von Hausmann, ich werde nicht mit Ihnen über andere Klienten von mir sprechen.«

»Sie sollen mit ihr sprechen und nicht mit mir über sie«,

brummte Theo. »Ich werde ihr einen Brief schreiben. Damit sie von zwei Seiten angesprochen wird. Oder, noch besser, ich fahre hin. Können Sie mir wenigstens die Adresse geben?«

»Natürlich nicht, wo denken Sie hin?«, antwortete Terbrüggen in scharfem Ton.

»Also, wenn Sie nichts tun, dann werde ich, wenn ich aus der Schweiz zurück bin, eine Privatdetektei bemühen, und wenn es die letzte gute Tat ist, die ich in meinem Leben vollbringe.«

»Tun Sie, was Sie nicht lassen können, aber glauben Sie mir, Sie verrennen sich da in etwas«, behauptete Terbrüggen, »Sie müssen jetzt an sich denken, Herr von Hausmann. Die Fahrt in die Schweiz wird Sie viel Kraft kosten. Sie müssen loslassen lernen.«

»Blödmann«, entfuhr es Theo, kaum dass er aufgelegt hatte. Es war wie immer im Leben, warum sollte es am Ende auch anders sein: Was man nicht selbst erledigte, blieb liegen.

Also rief er Frank Möbius an und bat ihn, eine Detektei mit der Suche nach Toni zu beauftragen. Toni, deren Nachnamen er nicht kannte, von der er aber wusste, dass sie mindestens zweimal die Woche bei Terbrüggen Anwendungen hatte.

»Sagst du mir auch, warum?«

»Nicht so wichtig, Frank. Das ist einfach eine sehr nette junge Frau, die ich bei dem Heilpraktiker kennengelernt habe. Sie heißt Antonia und hat einen bayerisch klingenden Nachnamen, an den ich mich aber nicht erinnern kann. Und ich meine beobachtet zu haben, dass sie in die Fänge eines Heiratsschwindlers geraten ist. Sie hat mir erzählt, dass sie unerwartet sehr viel Geld geerbt hat, von ihrer Mutter. Ich möchte sie warnen, aber seit einiger Zeit treffe ich sie bei Terbrüggen nicht mehr, und ich weiß weder Nachnamen noch Adresse. Und so wie Terbrüggen sich ziert, mir zu helfen, könnte es glatt sein, dass er mit ihm unter einer Decke steckt.«

Möbius lachte leise. »Wirst du auf deine letzten Tage noch zum Gutmenschen, Theo?«

»Bin ich das nicht immer gewesen?«

»Nein, bist du nicht.«

Sie lachten. Diese kurzen Gespräche mit Frank taten Theo so gut. Früher hatte er immer geglaubt, in dieser Freundschaft sei er derjenige, der gab, der Franks kleinbürgerliches Leben mit ein paar Geschichten aus dem Jetset würzte. Jetzt war es umgekehrt. Frank und Melanie. Das waren die einzigen Menschen, die ihm jetzt noch nahestanden.

»Ich habe noch einen anderen Grund für meinen Anruf, Frank. Ich brauche einen Termin bei dir, irgendwann Ende nächster Woche. Ich möchte nun doch noch einmal mein Testament ändern.«

»Oh, du hast es dir anders überlegt?«

»Ja.«

»Theo, ich bin stolz auf dich. Das ist eine deiner besten Entscheidungen.«

»Na hoffentlich, du kannst mir ja hinterher erzählen, wer recht hatte.«

Frank lachte. »Ich glaube, wir werden noch auf einer Wolke sitzend darüber streiten. Verrätst du mir, was dich umgestimmt hat?«

»Eigentlich nichts Spezielles. Ich kann es nicht mitnehmen. Wie sagt man so schön: Das letzte Hemd hat keine Taschen. Von meiner Finanzspritze in die ALS-Forschung kann ich selbst nicht mehr profitieren. Valentin wird mit und ohne Erbe unglücklich sein und Melanie wird mit und ohne Erbe glücklich sein. Aber vielleicht macht es ihr manches leichter. Hoffe ich jedenfalls. Und vielleicht ist es bei Valentin doch noch die Initialzündung für ein Wunder. Wie gesagt. Ich warte dann auf deinen Bericht auf Wolke sieben.«

Am Abend kam Melanie zu Besuch. Sie hatte frisches Brot, Salat und verschiedene Aufstriche mitgebracht. Melanie konnte mit wenigen Griffen ihre Umgebung gemütlich machen. Sie räumte den Pflegekram einfach beiseite, holte eine Tischdecke aus dem Schrank, stellte ein paar Blumen auf den Tisch und füllte den Rotwein in eine Karaffe. Und schon konnte man auf dem Balkon in der Abendsonne die Krankheit für einen Moment vergessen oder doch zumindest so tun.

Theo nahm kaum etwas zu sich. Das Essen fiel ihm schwer, er verschluckte sich häufig, musste sehr vorsichtig sein. War er immer kräftig, aber keineswegs dick gewesen, musste er jetzt als mager bezeichnet werden. Die Neurologin hatte ihm schon vor Monaten eine Ernährung über die Bauchdecke empfohlen. Damit er nicht alle Nahrung, die er brauchte, selbst schlucken musste. Aber das kam für Theo nicht infrage. Da war für ihn die Grenze zwischen Leben und Vegetieren erreicht.

»Ich habe uns für die zweite Juliwoche das Apartment in Norderney gebucht, Melanie. Ist dir das recht?«

Melanie erstarrte. Sie sah ihn nicht an. Dann nickte sie langsam, stand auf, räumte die Reste des Abendbrotes auf das Tablett und brachte es hinein. Theo hörte sie in der Küche weinen.

Es wurde langsam dunkel und auf dem Balkon auch etwas kühl. Theo zog die Wolljacke enger um sich.

Langsam ging eine safrangelbe Sonne über Berlin unter.

Warum eigentlich war dasselbe Bild in der Realität so atemberaubend, dass man vor Glück zu zerspringen meinte, und auf eine Postkarte gebannt so abstoßend und banal?

KAPITEL 40

LOSLASSEN

Als Theo am Dienstagmorgen aus der Schweiz zurückkehrte, war er völlig erschöpft. Er hatte dem Fahrer ein Sonderentgelt dafür zugesteckt, dass er ihn noch in der Nacht zurückfuhr. Zwar war er von dem Mann, den Terbrüggen ihm organisiert hatte, von Tür zu Tür gefahren worden und hatte im Auto etwas schlafen können, aber das stundenlange Sitzen und seine reduzierten Möglichkeiten, mit eigener Muskelkraft seine Position zu verändern, hatten ihm schreckliche Schmerzen beschert.

Ronny holte ihn in der Tiefgarage aus dem Auto und trug ihn wie ein Baby nach oben, setzte ihn auf die Toilette, legte ihn dann ins Bett und setzte ihm die Atemmaske auf.

»Was um alles in der Welt haben Sie denn so Wichtiges in der Schweiz machen müssen«, schimpfte er, während er Theo wusch. Theo ließ diese Frage unbeantwortet und konzentrierte sich auf seine Atemzüge.

Die Neurologin hatte ihm das Atem-Gerät einige Wochen zuvor ungefragt vorbeigebracht, im Schlepptau einen Mann von der Firma, der ihm erklärt hatte, wie es zu handhaben war.

»Nutzen Sie es, oder lassen Sie es bleiben«, hatte die Neurologin gesagt, »aber glauben Sie mir, Sie werden es nutzen.«

Theo hatte geschwiegen. Was Resolutheit anging, nahmen sie sich nichts, und selbstbewusste Menschen, die ihm Kontra gaben, hatte Theo immer schon geachtet.

Nun sog er die mit Sauerstoff angereicherte Luft, die ihm über die Atemmaske mit etwas Druck in die Lungen gepumpt wurde, dankbar ein.

»Musste das denn unbedingt sein, verreisen? Und dann auch

noch allein?«, schimpfte Ronny noch einmal missbilligend vor sich hin, ohne eine Antwort zu erwarten.

Theo lüftete kurz seine Atemmaske. »Ja, das musste sein, aber es war meine vorletzte Reise, Ronny.«

Er hatte Ronny vor einiger Zeit schon das Du angeboten, aber sie hatten es beide nicht umgesetzt. Sie sagten weiter »Sie«, sprachen sich seither aber mit Vornamen an.

»Theo«, begann Ronny wieder. »Sie werden bald auch jemanden für die Nacht brauchen. Der Notfallknopf allein reicht nicht mehr. Es ist nicht mehr zu verantworten, dass Sie hier nachts ganz allein sind.«

»Lassen Sie uns später darüber sprechen«, sagte Theo. »Ich bin zu erschöpft.« Er schob sich die Atemmaske wieder vor Mund und Nase, als Zeichen für Ronny, dass das Gespräch beendet war.

Dann ließ er sich widerstandslos waschen und die schmerzenden und zuckenden Muskeln mit Öl massieren, trank brav eine kalorienreiche Sonderkost und schlief unter dem beruhigenden Pumpen der Beatmungsmaschine ein.

Als er wieder erwachte, hatte Karin Ronny schon abgelöst. Er mochte sie immer noch nicht besonders gern, aber sie hatten einen fragilen Waffenstillstand miteinander geschlossen. Sie half ihm in seinen Sessel und bot ihm mehrfach an, ihm noch etwas zu essen zu machen. Warum musste man dieser Frau immer alles dreimal sagen, bevor sie es akzeptierte? Er war nicht hungrig, bat nur um etwas zu trinken. Schließlich ließ sie ihn in Ruhe. Als sie gegen 18 Uhr ging, schlief er schon wieder in seinem Sessel.

Es war 21:30 Uhr, und die Sonne ging allmählich unter, als er wieder erwachte. Er fühlte sich erfrischt und ausgeruht und war auch ein bisschen stolz auf sich, dass er es geschafft hatte, die Medikamente zu besorgen und nach Berlin zu schmuggeln. Melanie würde heute nicht kommen, eigentlich war er ja erst für den nächsten Tag zurückerwartet worden.

Melanie hatte neuerdings viel zu tun und nicht mehr so viel Zeit für ihn. Sie hatte mit der Lehre begonnen, aber in einem anderen Betrieb. Das Büro machte sie nebenher weiter, da ihre Kollegin die Elternzeit verlängert hatte. Theo staunte jeden Tag mehr über seine Tochter. Woher kam nur dieser neue Elan, dieser Ehrgeiz, diese Lust daran, etwas aufzubauen? Das waren doch eindeutig seine Gene! Gut, es konnte sein, dass es auch ein wenig mit dem Juniorchef zusammenhing.

Melanie hatte ihn Theo vor einigen Wochen vorgestellt.

Sie waren zusammen essen gegangen. Melanie hatte vorgeschlagen, dass sie sich lieber bei Theo zu Hause treffen sollten, aber das hatte Theo abgelehnt. Er wollte Markus in einem angemessenen Ambiente kennenlernen und nicht in einem Krankenzimmer empfangen.

Markus war zehn Jahre älter als Melanie und hatte bereits eine gescheiterte Ehe hinter sich. Melanie hatte sich Hals über Kopf in eine Beziehung mit ihm eingelassen und deshalb die Lehre nicht in seinem Betrieb begonnen. »Um ihn nicht in Schwierigkeiten zu bringen«, hatte sie Theo erklärt.

»Ich verstehe immer noch nicht, warum du überhaupt eine Lehre machen musst«, hatte sich Theo gewundert. »Ihr könnt den Betrieb doch auch so zusammen leiten.«

»Papa, ich möchte mit ihm auf Augenhöhe sein, und wenn es auch mein Betrieb werden soll, dann muss ich auch etwas davon verstehen.«

»Ach, und er will nicht auf Augenhöhe mit dir sein?«, hatte Theo gefragt.

»Was soll die Frage, Papa?«

»Wenn ich glauben soll, was du so erzählt hast, dann ist er nicht gerade ein Organisationstalent, während du den Laden innerhalb kürzester Zeit auf Vordermann gebracht hast.«

Melanie lachte. »Das ist doch was anderes, Papa.«

Ist es nicht, hatte Theo gedacht, aber nicht gesagt. Ihm war aufgefallen, dass Melanie neuerdings wieder Papa zu ihm sagte. Das gefiel ihm.

Das gemeinsame Essen mit Melanie und ihrem Freund war harmonisch gewesen. Wenn Markus etwas merkwürdig daran gefunden hatte, dass Melanie ihrem Vater das Fleisch schnitt, so hatte er sich jedenfalls nichts anmerken lassen. Vermutlich wusste er ohnehin von Theos Krankheit.

Theo hatte sich große Mühe gegeben, etwas zu finden, das er an Markus auszusetzen haben könnte, aber außer dem Umstand, dass er ihn für seine Melanie etwas zu alt fand, war da nicht viel gewesen. Allenfalls noch, dass der Mann es nicht für nötig gefunden hatte, einen Anzug anzuziehen, sondern in Jeans und T-Shirt kam. Vor allem hatte er wohlwollend registriert, wie fürsorglich Markus mit Melanie umging. Theo hatte, als Melanie sich nach der Vorspeise kurz entschuldigt hatte, gefragt, ob er zum Hauptgang Rot- oder Weißwein bestellen solle, und Markus hatte gesagt: »Rotwein. Melanie mag nur Rotwein.« So etwas waren ja Kleinigkeiten, aber es gab Männer, die konnten auch nach Jahren nicht sagen, welche Getränke ihre Partnerin mochte. Es interessierte sie nicht. Er selbst war da immer anders gewesen. Er war in seinen Beziehungen zwar immer tonangebend gewesen, aber auch aufmerksam und fürsorglich.

Am Ende des schönen Abends war Theo allerdings auch etwas beunruhigt gewesen. Und seitdem gingen ihm der Abend selbst und die nachfolgenden Gespräche mit Melanie immer wieder durch den Kopf. Verliebt, wie sie war, stürzte sie sich in ein für sie völlig neues Projekt, in einem Familienbetrieb, der seit Jahren gerade so über die Runden kam. Was, wenn all der Einsatz nicht reichte und der Betrieb pleiteging? Theo kannte das doch von seinem Vater. Der hatte auch permanent von der Hand in den Mund gelebt. Immer wieder hatte es säumige Kunden gegeben, oder man hatte sich bei vereinbarten Festpreisen verkalkuliert, oder Baufirmen, für die große Aufträge fertiggestellt worden waren, gingen in

Konkurs und der Vater musste sich in die Liste der Gläubiger einreihen und am Ende ganz auf sein Geld verzichten. Und ausreichende Rücklagen hatten solche Kleinbetriebe in der Regel nicht aufbauen können. Das war auch einer der Gründe, warum Theo sich nun doch entschieden hatte, sein Testament noch einmal zu ändern. Er hatte lange mit Frank darüber diskutiert, ob er einen Passus einbringen sollte, dass das Geld nicht in Markus Firma versacken durfte. Frank hatte dagegen votiert. »Du musst loslassen. Sie ist erwachsen. Lass sie selbst entscheiden«, hatte er geraten.

Ja, »Loslassen« war das Motto des Jahres. Aber genau das war das Schwerste.

Theo schreckte aus dem Halbschlaf hoch. Er musste über seinen Gedanken wieder eingenickt sein. Was war das für ein Geräusch gewesen? Es hatte sich angehört wie ein Schlüssel im Schloss. Theo lauschte in die Dunkelheit. Er hatte lange in seinem Sessel gesessen, auf die Lichter der Stadt geschaut und seinen Gedanken nachgehangen. Dabei musste er wohl eingeschlafen sein. Im Flur wurde das Licht eingeschaltet. Da hatte er sich wohl doch nicht verhört.

»Bist du das, Melanie?«

ZWEITER TEIL

KAPITEL 41

LANGEWEILE IM K1

Hauptkommissar Mathias Kammowski kippelte mit seinem Stuhl vor und zurück, während seine Füße auf dem Schreibtisch thronten. Bedächtig strich er über seinen Bauch, der sich gymnastikballähnlich vor ihm wölbte und die Hemdknöpfe arg unter Zugspannung brachte. Er würde mal wieder eine Diät machen müssen. Unangenehmer Gedanke! Sein Blick schweifte von seinem Bauch über den Schreibtisch, auf dem sich Akten stapelten, hinüber zu seiner Partnerin, die sich offenbar vorgenommen hatte, ihn zu ignorieren, dann zum Fenster und hinaus, wo ein grauer Tag nichts dazu beitrug, seine Laune zu bessern. Kammowski langweilte sich. Seit Wochen hatte es in Berlin keinen Mord mehr gegeben, und Thomandel, ihr Vorgesetzter, hatte sie mit »Cold Cases« beschäftigt, etwas, das Kammowski hasste, weil es bedeutete, endlos Akten durchzublättern und noch einmal nach Anhaltspunkten zu suchen, wo keine waren:

Eine seit Jahren verschwundene Frau: von der Spätschicht im Krankenhaus nach Hause gegangen, dort angeblich nie angekommen, zuletzt in der U-Bahn kurz vor ihrem Zuhause von einer Kamera aufgenommen, danach wie vom Erdboden verschluckt. Ein verdächtiger Ehemann, der sich in viele Widersprüche verstrickte, der sein Auto am Folgetag an einen polnischen Händler verkauft hatte, sodass der Wagen irgendwo im Osten verschwunden war, aber keine Leiche, keinerlei Anhaltspunkte, nichts.

Seufzend schlug Kammowski die Akte zu und begann Papierflieger zu basteln. Nachdem er eine ganze Armada fertiggestellt und vor sich in Stellung gebracht hatte, eröffnete er unvermittelt den Krieg gegen seine Partnerin, die ihm in einiger Entfernung gegenübersaß und immer noch versuchte, sich auf ihre Arbeit zu konzentrieren.

»Eurofighter eins steigt auf und nähert sich der gegnerischen Linie, noch wurde er vom feindlichen Radar nicht erfasst. Er wird sein Ziel voraussichtlich – er schaute auf die Uhr über der Tür – in fünf Sekunden erreichen, fünf, vier, drei, zwei, eins, zero«, kommentierte er seine Aktion und ließ bei »zero« den Papierflieger gleiten.

»Lass das, ich hass das«, gab Svenja, ohne aufzugucken, von sich.

Nun opferte Kammowski sein ganzes Bataillon und jagte sämtliche Fighter mit Flugzeuggeräuschen kamikazesturzflugähnlich in ihre Richtung.

»Iiiijeeeer-peng. Iiiijeeer-peng.«

Leider waren seine Flugobjekte noch nicht kriegstauglich, sie konnten kaum Kurs halten, und als die Tür aufging, bog ein Kampfflieger nach links ab und landete auf Manfred Thomandels Kopf.

»Was ist denn hier los, habt ihr nichts zu tun?«

»Oho! Ich bin völlig unschuldig, Chef«, wehrte Svenja sich entschieden. »Ich bin nur das Opfer dieses mitleiderregenden Angriffskrieges. Allerdings wird er damit nicht durchkommen. Der Wehretat des Kollegen wurde offenbar seit Jahren vernachlässigt. Seine Flugzeuge können nicht einmal geradeaus fliegen.«

Thomandel schaute ratlos von einem zum anderen und sagte dann kopfschüttelnd: »Schluss mit dem Kindergarten, wir haben eine Leiche.«

Der Pflegedienst hatte den alten Mann gefunden und die Polizei benachrichtigt. Als Svenja und Kammowski die Wohnung betraten, war die KTU bereits bei der Arbeit, und Susanne Pötters von der Abteilung für Kriminaltechnische Untersuchung schlug ihnen vor, zunächst einmal in der Küche mit dem Pfleger zu sprechen, der die Leiche gefunden hatte. Die Tochter des Mannes sei auch bereits eingetroffen.

»Auf den ersten Blick sieht alles nach Selbsttötung aus«, sagte sie. »Theodor von Hausmann, dreiundsiebzig Jahre alt. Er war wohl sehr krank. ALS. Wir haben eine Medikamentenpackung mit der Aufschrift ›Pentobarbital‹ gefunden und ein Medikament gegen die Übelkeit, eine Kombination, wie sie in der Schweiz zum Beispiel von *Dignitas*, dem Verein für Sterbehilfe, verabreicht wird. Außerdem gibt es einen Abschiedsbrief, ausgedruckt, allerdings nicht unterschrieben. Der Pfleger sagt, von Hausmann hat noch viel mit der linken Hand am Rechner geschrieben, die rechte war gelähmt.« Sie zeigte auf einen Computer mit angeschlossenem Drucker, der in Reichweite des Sessels auf einem Beistelltischchen stand. »Der Brief wurde gestern um 23:07 Uhr auf diesem Rechner getippt. Von Hausmann schreibt, dass er die Leiden seiner ohnehin zum Tode führenden Erkrankung nicht mehr länger erdulden will und deshalb freiwillig aus dem Leben scheidet.«

»Dann ist doch alles geklärt, was wollen wir noch hier?«, fragte Kammowski und sah sich neugierig in der superschicken Wohnung um. Eine Ecke des großen Wohnraums war komplett verglast und gewährte einen herrlichen Blick über die Stadt. »Möchte wissen, was das hier an Miete kostet«, überlegte er laut.

»Ist sicher eine Eigentumswohnung«, sagte Svenja.

»Die musst du dir auch erst mal leisten können«, antwortete Kammowski.

»Mir würde schon deine Wohnung reichen«, gab Svenja grinsend zurück.

»Hallo, Kollegen, wenn Ihr Eure Wohnungsdiskussionen vielleicht mal unterbrechen wollt? Es gibt schon noch einige Fragen«, mischte sich Susanne lachend ein.

»Ach ja?« Kammowski war nur mäßig interessiert. Er genoss den Ausblick auf den wolkenverhangenen Himmel, dessen Grau-

und Schwarztöne durch hineindrängende Sonnenstrahlen in Szene gesetzt wurden.

»Ja, die gibt es. Zum Beispiel: Wie kommt der Mann an das Medikament? Vermutlich nicht über den Hausarzt. Und warum nimmt er die Schnabeltasse? Aber das lasst euch mal selbst von dem Pfleger erzählen.«

»Na gut«, sagte Kammowski, »ich kann keinen Regenbogen entdecken. Dann lass uns mal ins Gefecht ziehen, Svenja.« Damit wandte er sich Richtung Küche.

»Ich weiß auch nicht, warum«, sagte Svenja zu Susanne, »aber in den letzten Wochen macht Kollege Kammowski aus allem einen Kriegsschauplatz.«

Die Tochter, die sich als Melanie von Hausmann vorstellte, saß mit verweinten Augen am Tisch, Pfleger Ronny reichte ihr gerade einen Kaffee.

Kammowski und Svenja stellten sich vor und baten darum, zunächst mit dem Pfleger allein sprechen zu können. Svenja geleitete Melanie auf den Balkon, wo sie sich in den Strandkorb setzte. Die Tränen liefen schon wieder.

»Kann ich Sie allein lassen?«, fragte Svenja mitfühlend.

Melanie nickte. »Ja, danke, ist schon okay.«

»Ich komme immer um acht, dann schläft Theo aber meist noch«, berichtete Ronny. »Er ist, er war ein Nachtmensch, und er konnte ohnehin nicht so gut schlafen. Ich habe mir also nichts dabei gedacht, dass es ruhig war, als ich zur Tür reinkam. Aber dann habe ich ihn im Wohnzimmer im Sessel sitzen sehen. Gut. Manchmal hat er auch im Sessel geschlafen, aber meist hat er es doch bis ins Bett geschafft, wenn es ihm auch schwerfiel. Ich habe ihm schon lange in den Ohren gelegen, dass er auch in der Nacht eine Betreuung braucht. Er hat das immer abgelehnt, und jetzt wissen wir auch, warum.«

»Ja?«, fragte Svenja ermunternd, die inzwischen in die Küche zurückgekehrt war.

»Na, damit er sich ungehindert das Leben nehmen kann. Wir hätten natürlich versucht, ihn davon abzuhalten.«

»Dann hat er schon häufiger davon gesprochen, dass er Suizid begehen möchte?«, fragte Svenja.

»Nein, das hat er eigentlich nicht. Theo war ein Mensch von der Sorte, die so etwas mit sich selbst ausmacht, denke ich. Aber in den letzten Wochen ging es schon rasant mit ihm bergab.«

»Wissen Sie, wie er an das Medikament gekommen ist?«

»Nein, nicht genau, aber er ist erst gestern Morgen von einer Reise in die Schweiz zurückgekommen. Vielleicht weiß Melanie mehr. Er hat mir nicht gesagt, was er da vorhatte, und er hat die Reise selbst organisiert beziehungsweise von seinem Heilpraktiker organisieren lassen. Bei diesem Heilpraktiker, Terbrüggen heißt der, glaube ich, hatte Theo fast täglich Anwendungen, die ihm wohl guttaten. Jedenfalls hat er das gesagt. Das ist so eine Edelpraxis in Charlottenburg. Homöopathie, Bach-Blüten, Akupunktur, heiße Steine, Massagen, Bäder, Salbungen, Meditation, Handauflegen ... Sie wissen schon, das ganze Wellness-Programm für Leute, die es sich leisten können. Die hatten extra einen Fahrer für ihn bereitgestellt, der ihn abgeholt und wieder zurückgebracht hat. Dieser Fahrer hat ihn auch in die Schweiz gefahren. Meine Aufgabe war es nur, ihn gestern Morgen, als er zurückkam, in Empfang zu nehmen. Er war völlig fertig und wollte gleich ins Bett. Die Pflegekraft vom Nachmittag, Karin, hat hier aufgeschrieben, dass er den ganzen Tag geschlafen hat.« Er deutete auf das Pflegeprotokoll. »Sie hat ihn wohl kurz geweckt, als sie gegen achtzehn Uhr gehen wollte, sie wollte ihm noch etwas zu essen und zu trinken anbieten, aber er war wie so oft ungnädig mit ihr. Hat sich aber noch in den Sessel helfen lassen.« Ronny lächelte.

»Ungnädig?«

»Die zwei mochten sich nicht so, Theo konnte schon ziemlich speziell sein.«

»Dann nehmen Sie an, Herr von Hausmann hat sich das Medikament gestern aus der Schweiz geholt und heute Nacht selbst verabreicht?«, fragte Svenja.

»Ja, so könnte es gewesen sein«, sagte Ronny. »Aber etwas ist komisch.«

»Ja? Was denn?«

»Die Schnabeltasse. Theodor von Hausmann war ein Egozentriker, ein Mensch, dessen Fokus nicht unbedingt darauf lag, möglichst nett zu seinen Mitmenschen zu sein, aber er war ein Mann mit Stil. Ich kann mir vorstellen, dass er Karin anbellt, ihm eine Flasche seines besten Weins zu öffnen, bevor sie geht, und sich dann noch beschwert, dass das Glas nicht sauber ist und der Wein zu warm. Aber ich kann mir beim besten Willen nicht vorstellen, dass er mit einer Schnabeltasse abtritt.«

»Nein? Warum nicht? Ich dachte, er sei schon deutlich behindert gewesen. Vielleicht wollte er sichergehen, dass er nichts verschüttet?«

»Ja, vielleicht, aber nein, eigentlich nicht. Er hat mir diese Tasse erst kürzlich an den Kopf geworfen und gesagt, er sei vielleicht ein Krüppel, aber kein Schwein, er trinke nicht aus einem Plastiktrog. Und wenn ihm dieses Teil noch einmal unter die Augen käme, würde er mich entlassen.«

»Aha, und wo haben Sie die Tasse dann hingetan?«, fragte Svenja.

»Wir haben sie in den Küchenschrank geräumt. Wir dachten uns, dass er es sich irgendwann vielleicht noch anders überlegt. Die nächtliche Atemunterstützung hat er ja zuerst auch nicht gewollt.«

»Wie war denn seine körperliche Verfassung? Hätte er sich die Tasse noch aus der Küche holen können?«, fragte Kammowski.

»Ihm ist alles schwergefallen, vor allem das Gehen. Aber er konnte sich noch auf den Rollator stützen und sich damit einige Schritte durch die Gegend schleppen. Das Aufstehen war ein Problem. Deshalb saß er nur noch in diesem einen Sessel. Der hat eine

Aufstehhilfe, das heißt, der Sitz klappt beim Aufstehen etwas nach vorn. Aber lange wäre das nicht mehr gut gegangen. Und in den letzten Wochen hat er sich meist schon am Nachmittag ins Bett legen lassen, damit er nicht mehr aufstehen musste. Jedenfalls an den Abenden, an denen Melanie nicht kommen konnte.«

»Und der Gang zur Toilette?«, fragte Kammowski.

»Urinflasche«, antwortete Ronny knapp.

»Was denken Sie denn nun«, fragte Svenja. »Hätte er es aus seinem Sessel in die Küche und zurück geschafft, oder nicht?«

Ronny überlegte. »Ich glaube schon, ja, das hätte er noch hingekriegt, denke ich.«

»War die Tür eigentlich abgeschlossen, als Sie kamen?«, fragte Kammowski.

»Nein, wir haben nie abgeschlossen. Wir haben immer gedacht, irgendwann einmal muss der Rettungsdienst rein, da wollen wir es denen nicht so schwermachen.«

»Danke, Ronny, das wär's erst mal. Seien Sie so nett und lassen Sie uns Ihre Kontaktdaten da, falls sich noch Fragen ergeben«, sagte Svenja und reichte ihm ihr Notizbuch und einen Stift. Dann entließen sie ihn und baten Melanie zum Gespräch in die Küche.

»Frau von Hausmann, wenn Ihnen das heute zu viel ist, können wir auch morgen noch mal wiederkommen«, bot Svenja an.

»Nein, ist schon gut. Ich wusste ja schon länger, dass mein Vater bald sterben würde. Nur wenn es dann passiert ...«

»Dann wussten Sie also, dass er sich das Leben nehmen wollte?«

»Ja. Das wusste ich. Mein Vater litt an einer unheilbaren Krankheit, bei der nach und nach alle Muskeln ausfallen, am Ende auch die Atemmuskeln. Er wollte sein Leben mit Würde beenden. Er wollte selbstbestimmt sterben und hat über *Dignitas* alles in die Wege geleitet.« Sie stockte.

»Dann denken Sie auch, dass Ihr Vater seinem Leben gestern selbst ein Ende gesetzt hat?«

Melanie schaute überrascht auf. »Aber nein, das denke ich keineswegs. Ich denke, dass er ermordet wurde.«

Kammowski und Svenja wechselten einen überraschten Blick. Dann sahen sie wieder Melanie an, die aber keine weitere Erklärung anbot.

»Und wie kommen Sie darauf, dass er ermordet wurde?«, fragte Kammowski.

»Weil wir am kommenden Wochenende zusammen nach Norderney fahren wollten. Wir wollten dort noch einmal eine gemeinsame Woche verbringen, und anschließend wollte Vater mit Blick aufs Meer einschlafen. Er hatte alles organisiert. Von der Kamera, die filmen sollte, dass er das Medikament ohne fremde Hilfe zum Mund führt, bis hin zu den Telefonnummern, die ich nach seinem Tod anrufen sollte.«

»Haben Sie denn jemanden im Verdacht?«

Melanie von Hausmann schwieg lange. Dann sagte sie. »Nein, ich wüsste beim besten Willen nicht, wer das getan haben sollte.«

»Ihr Vater scheint nicht unvermögend gewesen zu sein. Wer erbt denn?«

»Mein Vater und ich, wir hatten uns, wie sagt man, etwas auseinandergelebt. Wir haben erst im letzten halben Jahr wieder zueinandergefunden. Da haben wir über sehr viel geredet, aber nie über Geld. Aber es wird schon so sein, dass er uns etwas vererbt hat, nehme ich an. Da fragen Sie am besten seinen Anwalt, Frank Möbius.«

»Wen meinen Sie mit ›wir‹?«

»Meinen Bruder Valentin und mich. Sonst gibt es keine Verwandten mehr.«

KAPITEL 42

DOCH EIN SUIZID?

Was hältst du von der Sache?«, fragte Kammowski, nachdem er in den Bericht der KTU geschaut hatte.

»Mehmet Becker sagt, er ist an dem Gift gestorben, das er sich in der Schweiz geholt hat, um seinem Leben ein Ende zu setzen«, antwortete Svenja. »Magen und Blut weisen eine tödliche Dosis von Pentobarbital auf. Auf der Schnabeltasse sind seine Fingerabdrücke. Doro hat bereits mit *Dignitas* telefoniert. Die haben ihm das Medikament vorgestern ausgehändigt und sagen, es sei alles ordnungsgemäß vonstattengegangen. Für die heißt das: Der Mann hatte eine todbringende Krankheit im letzten Stadium, er war in seiner Urteilskraft nicht eingeschränkt, und er hatte zweimal persönlich bekräftigt, dass er seinem Leben ein Ende setzen wollte. Sieht also doch nach Suizid aus.«

»Ja, aber unter den Fingernägeln des Toten befanden sich rote Wollfasern, die nicht von seiner Kleidung stammten«, las Kammowski vor.

»Die können auch vom Pullover einer Pflegekraft kommen oder von dem Fahrer, oder von Personen aus der Schweiz, oder von seiner Tochter«, erwiderte Svenja zweifelnd. »Er hat ja wohl sehr viel Hilfe gebraucht. Da kommt man sich schon mal körperlich nahe.«

»Ja, stimmt. Das wird aufwendig und bringt uns vielleicht nicht weiter, aber wir werden wohl sämtliche Kleidung überprüfen müssen, zumindest die roten Wollstoffe, an die wir rankommen.«

Svenja nickte, und sie vertieften sich erneut in den Bericht der KTU. Plötzlich sah Svenja auf.

»Schau mal, das ist komisch. Es waren Fingerabdrücke von ihm auf der Schnabeltasse, aber nicht auf der Tastatur. Wenn er den

Abschiedsbrief kurz vorher auf dem Computer geschrieben hat, warum wischt er danach die Tastatur ab?«

»Die Wohnung war schon picobello«, überlegte Kammowski laut, »da gab es ja kein Staubkörnchen auf den Möbeln. Aber dass man seine Tastatur noch einmal poliert, bevor man für immer aus dem Leben scheidet, das wäre schon merkwürdig.«

Svenja lachte. »Es sei denn, man hat einen Putzfimmel. Es gibt so Menschen. Die wollen noch im Tod sichergehen, dass niemand sie für einen Schmutzfink hält. Aber jetzt mal im Ernst: In diesem Fall gibt es schon Ungereimtheiten. Mehmet hat seinen Autopsie-Bericht noch nicht fertig, aber er hat gesagt, dass der Tote an den Handgelenken blaue Flecken hatte und dass die ihm vor seinem Tod zugefügt worden sein müssen. Der Pfleger hat zwar zu Protokoll gegeben, dass er ihn morgens aus dem Wagen heben und in die Wohnung tragen musste, aber da fasst man ja wohl eher unter die Arme und zerrt nicht am Handgelenk, oder?«

Kammowski nickte, und sie lasen weiter.

»Jetzt schau dir das hier an. Das stinkt doch allmählich zum Himmel.«

»Was meinst du?«, fragte Svenja.

»Hier steht, dass seine Fingerabdrücke auf der Schnabeltasse waren. Auf dem Ding, dass er laut Pfleger Ronny freiwillig nie angefasst hätte.«

»Ja, und? Das habe ich doch gerade schon vorgelesen.«

»Stimmt, aber du hast etwas Entscheidendes vergessen.«

»Ach ja?«

»Ja, du hast nicht vorgelesen, dass es die Fingerabdrücke seiner rechten Hand waren.« Kammowski machte eine bedeutungsvolle Pause.

»Mit welcher Hand hebst du denn morgens deine Tasse hoch, Matze?«, lachte Svenja.

»Ich nehme meist die rechte, aber das tut hier nichts zur Sache. Fakt ist, dass Pfleger Ronny gesagt hat, dass Herr von Hausmann alles mit links machen musste, weil seine rechte Hand gelähmt war.«

»Wow«, rief Svenja. »Das wäre dann in der Tat ein entscheidender Hinweis auf Mord.«

Kammowski nickte. »Ja, aber wer ist so dämlich, einen Mann zu ermorden, der ohnehin bald sterben wird, der bereits geplant hat, sich selbst das Leben zu nehmen? Und wer wusste, dass er das todbringende Medikament schon zu Hause hatte? Und was hatte er für ein Motiv? Ich glaube, diesen Fall werden wir nur über das Motiv lösen. Es muss etwas geben, das nicht warten konnte, bis er sich selbst das Leben nahm.«

Kammowskis Telefon klingelte, und er wurde plötzlich sehr ernst.

»Was ist passiert?«, fragte Svenja, nachdem er aufgelegt hatte.

»Das war Elly, meine Ex. Mein Schwiegervater ist gestorben.«

»Oh, das tut mir leid.«

Kammowski nickte. »Er war ziemlich krank, hatte schon fünfzehn Jahre Parkinson. Ist für alle sicher besser so.«

Er brach ab. Die Nachricht ging ihm näher, als er zugeben wollte. Seine Schwiegereltern hatten ihm immer sehr nahegestanden, fast näher als seine eigenen Eltern. Als er Elly kennenlernte, hatte er zum ersten Mal erlebt, wie Familie auch sein konnte: behütend, liebevoll, manchmal laut und kontrovers, aber immer fürsorglich. Sein eigener Vater war hart gewesen, hatte nie Gefühle gezeigt, und seine Mutter war schwach gewesen und hatte sich in allem an ihrem Mann orientiert. Jahrelang hatte Kammowski mit seinen Eltern kein Wort gesprochen. Mit seinem Vater hatte er sich nie mehr versöhnt, und der Mutter war er erst wieder in der Zeit ihrer Demenz nahegekommen.

Ellys Familie war damals sein Zuhause geworden. Und wenn er daran dachte, wie er zum ersten gemeinsamen Weihnachtsfest als Geschenk einen Haustürschlüssel unter dem Weihnachtsbaum gefunden hatte, kamen ihm heute noch die Tränen.

Nun war Willfried also gestorben, und Kammowski wurde mit einem Mal klar, wie selten sie sich in den letzten Jahren gesehen hatten. Er hätte sich mehr kümmern müssen!

Er hatte Elly nach der Beerdigung gefragt, aber da konnte sie noch nichts mitteilen. Der Vater hatte gewünscht, eingeäschert zu werden. Das könne noch dauern, die Krematorien seien wegen Corona noch überlastet. Außerdem habe er in seinem Garten in der Eifel beerdigt werden wollen. Das gehe natürlich nicht, nur wolle ihre Mutter das noch nicht einsehen. Elly hatte Kammowski gebeten, Anian und Charlotte Bescheid zugeben, wollte aber am Abend noch einmal anrufen. Er hatte bemerkt, wie ihr die Stimme brach. Natürlich, es war ja ihr Vater, der gestorben war, war ihm plötzlich klargeworden, er war von seiner eigenen Trauer so überwältigt gewesen, dass er das einen Moment lang gar nicht realisiert hatte. Und das hatte ihm noch einmal gezeigt, wie er an diesem alten Mann gehangen hatte.

»Es tut mir schrecklich leid, Elly«, hatte er schließlich gesagt. »Ich hatte ihn sehr gern.«

»Ja, ich weiß, er dich auch«, hatte Elly geantwortet und aufgelegt.

Nun erzählte er Svenja von der schönen Zeit damals. Er war noch Schüler gewesen und war mit seinem Freund Klaus und anderen Freunden von der Schule zum Rosenmontag in den Kölner Karneval gezogen. Sie hatten die Nacht durchgefeiert und Kammowski war am nächsten Morgen in einer fremden Wohnung in den Armen einer schönen Frau erwacht, in die er sich sofort verliebte. Elly lebte dort erst seit Kurzem, seit sie ihr Lehramtsstudium aufgenommen hatte. Sie war zwei Jahre älter als er und studierte schon, während er erst im darauffolgenden Jahr sein Abi machte. Am Wochenende waren sie oft gemeinsam auf dem Hof der Großeltern in der Eifel gewesen, den sich die Eltern nach deren Tod als Wochenendhaus hielten. Nach ihrer Berentung waren sie dann ganz dorthin gezogen und hatten ihre kleine Kölner

Wohnung aufgegeben. Als Klaus und er nach dem Abi vor der Bundeswehr nach Berlin flohen, hatten Ellys Eltern ihm das etwas übelgenommen, da ihre Tochter nichts Besseres zu tun hatte, als ihm nach Berlin zu folgen. Aber sie waren beide gutmütige Menschen und hatten ihm verziehen.

Während Svenja noch Berichte in den Rechner eingab, hing Kammowski seinen Gedanken nach und starrte vor sich hin. Wie schnell all diese Jahre vergangen waren. Es hatte eine Zeit gegeben, da waren sich Elly und er einig gewesen, dass sie irgendwann im Rentenalter, das damals noch gefühlte hundert Jahre entfernt gewesen war, auch auf diesem Resthof in der Eifel mit dem riesigen Garten leben würden. Sie wollten Kartoffeln anbauen und Hühner halten, und am Wochenende würden die Kinder und irgendwann auch Enkel aus Köln zu Besuch kommen. Hatte sich irgendwie anders ergeben.

»Ich geh dann mal für heute«, sagte Svenja gegen siebzehn Uhr.

Kammowski nickte ihr abwesend zu, und dann wanderte sein Blick wieder von ihr zu dem Baum vor seinem Fenster, in dem Spatzen ein spätes Nachmittagskonzert gaben. Schließlich nahm er sein Telefon zur Hand, um Anian und Charlotte mitzuteilen, dass ihr Großvater gestorben war.

KAPITEL 43

DAS BAUCHGEFÜHL EINES KRIMINALISTEN

Am nächsten Morgen berichtete Doro, die gute Seele vom K1, die sie nicht nur mit exzellenten Kaffeeköstlichkeiten und Keksen, sondern auch mit Hintergrundrecherche versorgte, in der Morgenkonferenz über die finanziellen Verhältnisse des Toten Theodor von Hausmann.

»Herr von Hausmann war ein vermögender Mann. Seine Finanzen sind von einem Notar verwaltet worden, Frank Möbius. Mit dem habe ich für euch heute Nachmittag einen Gesprächstermin vereinbart. Aus den Kontobewegungen des Toten geht hervor, dass er einem Heilpraktiker namens Terbrüggen im letzten Jahr monatlich viertausend Euro überwiesen hat. Ich habe Herrn Terbrüggen bereits angerufen, und er hat mir mitgeteilt, das sei sein Honorar für umfassende Behandlungen und palliative Begleitung gewesen. Vielleicht wollt ihr mit dem auch noch mal sprechen?« Kammowski nickte, und Doro fuhr fort: »Er würde euch heute um zwölf Uhr in seiner Mittagspause empfangen wollen.«

Kammowski verdrehte die Augen, Svenja grinste. Doro hatte wieder alles perfekt organisiert, aber Kammowski hasste es, wenn er von ihr zu den verschiedenen Terminen dirigiert wurde.

Doro fuhr ungerührt mit ihrem Bericht fort: »Terbrüggens Frau steht einem Verein vor, *Veritas,* der sich zum Ziel gesetzt hat, die Sterbehilfe in Deutschland zu etablieren. Mangels passender gesetzlicher Rahmenbedingungen führen sie selbst keine Sterbehilfe durch, sondern vermitteln ihre Klienten in die Schweiz zu *Dignitas,* da in der Schweiz Sterbehilfe unter bestimmten Umständen legal ist. Das Ganze läuft auf Spendenbasis. Von Hausmann hat dem Verein kurz vor seinem Tod fünfzigtausend Euro Spende überwiesen. Terbrüggen meint, es sei durchaus üblich, dass sich Patienten für die geleistete Hilfe bedanken wollten. Aber das Geld fließt komplett in den Verein, meinte er, und wird für die laufenden hohen Kosten und für Kunden verwendet, die nicht über die nötigen Ersparnisse verfügen, um *Dignitas* selbst zu bezahlen. Terbrüggen sagt, Theodor von Hausmann hat mit ihrer Hilfe bereits vor Monaten alle notwendigen Schritte in der Schweiz unternommen.«

»Wenn bei dem monatliche Zahlungen eingegangen sind, hatte er zumindest kein Interesse, von Hausmann zu töten. Damit bricht ihm ja eine gute Einnahmequelle weg«, überlegte Svenja, als sie am Mittag im Wartezimmer des Heilpraktikers warteten.

Kammowski nickte, sagte aber nichts. Sein Blick wanderte von der beeindruckenden Einrichtung hin zu den Menschen im Warteraum. Es herrschte ein reges Kommen und Gehen, und zuvorkommende Angestellte, zu erkennen an ihrem beige-weißen Einheitsdress, kümmerten sich engagiert und freundlich um das Wohl der Wartenden, denen jeder Wunsch von den Augen abgelesen zu werden schien. Es war die Atmosphäre eines sehr teuren, sehr edlen Etablissements. Kammowski stellten sich die Nackenhaare auf. Reichtum in jeder Form war ihm suspekt. Er kam sich vor wie in einer Entzugsklinik für Superreiche. Kürzlich hatte er in der Zeitung einen Bericht über Kliniken in der Schweiz gelesen, wo sich eine ganze Crew, vom Küchenchef bis zum Arzt und Psychotherapeuten, wochenlang nur um einen einzigen Klienten kümmerte.

Mit ihnen im Warteraum saß eine junge Frau, die Kammowski bekannt vorkam. Endlich fiel ihm ein, woher er sie kannte.

»Sind Sie nicht Toni? Haben Sie nicht mal mit meiner Tochter Charlotte in der WG gewohnt?«

Die junge Frau sah ihn erstaunt an, und ehe sie antworten konnte, mischte sich ihr Begleiter ein. »Meine Frau möchte nicht gestört werden, sie hat eine anstrengende Behandlung vor sich.«

Die junge Frau schien protestieren zu wollen, überlegte es sich dann aber anders. Stattdessen lächelte sie Kammowski nur verlegen an. Bald darauf wurde sie von einem der eilfertigen beige-weißen Geschöpfe in eines der Behandlungszimmer eskortiert.

Nach dem Gespräch mit Terbrüggen, das ihnen nicht mehr Informationen brachte, als Doro bereits telefonisch aus ihm herausgekitzelt hatte, sah Kammowski sich wieder nach der jungen Frau um, konnte sie aber nirgendwo entdecken.

»Wen suchst du?«, fragte Svenja.

»Die junge Frau, die wir eben im Wartezimmer getroffen haben. Die hat mal mit meiner Tochter zusammengewohnt. Fandst du es nicht auch komisch, wie der Mann sie abgeschirmt hat? Er hat sie ja kein Wort mit mir sprechen lassen.«

»Vielleicht ist sie sehr krank?«

»Ja, möglich, aber was macht sie dann bei einem Heilpraktiker? Noch dazu bei einem aus dieser Preiskategorie?«

Kammowski erwog kurz, Svenja davon zu erzählen, dass Charlotte sich um ihre Mitbewohnerin Sorgen gemacht hatte, aber die telefonierte mit Doro, während sie zurück zum Auto gingen, und später vergaß er es.

Im Gegensatz zu Terbrüggen, der sich jedes Wort aus der Nase hatte ziehen lassen, erwies sich Frank Möbius als jovial und gesprächig. Er thronte hinter einem alten Holzschreibtisch, auf dem sich unzählige Akten stapelten.

»Theo war mein bester Freund. Wir kennen uns schon viele Jahre und obwohl wir sehr verschieden waren und die Entscheidungen des anderen oft nicht verstanden haben, mochten wir uns. Es war eine Tragödie mit dieser furchtbaren Erkrankung.«

»Wussten Sie, dass er sich das Leben nehmen wollte?«

Möbius zögerte. »Sagen wir mal so: Ich kannte ihn ja, ich habe damit gerechnet. Es war für uns alle eine Qual, ihn so verfallen zu sehen. Aber er hat mich nicht in Einzelheiten eingeweiht.«

»Es heißt, Sie haben auch seine Finanzen verwaltet. Was können Sie uns zu seinem finanziellen Hintergrund sagen?«, fragte Svenja.

»Nun, Theo war ein sehr vermögender Mann. Er hat vor einigen Jahren sein Unternehmen sehr gut verkaufen können und sein Geld geschickt angelegt.«

Die Sekretärin des Notars brachte ein Tablett, auf dem sie eine Kanne Kaffee, Tassen, Milch und Zucker sowie Gebäck angerichtet hatte.

»Vielen Dank, Frau Walter, stellen Sie es nur hier auf den Tisch, wir bedienen uns dann selbst«, sagte Möbius und bat die Kommissare, mit ihm in der Ledersitzecke im Erker Platz zu nehmen. »Hat er sich denn nun selbst das Leben genommen?«, fragte er, nachdem sie sich mit Kaffee versorgt hatten. »Seine Tochter Melanie ist ja überzeugt davon, dass er das nicht selbst getan hat. Und ich muss sagen, ich habe auch so meine Zweifel.«

»Ach ja? Was lässt Sie denn zweifeln? Und wer profitiert von seinem Tod?«, fragte Kammowski.

»Das ist ja das Furchtbare. Niemand profitiert davon. Theo hatte seine Kinder vor einiger Zeit im Streit enterbt. Das Verhältnis zwischen ihm und den Kindern war immer schwierig. Nach der Scheidung waren die Kinder bei der Mutter geblieben, und die hat sich einige Jahre später das Leben genommen. Und statt die Kinder dann zu sich zu nehmen, hat er sie bei den Schwiegereltern gelassen. Vor allem mit Valentin hat Theo immer Ärger gehabt. Theo war lange der Meinung, dass es für seine Kinder schädlich wäre, wenn sie Geld erbten, dass es sie verweichlichen würde. Er war so ein Mensch. Hart zu sich und hart zu anderen. Aber die Krankheit hat ihn weicher gemacht. Erst kürzlich hat er mich angerufen und mir den Auftrag erteilt, eine Testamentsänderung zugunsten seiner Kinder vorzunehmen. Alles war vorbereitet, er hat nur noch nicht unterschrieben. Warum also sollte er sich vorher das Leben nehmen? Das ergibt einfach keinen Sinn. Nun werden beide Kinder nur den Pflichtteil erben, der Rest geht an verschiedene wohltätige Organisationen. Es sei denn, es gelingt uns mit meiner eidesstattlichen Erklärung, das Testament anzufechten. Ich fürchte aber, für Melanie und Valentin sieht es nicht gut aus.«

»Wer sind denn nun die Begünstigten?«, fragte Kammowski.

»Der Großteil geht an die ALS-Forschung von Professor Meier in der Charité, ein weiterer Teil an einen Verein, der Sterbewillige in Deutschland unterstützt, sich mithilfe eines Schweizer Vereins das Leben zu nehmen. *Veritas* heißt der, glaube ich.«

»Und in dem neuen, noch nicht unterschriebenen Testament?«, fragte Kammowski.

»Da sollten die Kinder wieder die Alleinerben sein.«

»Wer wusste denn von dem Vorhaben, das Testament wieder zu ändern?«

»Ich kann Ihnen nicht sagen, mit wem Theo darüber gesprochen hat. Ich nehme an, Melanie wusste es. Mit der hatte er im letzten halben Jahr wieder sehr viel Kontakt. Ich selbst habe es nur seinem Sohn gesagt. Er hatte mich darum gebeten, dass ich ihm Bescheid gebe, wenn Theo es sich anders überlegt und einen Termin zur Testamentsänderung vereinbart. Das habe ich getan. Ich vermute mal, er wollte davon abhängig machen, ob er sich noch mit seinem Vater versöhnt. Die beiden waren dieselben Dickköpfe, da konnte man wohl nichts machen.«

»Dann scheiden die beiden Kinder als Täter wohl aus«, sagte Kammowski auf dem Nachhauseweg.

»Die Alibis sollten wir uns dennoch geben lassen«, meinte Svenja. »Und dem Terbrüggen und seiner Frau sollten wir noch einmal auf den Pelz rücken. Der ist nun der Einzige, der ein nachvollziehbares Motiv hat. Doro muss uns einen Durchsuchungsbeschluss für seinen Luxustempel besorgen.«

»Ja, aber was suchen wir da?«, fragte Kammowski.

»Vielleicht einen roten Wollpullover?«

»Und selbst wenn wir den finden ... Wenn ich das richtig verstanden habe, hat sich unser Opfer jeden Tag in der Praxis von Terbrüggen verwöhnen lassen. Die Fasern unter seinem Finger beweisen leider gar nichts. Das zerpflückt uns jeder Anwalt, und wenn wir nicht mehr vorzuweisen haben, wird der Staatsanwalt da nicht mitgehen.«

»Hast du einen besseren Vorschlag?«, fragte Svenja genervt.

»Nein«, erwiderte Kammowski. »Wir können ja nicht einmal nachweisen, dass Terbrüggen von der Erbschaft etwas wusste, da können wir ja gleich auch einen Durchsuchungsbeschluss bei Herrn Meier in der Charité beantragen. Dessen Stiftung erbt schließlich auch.«

KAPITEL 44

BEGRABT MICH AUF EINER BERGWIESE

»Die wollen mich nicht zur Einäscherung und Beerdigung meines eigenen Vaters mitnehmen. Wusstest du, dass Charlotte, Anian und Mama ihn jetzt in der Schweiz auf einer Bergwiese begraben wollen?«, fragte Elly.

Kammowski hielt das Smartphone etwas weiter von seinem Ohr weg. Wenn Elly empört war, hatte ihre Stimme immer einen schrillen Ton.

Christine und er saßen gerade mit Freunden auf dem Balkon und grillten. Es war ein schöner lauer Sommerabend. Der ganze Bergmann-Kiez schien zu grillen, überall dampften und rauchten die Balkone. Das Grillgut war gerade fertig, daher kam Ellys Anruf etwas ungelegen. Kammowski stand auf, reichte Christine die Grillgabel, machte eine entschuldigende Geste und formte mit den Lippen: *Elly wegen der Beerdigung,* während er auf sein Smartphone zeigte. Dann ging er hinein in die Wohnung, um in Ruhe telefonieren zu können.

»Nein, natürlich nicht, wieso sollte ich das wissen?«, beantwortete er Ellys Frage.

»Vielleicht, weil du ihr Vater bist und sie bei dir in Berlin leben?«, echote es prompt.

Soweit ich weiß, sind es auch deine Kinder, und es handelt sich um deine Mutter, und Charlotte und Anian leben zwar in Berlin, aber nicht mehr bei mir, sie sind erwachsen, und ich sehe sie kaum häufiger als du, und telefonieren kannst du auch …, fiel im als spontane Erwiderung ein, aber er bezwang sich. Seine Ex war eine herzensgute Frau, aber wenn sie sich einmal über etwas aufregte, war sie nicht zu bremsen und man wartete den Sturm der Entrüstung am besten ergeben ab.

Ja, so kannte er die Frauen in ihrer Familie: lebensfroh, liebenswert, hilfsbereit bis zur Selbstaufgabe, niemals nachtragend, engagiert, stark, aber hochexplosiv und, wenn der Kessel erst einmal unter Dampf stand, mit einem Hang zu irrationalem Handeln. So war Leonore, Ellys Mutter. So war auch Elly, wenn auch in deutlich abgeschwächter Form, sie hatte sich schließlich jahrelang an den Wutausbrüchen ihrer Mutter abgearbeitet, und so war auch Charlotte, Kammowskis und Ellys Tochter.

»Das ist so kränkend, er war doch mein Vater.«

»Das kann ich gut verstehen«, sagte Kammowski mitfühlend. Er fand Leonores Verhalten tatsächlich etwas merkwürdig. »Was sagt Leonore denn, warum sie das so haben will?«, fragte er.

Elly holte tief Luft. »Sie möchte im Oktober ein großes Beerdigungsfest im Garten in der Eifel machen. Du weißt doch, was sie für ein Theater veranstaltet hat. Sie wollte, dass Willy in seinem Garten beerdigt wird. Ich habe ihr tausendmal gesagt, dass das in Deutschland nun einmal nicht erlaubt ist, aber sie ist stur wie ein Esel. Nun will sie es allen zeigen: Die eigentliche Beisetzung wird gar nicht gefeiert, da darf niemand kommen. Sie hat mit einem Beerdigungsunternehmen eine Bestattung nach Schweizer Recht vereinbart. Danach wird Papa in einem Krematorium in Deutschland verbrannt, und die Asche wird einem schweizerischen Partnerunternehmen übergeben, mit dem Leonore eine Bestattung auf einer Bergwiese vereinbart hat. Die Grabstelle hat sie schon gekauft. Aber das alles will sie allein mit Charlotte und Anian machen, sonst soll niemand dabei sein. Wir sollen dann mit ihr im Oktober eine Urne, in der nichts drin ist, feierlich unter der alten Esche im Garten beerdigen. Sie ist total verrückt geworden. Sie hat gesagt, es macht nichts, dass die Asche gar nicht da drin ist, allein die Geste zählt, eine Bestattung auf einer Bergwiese wäre Papas zweite Lieblingsstelle gewesen. Da sie nicht von allen Verwandten verlangen kann, zur Beerdigung auf eine Bergwiese anzureisen, aber allen die Möglichkeit geben will, sich zu verabschieden, plant sie diese Sache in der Eifel. Stell dir vor, sie hat sogar den Pfarrer ihrer Gemeinde gefragt, ob er eine Beerdigungsrede im Garten hält. Der hat natürlich empört abgelehnt. Die kirchliche Beerdigung sei ein heiliges Sakrament und keine Show, hat er gesagt.« Sie musste lachen. »Sie hat ihm geantwortet, dass er ein herzloser Vollidiot ist und die Kirche an solch unflexiblen Vollpfosten wie er zugrunde gehen wird. Nun hat sie einen nicht konfessionellen Trauerredner engagiert. Das ganze Dorf wird eingeladen, sie macht jetzt schon Listen, wer was mitbringen soll. Es soll Bio-Spanferkel geben, und ich darf zwei Kuchen und zwei Salate beisteuern.«

Jetzt musste Kammowski laut lachen. »Leonore, wie sie leibt und lebt. Vielleicht lässt man sie einfach machen«, schlug er vor. »Dagegen kommst du sowieso nicht an.«

»Ja vielleicht, aber es ist doch ziemlich kränkend.«

»Ja, das ist es. Aber vielleicht hat sie das alles so mit deinem Vater abgesprochen. Vielleicht war es sein Wille.«

»Ja, vermutlich hast du recht. Wo der ja so gern gefeiert hat. Je mehr Leute, desto besser.«

Ihr Ton war sarkastisch geworden. Kammowski musste wieder lachen und steckte Elly damit an. Das war in der Tat kaum vorstellbar. Willy war in seinem Garten am liebsten allein gewesen. All die Familienfeiern hatte er nur Leonore zuliebe über sich ergehen lassen, auch wenn er sich letztlich doch immer gefreut hatte, alle zu sehen. Aber wenn die Gäste wieder gingen, war ihm das noch lieber gewesen.

»Fast hätte ich jetzt gesagt, die eine Feier wird er auch noch überleben«, sagte Kammowski. Und dann gackerten sie wie in alten Zeiten.

Christine steckte den Kopf zur Tür herein.

»Du, ich muss mal, wir haben Gäste …«, sagte Kammowski.

»Hab dich lieb«, sagte Elly.

»Ich dich auch«, antwortete Kammowski und legte auf.

KAPITEL 45

DURCHSUCHUNG IM MORGENGRAUEN

Mehmed Becker, der Gerichtspathologe, hatte seinen Abschlussbericht geliefert, und wieder einmal legte er sich nicht fest. Todesursache sei unzweifelhaft das Barbiturat gewesen. Außer den blauen Flecken an den Handgelenken habe er keine Zeichen von Fremdeinwirkung feststellen können. Aber selbstverständlich könne es sein, dass das Opfer festgehalten worden und ihm die Substanz mit Gewalt einverleibt worden sei, genauso wie es sein könne, dass die Hämatome an den Handgelenken auf andere Weise entstanden waren, und von Hausmann sich das Gift selbst zugeführt habe.

»Mensch, Mehmet«, maulte Kammowski durchs Telefon, während er durch den Bericht scrollte. »Kann sein, muss nicht sein? Was sollen wir denn damit anfangen? Kannst du dich nicht *ein Mal* festlegen?«

»Leider nein«, lachte Mehmet. »Die Handgelenke sind definitiv von kräftigen Händen umfasst worden, sodass Hämatome auftraten. Ich kann sagen, dass sich das vor seinem Tod ereignet hat und dass sie noch nicht alt waren, aber wann genau sie ihm beigebracht worden sind, müsst ihr schon selbst herausfinden. Ich kann schließlich keine Beweise fälschen, um dich glücklich zu machen, Kammowski. Aber ich kann dich zu meiner neuen Show in der *Bar jeder Vernunft* einladen. Das wird dich sicher aufmuntern. Darfst auch deine Freundin mitbringen.«

»Und ich?«, rief Svenja von ihrem Schreibtisch herüber. Anfangs hatte sie sich mit dem Pathologen etwas schwergetan, weil er so von sich und seiner Attraktivität eingenommen war, sommers wie winters im weißen T-Shirt seine Sixpacks zur Schau stellte und immer einen dummen Spruch auf den Lippen hatte. Aber inzwischen hatte sie ihn als kollegial und nett kennengelernt, und da er in seiner Freizeit als Comedian einigen Erfolg hatte, waren seine Einladungen zu solchen Abenden immer willkommen.

»Also gut, dann kommen demnächst vier Karten mit der Hauspost zu euch«, trötete Mehmed durchs Telefon. »Wen bringt unsere junge Kollega denn diesmal mit?«

»Geht dich nichts an, alter weißer Mann«, antwortete Svenja. »Lass dich überraschen.«

»Sind Türken denn weiß?«, gab Mehmed zurück.

»Na, jedenfalls sind sie nicht schwarz«, meinte Kammowski.

»Auf jeden Fall seid ihr beide alte Männer«, schloss Svenja die Debatte.

»Auf jeden Fall ist das Alters- und Geschlechtsdiskriminierung«, beschwerte sich Kammowski, und Mehmet und er lachten albern.

In diesem Moment kam Thomandel zur Tür herein.

»Alters- und Geschlechtsdiskriminierung? In meiner Abteilung? Wovon genau sprecht ihr?«, fragte er.

»Ach nichts, Chef, war nur ein Spaß«, erwiderte Svenja rasch, konnte sich das Lachen aber kaum verkneifen.

Thomandel war dafür berüchtigt, dass er seine Leute gern auf Fortbildungen schickte, insbesondere zu ethischen Themen, was besonders unbeliebt war. Diesmal kam er aber zum Glück nicht wegen einer Fortbildung, sondern um ihnen mitzuteilen, dass ihrem Antrag auf Durchsuchung der Räumlichkeiten von Terbrüggen und dem Verein *Veritas* stattgegeben worden war. Das lag allerdings nicht so sehr an den Beweisen und Verdachtsmomenten, die sie vorgelegt hatten. Terbrüggen hatte ein sehr überzeugendes Alibi. Er hatte mit seiner Frau auf einer Veranstaltung in München einen Vortrag gehalten und war zur Tatzeit definitiv nicht in Berlin gewesen. Vielmehr verdankten sie den Durchsuchungsbeschluss der Tatsache, dass der Verein *Veritas* bereits zuvor aufgefallen war:

Angehörige hatten Anzeige erstattet, weil zugunsten des Vereins Testamente geändert worden waren. Offenbar hatte die Staatsanwaltschaft nur auf einen weiteren Anlass gewartet, um lospreschen zu können.

Und so kam es, dass an einem Dienstag Ende Juli im Morgengrauen die Räumlichkeiten von *Veritas* und die Wohnung der Terbrüggens durchsucht und kistenweise Material beschlagnahmt wurde. Die Sichtung der Akten würde Monate in Anspruch nehmen. Das war aber nicht mehr Aufgabe von Svenja und Kammowski. Die Betrugsabteilung hatte den Fall übernommen. Als Svenja einige Tage später dort anrief, um zu erfahren, ob es etwas Neues gäbe, wurde sie abschlägig beschieden.

»Das ist jetzt mal interessant«, sagte Svenja.

Sie saßen gemeinsam beim Cappuccino in *Doros Café*, einer Nische mit Oberlicht im Flur; Doros Arbeitsplatz, den sie sich mit Kaffeemaschine, Stellwänden, Blumen, Tischen und Korbstühlen als gemütlichsten Platz im LKA eingerichtet hatte – von den Vorgesetzten anfangs mit Argwohn betrachtet, dann geduldet und inzwischen nicht mehr hinterfragt. Svenja blätterte in einem Bericht, den sie sich kurz zuvor ausgedruckt hatte.

»Die Überprüfung der Konten von Terbrüggen hat ergeben, dass Terbrüggen nicht nur von Theo von Hausmann Geld überwiesen bekommen hat, sondern auch von dessen Sohn Valentin von Hausmann. Keine so immensen Beträge wie von Theo, aber immerhin auch einmalig fünftausend Euro.«

»Wofür denn?«

»Steht hier nicht. Wir werden ihn fragen müssen.«

»Thomandel will, dass wir den Fall als Suizid abschließen«, gab Kammowski zurück. »Aber den Verwendungszweck dieses Geldes soll uns Valentin von Hausmann schon noch erklären«, brummte er und schüttete den Rest seines Kaffees hinunter.

»Wollt ihr hinfahren, oder soll ich ihn einbestellen«, fragte

Doro, die das Gespräch von ihrem Schreibtisch aus verfolgt hatte, und strahlte sie an.

»Bestell ihn mal ein«, sagte Svenja. »Der wohnt draußen in Tegel, da sind wir Stunden unterwegs.«

»Wir könnten das Motorrad nehmen«, schlug Kammowski vor. »Es ist schon halb drei. Wenn wir mit ihm gesprochen haben, können wir danach noch im Tegeler See eine Runde schwimmen und vielleicht anschließend irgendwo etwas essen?«

»Ich wollte eigentlich noch zum Sport«, überlegte Svenja.

»Schwimmen ist auch Sport. Ich kenne da eine nette Badestelle am Westufer, nicht so überlaufen, und das Wasser soll klasse sein.«

»Ich habe doch gar kein Badezeug dabei und auch keinen Helm.«

»Christines Helm, ihren Lederanzug, einen Badeanzug und Handtücher habe ich in meinem Gepäckkoffer, und falls der Badeanzug nicht passt, kannst du auch in Unterwäsche schwimmen.«

Eine halbe Stunde später saßen sie auf Kammowskis *California* und ließen sich den Fahrtwind um die behelmten Ohren wehen. Svenja hatte vor Jahren selbst einen Motorradführerschein gemacht. Seit sie in Berlin lebte, hatte sie aber kein Motorrad mehr. Kammowski hatte die alte *Guzzi* Baujahr 1997 kürzlich von einem Kollegen übernommen, der in Rente ging, krank war und nicht mehr fahren konnte. Kammowski hatte eigentlich immer ein Motorrad besessen, aber seine alte *BMW* hatte in den letzten Jahren viel Aufmerksamkeit gekostet und meist kaputt in der Garage gestanden, und zum Schrauben hatte Kammowski nicht genügend Zeit. Die *Guzzi* war zwar auch schon in die Jahre gekommen, vom Vorbesitzer aber sehr gut gepflegt worden. Der Motor lief wie ein Nähmaschinchen, und Kammowski hatte am Fahren wieder neue Freude entwickelt. Svenja hegte den Verdacht, dass Christine, Kammowskis Freundin, davon nicht so begeistert war, jedenfalls hatte sie neulich einmal eine Andeutung gemacht, dass sie froh und glücklich sei, wenn Svenja mit ihm durch die Gegend führe und sie nicht mitmüsste. Svenja genoss diese Fahrten tatsächlich sehr. Ihr selbst war die *Moto Guzzi* zu schwer, zu unhandlich, aber sie fuhr gern bei ihm mit. Kammowski war ein besonnener, ruhiger Fahrer, bei dem sie sich sicher fühlte.

Valentin von Hausmann bewohnte eine bescheidene Zweizimmerwohnung in einem Mehrfamilienhaus. Von der Pracht der väterlichen Wohnung war hier keine Spur. Er schien allein zu wohnen, jedenfalls wirkte die Wohnung wie die eines Junggesellen, dessen Ambitionen, Ordnung zu halten, mäßig ausgeprägt waren. Immerhin räumte er einige Bier- und Wasserflaschen vom Tisch und bot den Kommissaren einen Platz an.

»Was gibt's denn noch?«, fragte er etwas unwillig und fuhr sich mit einer nervösen Geste durch die längeren Haare auf dem Oberkopf, die sich helmartig über die kurzgeschorenen Seiten wölbten. Doro hatte Valentin von Hausmann bereits wenige Tage nach dem Tod routinemäßig einbestellt, und einer der Kollegen im LKA hatte seine Aussage protokolliert.

»Nun, es haben sich neue Fragen ergeben. Sie haben Herrn Terbrüggen am vierzehnten Juli dieses Jahres einen Betrag von fünftausend Euro überwiesen. Dürfen wir fragen, wofür?«

»Was geht Sie das an?«

»Nun, Herr Terbrüggen war der Heilpraktiker ihres Vaters …«

»Ich wusste nicht mal, dass der Alte zu ihm ging«, fuhr Valentin ihm über den Mund.

»Herr von Hausmann, fünftausend Euro sind eine Menge Geld. Wenn wir richtig informiert sind, verfügen Sie nicht über die finanziellen Mittel, die ihr Vater hatte. Also noch einmal, wofür war dieses Geld?«, sagte Svenja.

Valentin zögerte einen Moment. Schließlich sagte er: »Es geht Sie zwar wirklich überhaupt nichts an, aber diese Zahlung ist eine Vorauszahlung für Behandlungen, die ich bei Terbrüggen gebucht habe. Ich habe es mit dem Rücken, müssen Sie wissen. Die Inanspruchnahme medizinischer Behandlungen ist doch nicht verboten, oder?« Er grinste Svenja an.

»Wussten Sie, dass Herr Terbrüggen beziehungsweise der Verein, dem seine Frau vorsteht, auch erben wird?«, insistierte Svenja.

Valentin starrte sie regungslos an. »Nein, das wusste ich nicht«, sagte er nach einer längeren Pause. »Das Testament ist noch nicht eröffnet, und mein Vater pflegte mich nicht über seine Geldtransaktionen auf dem Laufenden zu halten. Wenn Sie mich jetzt entschuldigen möchten? Ich habe noch Termine.«

»Seit wann zahlt man für medizinische Leistungen im Voraus und dann einen solchen Betrag?«, überlegte Svenja laut, als sie am Ufer des Tegeler Sees lagen und sich von den letzten wärmenden Sonnenstrahlen des sommerlichen Spätnachmittags die nasse Haut trocknen ließen.

»Wir könnten die Kollegen fragen, ob wir uns die Bücher von Terbrüggen mal genauer ansehen können«, schlug Kammowski vor und wälzte sich vom Bauch auf den Rücken.

»Daraus wird nichts«, sagte Svenja. »Diese Hausdurchsuchung war ein einziges Fiasko. Bisher haben die Kollegen nichts gefunden. Man kann schließlich wen immer man will in seinem Testament begünstigen, auch wenn es den Angehörigen nicht passt. Terbrüggen hat bereits eine Klage wegen Rufschädigung angestrengt.«

Kammowski nickte und streichelte seinen Bauch. »Wollen wir langsam aufbrechen? Ich bekomme Hunger.«

Svenja begann sich anzuziehen und die Sachen zusammenzuräumen.

»Worauf hast du Appetit?«, fragte Kammowski und zog sich ebenfalls an.

»Matze, du weißt genau, dass ich jetzt nicht noch mit dir essen gehen kann. Klaus und Bea warten auf mich.«

»Klaus kommt doch sonst auch ganz gut allein zurecht«, insistierte Kammowski, »und ich habe wirklich Hunger. Wir können es doch kurzhalten.«

»Nein, wirklich nicht, Kammowski. Klaus hat gekocht, und ich will auch zu meiner Kleinen nach Hause.«

Kammowski stöhnte und murmelte irgendetwas von Elternglück, das Svenja nicht genau verstand.

Svenjas Tochter Bea war inzwischen anderthalb Jahre alt und Klaus, Kammowskis ältester Freund noch aus Schulzeiten, mit dem Svenja seit einigen Jahren liiert war, hatte sich für Elternzeit entschieden, damit Svenja weiterarbeiten konnte.

»Aber weißt du was? Ich frage Klaus mal, ob das, was er heute gekocht hat, auch für vier reicht. Dann setzt du mich zu Hause ab und holst Christine, und wir machen uns auf dem Balkon einen schönen Freitagabend. Und falls es nicht reicht, bringt ihr noch was aus einem Restaurant mit.«

Es reichte für alle. Klaus hatte einen großen Topf Gemüsesuppe gekocht, und Christine und Kammowski brachten Käse und Wein mit.

»Wird euch das nicht manchmal zu viel?«, wandte Kammowski sich an Klaus, als Svenja die lebhafte Bea mit viel Überredungskunst ins Bett gebracht hatte und offenbar neben ihr eingeschlafen war. Sie saßen auf dem großen Balkon, und die Hitze der Stadt brachte die Luft zum Flirren.

»Doch, schon«, gab Klaus zu. »Aber sie gibt viel mehr, als sie nimmt«, schob er grinsend hinterher.

Kammowski musste zugeben, dass er seinen Freund noch nie so glücklich gesehen hatte. So viele Jahre hatte er immer wieder verfolgt, wie Klaus' Gefährtinnen kamen und gingen, sodass er große Sorge gehabt hatte, dass es »seiner« Svenja genauso ergehen würde. Lange hatte er alles drangesetzt, die beiden zu trennen, was ihm aber nicht gelungen war. Und nun musste er staunend zur Kenntnis nehmen, dass Klaus sich geändert hatte. Er, für den nur seine Freiheit, seine Arbeit als Gymnasiallehrer, seine Reisen und seine Stereoanlage gezählt hatten, war plötzlich ein Familienmensch geworden.

»Wir könnten ja immer einen Abend in der Woche auf Bea aufpassen, damit ihr mal Zeit für euch habt«, schlug Christine vor, und Kammowski wunderte sich, dass ihm das nicht schon längst selbst eingefallen war. So sehr, dass er bald darauf, als der »Bea-Abend« zur festen Regel geworden war, felsenfest glaubte, das sei allein seine Idee gewesen.

KAPITEL 46

DA IST EINE FREUNDIN HILFLOS

Den Juli über arbeitete Charlotte in einer neurologischen Praxis. Vermittelt hatten ihr den Job die Eltern einer Kommilitonin, die den Praxisinhaber gut kannten. Er suchte dringend eine Aushilfe, von seinen zwei Teilzeitkräften war die eine wegen Krankheit und die andere wegen Urlaub ausgefallen. Charlotte kam der Job gelegen. Sie wollte sich noch keine feste Ausbildungsstelle suchen, brauchte aber noch Geld für die Weltreise, die sie mit Paul machen wollte. Außerdem war sie sich noch nicht sicher, welchen Facharzt sie anstreben sollte, da war es schlau, sich noch einmal umzusehen. Die Praxis von Dr. Weiller war ein Ein-Arzt-Betrieb in Schöneberg, untergebracht in einer schönen Altbauwohnung in der Nähe des Nollendorfplatzes, allerdings für Patienten nicht optimal, denn bis zum Fahrstuhl mussten sechs Treppenstufen überwunden werden.

»Würde heute nicht mehr genehmigt, da muss alles barrierefrei sein, die Praxis hier hat aber noch Bestandsschutz«, erklärte ihr der Chef, Martin. Sie hatten sich gleich auf ein Du geeinigt. »Ich habe mich immer wieder mal nach anderen Räumlichkeiten umgesehen, wollte gern auch einen Raum mehr haben, aber dann habe ich es wieder sein lassen. Die Mieten sind so gestiegen, das kann eine kleine Praxis, wie ich sie habe, nicht erwirtschaften. Mir reicht schon die alljährliche Anhebung der Miete hier.«

Die ersten Tage waren für Charlotte sehr stressig. Für Martin Weiller sicher auch. Er musste sie in das Praxisverwaltungssystem einweisen, ihr die Abläufe erklären und gleichzeitig seine eigene Arbeit bewältigen. Aber nach dem dritten Tag hatte sie das meiste raus, ab der zweiten Woche arbeiteten sie wie ein alt eingespieltes

Team miteinander, und Martin hätte sie am liebsten auf längere Zeit verpflichtet.

»Schade, dass du noch deine Facharztausbildung machen musst, sonst hättest du gleich bei mir einsteigen können. Ich würde ja gern auch mal etwas reduzieren«, sagte er, als sie wie üblich in der Mittagspause zusammen Kaffee tranken. »Aber wer weiß, vielleicht beeilst du dich ja und übernimmst in sechs Jahren die Praxis ganz.«

Charlotte lachte. »Ich weiß ja noch nicht einmal, ob es die Neurologie werden soll.«

Aber es war nicht nur das Fach, über das Charlotte sich noch im Unklaren war. Sie hatte sich den Praxisalltag gemütlicher, menschenbezogener vorgestellt. Hier kam sie sich manchmal vor wie bei einer Fließbandabfertigung. Vor dem Tresen stand eine Schlange, das Telefon schellte ununterbrochen. Sie hatten jetzt die telefonische Erreichbarkeit auf wenige Stunden in der Woche reduziert, sonst wäre die Arbeit einfach nicht zu schaffen gewesen. *Sie gehen ja nie ans Telefon,* hieß es dann. Die Menschen waren oft unfreundlich, auch ärgerlich und verzweifelt, wenn sie warten mussten oder weil sie ihnen erst in einigen Monaten Termine anbieten konnte. Zwar hatte Martin Notfalltermine, die er sich freihielt, aber das hieß für Charlotte, dass sie herausfinden musste, wie eilig die Sache wirklich war. Denn für den Patienten war sein Anliegen selbstverständlich das dringendste, auch wenn es sich nachher als ein Kribbeln am Fuß herausstellte, das ihn seit zwei Jahren quälte.

»Woran liegt das, dass die Leute so lange auf Termine warten müssen? Warum gibt es nicht mehr Ärzte?«, wollte Charlotte wissen.

»Das ist eine schwierige Frage«, sagte Martin. »Es gibt nicht weniger Ärzte als früher, eher mehr. Im Vergleich zu anderen europäischen Ländern haben wir eine enorm hohe Facharztdichte. Aber die Ansprüche wachsen, und der gemeinsame Topf, aus dem Ärzte bezahlt werden, wächst nicht mit, und niemand möchte die Krankenkassenbeiträge noch weiter erhöhen. Früher sind die Menschen erst einmal zum Hausarzt gegangen. Der hat dann entschieden, ob ein Facharzt notwendig ist. Heute darf das jeder selbst entscheiden, und manchmal habe ich hier Patienten, die suchen innerhalb kurzer Zeit schon den dritten Neurologen auf, weil die zwei anderen ihnen nicht gepasst haben. Viele vereinbaren auch Termine und kommen dann einfach nicht. Und auf der anderen Seite gibt es immer wieder Fälle, wo ich mir gewünscht hätte, dass sie mit ihren Beschwerden schon drei Monate früher gekommen wären.«

Das war Charlotte auch schon aufgefallen. Mindestens drei Termine am Tag blieben einfach ungenutzt, weil die Patienten nicht kamen. »Wenn wir zu dritt sind, versuchen wir zumindest die neuen Patienten telefonisch zwei Tage vorher an den Termin zu erinnern. Das hilft, ist aber furchtbar zeitaufwendig. Und eigentlich werden die meisten Patienten ohnehin von unserem Termin-Programm per SMS erinnert.«

Charlotte hatte sich den Praxisbetrieb nicht so kompliziert, so komplex und so hektisch vorgestellt. Ihr Chef nahm sich für jeden neuen Patienten dreißig Minuten Zeit, für jeden bekannten fünfzehn. Er sagte, damit liege er schon deutlich über dem Durchschnitt. In dieser Zeitspanne musste er sich zum Beschwerdebild und zur Vorgeschichte informieren, gegebenenfalls mit den Angehörigen reden, die Untersuchung vornehmen, eine Beratung anschließen, alles dokumentieren, Rezepte, Überweisungen, Krankschreibungen ausfüllen, die Diagnose verschlüsseln, seine Leistungsziffern eingeben und am Ende noch einen Arztbrief erstellt haben.

»Man wird schneller mit der Zeit«, beruhigte er sie, als sie die Sorge äußerte, dass sie das niemals in dieser Zeit schaffen würde. »Und wenn man so fitte Mitarbeiter wie dich vorn in der Anmeldung hat, dann hilft das sehr. Wenn zum Beispiel schon die Medikamente erfragt worden sind. Allein das ist bei manchen älteren Patienten manchmal furchtbar aufwendig. Weil sie die Namen der Medikamente nicht mehr wissen, in ihrer Tasche nach dem Medikamentenplan kramen und dann überlegen: *Ich glaube, morgens eine gelbe und mittags eine blaue …*«

Sie lachten gemeinsam.

»Wir kommen alle mal in das Alter«, sagte Martin. »Aber das Problem ist, dass diese Zeit nicht gegenfinanziert ist. Und natürlich könnte man sich mehr Zeit lassen. Es steht jedem frei, wie er das handhabt. Wir sind selbstständige Unternehmer und arbeiten auf eigenes Risiko. Aber ganz so einfach ist das nicht. Es gibt eine durchschnittliche Fallzahl, die ein Arzt je nach Fachrichtung erreichen sollte. Hat man deutlich weniger Patienten, wird einem das Budget von der Kassenärztlichen Vereinigung gekürzt, und wenn man dann einmal wieder mehr Patienten behandeln will, wird das nicht vergütet, weil man sein individuelles Budget überzieht. Dann muss man sich erst wieder über mehrere Quartale hocharbeiten, sprich unbezahlte Arbeit machen, damit das Budget allmählich wieder angepasst wird. Um die mittlere Fallzahl zu erreichen, muss man sich schon ranhalten. Wenn man sich mehr Zeit nimmt, heißt das natürlich auch, dass man weniger verdient. Und der Verdienst eines Neurologen in der eigenen Praxis ist ohnehin nicht gerade üppig. Nehmen wir als Beispiel einmal eine Hirnstrommessung, also ein EEG. Viele Kollegen machen diese Untersuchung einfach gar nicht mehr. Du musst dir ein Gerät anschaffen. So ein EEG-System kostet mindestens dreißigtausend Euro. Dann musst du deine Mitarbeiter schulen, es zu bedienen. Eigentlich machen das speziell ausgebildete Medizinisch-Technische Assistenten. Aber du kannst ja nicht für zehn EEG in der Woche eine MTA anstellen. Ich hatte da einmal eine, die hat freiberuflich gearbeitet und wäre tageweise gekommen. Aber die wollte sechzig Euro pro Stunde. Das Ableiten des EEG dauert mit Vor- und Nachbereitungen etwa vierzig bis fünfundvierzig Minuten. Danach muss ich mir das EEG noch anschauen und einen schriftlichen Bericht erstellen. Für ein EEG bekomme ich von der Kassenärztlichen Vereinigung knapp zweiunddreißig Euro, da kannst du einer MFA keine sechzig pro Stunde zahlen. Außerdem will man ja auch nicht weniger verdienen als ein Facharzt in der Klinik. Bei den Klinikärzten sind die Löhne in den letzten Jahren laufend gestiegen, in der Niederlassung aber nicht. Kein Wunder, dass sich immer weniger Ärzte niederlassen wollen. Du hast das finanzielle Unternehmerrisiko und verdienst weniger als ein Facharzt in der Klinik. Das geht nicht mehr lange gut. Mal sehen, ob es überhaupt noch freiberufliche Ärzte gibt, wenn du mal so weit bist.«

Charlotte stöhnte. Sie hatte gedacht, wenn sie erst einmal das Examen in der Tasche hätte, wäre sie alle Sorgen los. Wie es schien, ging das mit dem Sich-Sorgen-Machen danach weiter.

Martin lachte. »Na, na, wir wollen doch keine Trübsal blasen, Frau Kollegin, Probleme gab es immer und wird es immer geben. Lösungen aber auch. Das Wichtigste ist, dass du ein Fach hast, das dir wirklich Spaß macht, der Rest findet sich.«

Dr. Weiller betreute viele MS-Patienten, und als sie wieder einmal in der Pause beim Kaffee zusammensaßen, erzählte Charlotte ihm von ihrer Freundin, die sich mit Globuli gegen die MS behandeln ließ und behauptet hatte, sie hätte keinen Arzt gefunden.

Martin schüttelte bedenklich den Kopf. »Nichts gegen Naturheilkunde und ganzheitliche Medizin, die menschliche Zuwendung, die damit verbunden ist, tut den Leuten gut, das kommt in unserem Schnell-schnell-System oft zu kurz. Aber ich kenne keinen ernst zu nehmenden Arzt für Naturheilkunde, der eine MS mit Globuli behandeln würde, jedenfalls nicht ausschließlich. Und wenn ein Heilpraktiker das wirklich macht, dann sollte man sich überlegen, ob man ihn nicht anzeigt. Heilpraktiker dürfen in

Deutschland leider viel behandeln, obwohl die wenigsten ihrer Maßnahmen evidenzbasiert sind. Aber bevor sie praktizieren dürfen, müssen sie eine Prüfung ablegen, deren Inhalt nicht etwa darin besteht, nachzuweisen, dass sie bestimmte Therapien anwenden können, sondern ausschließlich darin, dass sie erkennen, wo und wann sie ihre Finger aus dem Spiel lassen müssen. Bei einer MS dürften sie allenfalls begleitend behandeln. Man geht heute immer mehr dazu über, die MS sehr frühzeitig und sehr aggressiv zu behandeln. Es hat sich gezeigt, dass man durch eine frühzeitige, stark wirksame Medikation die Behinderungsprogression begrenzen kann. Auf Deutsch gesagt: Je früher und stärker ich behandele, desto weniger Behinderungen haben die Patienten später. Es gilt heute, möglichst zu verhindern, dass es überhaupt noch Schübe der Erkrankung gibt. Ich sehe mir deine Freundin gern mal an, wenn du magst.«

Es war einer dieser sanften Sommerabende, die glücklich machen konnten, als Charlotte die Praxis gegen neunzehn Uhr verließ. Gemächlich flanierte sie Richtung U-Bahnhof Nollendorfplatz. Sie hatte keine Eile, das Tagwerk war erledigt, der Abend war noch lang, sie hatte nichts weiter vor. Sie ging gern zu Fuß durch die Stadt. Es war so ein Gefühl, dass man zu den Menschen und Orten in einen direkten Bezug trat, wie man es mit dem Auto oder Fahrrad niemals konnte. In aller Ruhe schaute sie sich die Auslagen in den Geschäften an: Damenunterwäsche in Übergröße, Herrenbekleidung, eher nicht für den klassischen Cis-Mann, an einer Ecke ein Buchladen, so vollgestopft, dass man sich fragte, wie der Inhaber einen bestimmten Titel finden wollte, wenn jemand danach verlangte, viele Restaurants, eine Eisdiele. Die Menschen waren freundlich und entspannt, freuten sich auf den Feierabend in ihren Gärten, Parks, Kneipen oder auf den Balkonen. Die Freisitze in der verkehrsberuhigten Zone am »Nolli« waren schon gut gefüllt. Von überallher hörte man Lachen und munteres Geschnatter. Charlotte meinte immer, dass sich das Wetter in Berlin wie in keiner anderen Stadt direkt auf das Gemüt der Bewohner auswirkte: Wenn es kalt, regnerisch, diesig war, dann waren alle schrecklich aggressiv, genervt, nur von Feinden umgeben. An Abenden wie diesem dagegen schien die Freundlichkeit nur so durch die Straßen zu wabern.

Nur das Gespräch mit Martin über Toni und die MS ging ihr nicht aus dem Kopf und störte ihre »Flanierstimmung«, die immer nur dann aufkam, wenn man an nichts dachte. Seufzend beschloss Charlotte, bei Toni vorbeizuschauen. Sie musste sie unbedingt überreden, sich einmal bei Martin vorzustellen.

Eine halbe Stunde später stand sie vor Tonis Tür, und zu ihrer Überraschung wurde ihr diesmal geöffnet. Toni schien sich sehr zu freuen und bat sie herein. Ludger war nicht zu Hause, was Charlotte erleichtert zur Kenntnis nahm.

»Hey, das ist aber schön, dass du dich mal sehen lässt«, lachte Toni und umarmte sie.

»Du, ich war schon ein paarmal hier, ich habe dir doch auch Zettel in den Briefkasten geworfen, als ich dich nicht erreicht habe.«

»Wirklich?«, wunderte sich Toni. »Die sind nicht bei mir angekommen, da muss ich Ludger mal fragen, er kommt bestimmt gleich nach Hause.«

Charlotte musterte Toni verstohlen. Sie sah abgemagert aus und wirkte unkonzentriert und übermüdet.

»Wie geht's dir denn?«, fragte sie mitfühlend.

»Es geht so, ich bin immer so müde, schlafe fast den ganzen Tag. Jedenfalls an den Tagen, an denen ich keine Anwendungen habe.«

»Du gehst noch zu dem Heilpraktiker?«

Toni nickte. »Ja, die Anwendungen tun mir gut.«

»Zahlt das eigentlich die Kasse?«, fragte Charlotte.

»Nein, das nicht, glaube ich jedenfalls, ich habe es gar nicht erst versucht. Das Geld ist zurzeit mein geringstes Problem.«

»Wie das?«, wunderte sich Charlotte, die Toni nur mit Geldsorgen kannte.

»Ich habe dir doch erzählt, dass ich adoptiert worden bin?«

Charlotte nickte. Sie hatte noch gut in Erinnerung, wie geschockt Toni darüber war, dass ihre Adoptiveltern ihr das verschwiegen hatten.

»Meine leibliche Mutter ist gestorben und hat mir Geld hinterlassen. Es gab zwar noch einen Streit ums Testament, sogar vor Gericht, aber inzwischen ist es amtlich. Nie wieder Geldsorgen!« Sie lächelte.

»Mensch, da freue ich mich aber für dich«, rief Charlotte und lachte. »Ein Problem weniger.« Dann verstummte sie und überlegte, wie sie das Gespräch am geschicktesten auf die MS-Therapie lenken konnte. »Du, Toni«, hob sie schließlich an, »ich arbeite gerade bei einem Neurologen, der ist echt nett und ziemlich kompetent, habe ich den Eindruck. Der sagt jedenfalls, dass du dich unbedingt auch mit konventionellen Medikamenten behandeln lassen sollst. Die Naturheilkunde kannst du ja zusätzlich in Anspruch nehmen. Er würde dir gern einen Termin geben. Was hältst du davon? Du hast doch so lange nach einem Arzt gesucht.«

Toni zögerte, bevor sie antwortete: »Du, Charlotte, ist echt nett von dir, dass du mir einen Termin besorgen willst, aber ich fühle mich bei Terbrüggen, meinem Heilpraktiker, in sehr guten Händen. Es ging mir zwar eine Zeit lang ziemlich schlecht, aber seit einigen Tagen fühle ich mich besser. Ich war heute sogar schon auf dem Tempelhofer Feld einen Spaziergang machen. Terbrüggen hat eine neue Therapie angefangen, und die scheint anzuschlagen. Und Ludger hat sich auch ziemlich belesen. Wir möchten einfach nicht, dass ich Gift zu mir nehme. Diese MS-Mittel haben alle wahnsinnig viele Nebenwirkungen. Ich vertraue da mehr auf die Selbstheilungskräfte der Natur.«

»Aber Toni, die Nebenwirkungen dieser Medikamente stehen in keinem Verhältnis zu den Schäden, die die MS anrichtet«, versuchte Charlotte zu argumentieren.

»Das sehe ich einfach anders«, sagte Toni entschieden.

»Aber das ist durch Studien belegt – anders als deine Heilpraktikeranwendungen, die sich noch nie in einer Studie beweisen mussten.«

»Diese Studien sind doch alle gefälscht«, behauptete Toni. »Da ist für die Pharmaindustrie das ganz große Geld drin. Hast du mal geschaut, wie teuer diese Medikamente sind?«

»Nein«, gab Charlotte zu. »Aber die zahlt doch die Krankenkasse.«

»Das ist ja das Schlimme. Die unschädlichen Anwendungen der Heilpraktiker müssen die Leute selbst zahlen, und das Gift bekommen sie auf Rezept. Jetzt sag selbst, merkst du nicht das System dahinter?«

Charlotte fiel dazu nichts mehr ein. Sie schwankte zwischen Wut und Verzweiflung, und das Gespräch tröpfelte nur noch dahin, bis es schließlich verebbte.

»Ich muss dann mal«, sagte Charlotte irgendwann.

»Ja, ich bin jetzt auch ziemlich erschöpft. So lange war ich schon seit Wochen nicht mehr auf. War aber schön, dass du da warst!«

Sie umarmten sich, und zum Abschied fragte Charlotte: »Was ist eigentlich mit deinem Handy? Warum kann man dich nicht mehr per WhatsApp oder telefonisch erreichen?«

»Das ist mir irgendwie abhandengekommen. Ich suche es schon länger. Es muss irgendwo hier im Haus sein. Wird schon wieder auftauchen. Ich bin in der letzten Zeit aber auch so unkonzentriert, vergesse und verlege alles und finde meine Dinge an den unmöglichsten Stellen wieder.« Sie lachte.

Charlotte lachte zurück. »Kauf dir mal ein neues, du reiche Erbin. Ich fände es schön, wenn wir in Kontakt blieben. Auch für den Fall, dass du mal Hilfe brauchst.«

»Mit mir ist alles in Ordnung, ich brauche keine Hilfe. Aber du hast schon recht, ein neues Handy wäre nicht schlecht.«

Als sich die Tür hinter ihr schloss, hatte Charlotte das ungute Gefühl, dass mit Toni gar nichts in Ordnung war, aber sie wusste beim besten Willen nicht, wie sie das ändern sollte.

KAPITEL 47

DER ÜBERBRINGER SCHLECHTER NACHRICHTEN …

Einige Tage später rief Melanie von Hausmann bei Kammowski an und fragte, wie lange Theos Wohnung noch gesperrt sein würde. Sie wollte sich ein paar Erinnerungsstücke herausholen, bevor die Wohnung verkauft oder vermietet wurde. Zufällig waren Svenja und Kammowski gerade auf dem Heimweg von Theos Wohnung. Die Untersuchungen der KTU dort waren abgeschlossen, aber Kammowski und Svenja hatten sich die Wohnung noch einmal vorgenommen, um sicherzugehen, dass sich nicht doch noch ein Kleidungsstück aus roter Wolle fand. Da das nicht der Fall war, konnten sie Melanie nun am Telefon mitteilen, dass die polizeiliche Freigabe nicht mehr lange auf sich warten lassen würde.

»Wie sieht es denn nun eigentlich mit Ihrer Erbschaft aus?«, fragte Kammowski.

»Da gibt es nichts Neues. Das Testament wird erst eröffnet, wenn die Umstände seines Todes geklärt sind. Also wenn Sie den Fall abgeschlossen haben. Aber Onkel Frank wird dann sicher sein Bestes geben, denke ich. Er will klagen.« Sie lachte. »Mir ist das eigentlich egal. Er meinte, der Pflichtteil wird auch ganz ordentlich sein. Davon kann ich mir hier in Berlin eine Wohnung kaufen, das reicht mir eigentlich. Meinen Bruder wird es härter treffen.« Sie stöhnte leise. »Ich fürchte, er denkt immer noch, dass er mit einer ganz großen Erbschaft rechnen kann. Ich glaube, er hat sich schwer verzockt. Ich habe ihn seit Vaters Tod kaum gesehen. Da war er immer noch der Meinung, dass er jetzt ein reicher Mann ist.« Sie lachte. »Onkel Frank hat ihm offenbar noch keinen reinen Wein eingeschenkt, und ich habe mich auch nicht getraut. Der Überbringer schlechter Nachrichten, Sie wissen schon. Theo und er sind sich unglaublich ähnlich. Beide unerbittlich, wenn nicht alles nach ihrer Nase geht.«

Nachdem er das Telefonat beendet hatte, war Kammowski auf dem Beifahrersitz ungewöhnlich schweigsam.

»Was grübelst du?«, fragte Svenja, die ihren Partner mittlerweile ganz gut kannte.

»Ich denke über das nach, was Melanie gesagt hat,« erklärte er. »Sie hat gesagt, dass Valentin gar nicht weiß, dass er nichts erben wird. Der Notar hat uns aber doch erzählt, dass Valentin von ihm weiß, dass Theo von Hausmann bei ihm einen Termin zur Änderung seines Testaments hatte …«

Svenja starrte ihn an. »Du meinst …«

»Ich rufe den Notar noch mal an«, sagte Kammowski nur.

Die freundliche Empfangsdame vermittelte das Gespräch sogleich weiter.

»Herr Möbius, wir haben da noch eine Frage«, kam Kammowski ohne lange Vorrede auf den Punkt. »Sie haben uns gesagt, Sie hätten Valentin von Hausmann mitgeteilt, dass und wann sein Vater sein Testament ändern wollte.

»Ja, wir hatten ja schon einen Termin vereinbart. Das habe ich Valentin gesagt. Ich weiß, da war ich etwas indiskret, aber ich wollte doch erreichen, dass sich die beiden aussöhnen. Ich dachte, wenn Valentin erfährt, dass sein Vater das Enterben wieder rückgängig macht, dann geht er vielleicht auf ihn zu und sie vertragen sich noch.«

»Es geht uns nicht um Ihre Indiskretion«, fiel Kammowski ihm etwas brüsk ins Wort. »Wir wollen nur wissen, ob Sie mit Valentin darüber gesprochen haben, was genau an diesem Tag geändert werden sollte. Ganz konkret: Wusste Valentin denn überhaupt, dass der Vater ihn bereits enterbt hatte?«

Möbius schwieg lange. »Na ja, davon ging ich jedenfalls aus«, sagte er schließlich betreten. »Also, ich meine, darüber haben die beiden doch sicher … Sie meinen jetzt doch nicht etwa …«

»Wir meinen gar nichts, Herr Möbius, wir ermitteln nur. Sagen Sie uns bitte, ob Sie Valentin erzählt haben, was genau geändert werden sollte.«

Der Notar stöhnte laut auf. »Das habe ich selbstverständlich nicht! Ich habe mich mit dem Gespräch ohnehin an der Grenze der Legalität bewegt. Ich bin davon ausgegangen, dass Valentin wusste, dass er bereits vor längerer Zeit enterbt worden war und dass Theo das kurz vor seinem Tod korrigieren wollte … Mein Gott, das hieße ja …« Er verstummte.

»Herr Möbius, wir müssen Sie bitten, hierüber Stillschweigen zu bewahren. Bitte reden Sie mit niemandem über unser Gespräch. Kann ich mich auf Sie verlassen?«

»Ja, sicher«, flüsterte Möbius heiser.

KAPITEL 48

DER VERDACHT

Wir müssten ihm erst einmal nachweisen, dass er wusste, dass sein Vater sich das Gift aus der Schweiz schon besorgt hatte«, überlegte Kammowski, als sie den Fall am nächsten Tag in der Morgenrunde besprachen. »Seine Schwester hat doch gesagt, dass er seinen Vater monatelang nicht mehr gesehen hatte.«

»Sie könnten telefoniert haben«, gab Kevin Ordyniak zu bedenken.

»Nein«, meinte Doro. »Die Telefonliste von Theo von Hausmann habe ich komplett abgearbeitet. Der hat in den letzten Wochen kaum noch telefoniert. Und wenn, dann nur noch mit seiner Tochter und seinem Freund Frank Möbius. Und selbst wenn sie telefoniert hätten – das würde doch nichts beweisen.«

»Mit Melanie von Hausmann habe ich vor einer halben Stunde telefoniert«, sagte Svenja. »Von ihr wusste er nicht, wann genau Theo in der Schweiz war, um das Gift abzuholen. Ihr Vater hatte sie gebeten, mit niemandem darüber zu sprechen. Und einen Schlüssel zur Wohnung seines Vaters hatte Valentin auch nicht.«

»Du darfst nicht vergessen, dass Valentin und Terbrüggen sich kennen und Valentin ihm Geld überwiesen hatte. Damit könnte er sich für die Information über seinen Vater revanchiert haben. Terbrüggen hat doch wohl Theo von Hausmanns Fahrt in die Schweiz organisiert.«

»Und die Wohnungstür war nicht abgeschlossen, die Tür war nur ins Schloss gezogen. Da konnte jeder mit etwas Geschick hinein, ohne Spuren zu hinterlassen«, behauptete Max Werner.

»Das habe ich mal versucht, als ich mich ausgeschlossen hatte«, flüsterte Svenja Kammowski zu. »Am Ende war die Tür ruiniert, ich musste doch den Schlüsseldienst rufen und war um zweihundert Euro ärmer.«

»Also habe ich euch jetzt richtig verstanden, dass ihr den Sohn, Valentin von Hausmann, verdächtigt, seinen Vater getötet zu haben, weil er fälschlicherweise annahm, dass sein Vater ihn einige Tage später enterben wollte?«, fragte Thomandel in die Runde. »Hat Valentin von Hausmann denn ein Alibi?«

»Das haben wir noch gar nicht geklärt. Bisher sind wir ja davon ausgegangen, dass er und seine Schwester die Letzten sind, die als Täter infrage kommen, weil der Tod des Vaters vor der Testamentsänderung für sie ungünstig gewesen wäre. Für Melanie trifft das auch immer noch zu, nicht aber für Valentin, denn der hatte vom Inhalt des aktuellen Testaments keine Ahnung.«

»Dann solltet ihr ihn unverzüglich einvernehmen«, sagte Thomandel.

Kammowski nickte. »Ja, das haben wir auf der Agenda. Wir haben uns inzwischen auch seinen finanziellen Background angesehen. Er ist gerade mit seinem dritten Restaurant in Konkurs gegangen und hat sich bei Freunden wohl mit Hinweis auf das bald zu erwartende Erbe hoch verschuldet.«

»Aber ihr habt bisher keine Idee, wie ihr ihm das auch nachweisen wollt«, fasste Thomandel zusammen.

»Nicht wirklich«, gab Kammowski zu. Und nach kurzem Überlegen sagte er: »Es sei denn, wir beschreiten einen etwas ungewöhnlichen Weg …«

Melanie von Hausmann brach in Tränen aus, als Kammowski den Vorschlag machte, ihrem Bruder eine Falle zu stellen.

»Ich kann einfach nicht glauben, dass Sie meinen Bruder verdächtigen, seinen eigenen Vater ermordet zu haben. Wegen einer Erbschaft!«

Kammowski und Svenja schwiegen.

Schließlich sagte Svenja: »Wir wissen es nicht. Nur ist Ihr Bruder momentan der Einzige mit einem echten Motiv. Er denkt, sein Vater will ihn enterben, also tötet er ihn vorher. Sie selbst haben uns erzählt, dass er fest mit einem großen Erbe gerechnet hat und hoch verschuldet ist. Und da Ihr Vater schwer krank war und dies ohnehin selbst bald tun wollte, hatte er vielleicht gar kein schlechtes Gewissen, ihn zu töten. Er hat sich vielleicht noch eingeredet, dass er ihm hilft. Schließlich ist es gar nicht so einfach, sich selbst das Leben zu nehmen.«

Melanie überlegte sehr lange. Schließlich sagte sie: »Es ist aber auch nicht einfach, seinen Vater zu töten. Mein Vater ist noch nicht unter der Erde. Außer meinem Bruder habe ich niemanden mehr von meiner Familie. Ich kann, ich will einfach nicht glauben, dass Valentin zu so etwas fähig ist. Und wenn er es ist, dann will ich es nicht wissen. Er ist mein Bruder. Der einzige Angehörige, den ich noch habe.«

KAPITEL 49

EINLADUNG ZUR BEERDIGUNG

Ludger holte jetzt immer die Post aus dem Briefkasten vorn am Zaun. Darauf hatte er bestanden. Von der Haustür zur Grundstücksgrenze waren es zwar nur lächerliche fünf Schritte, aber selbst dafür war Toni viel zu schwach. Kürzlich war es ihr plötzlich so schwindelig geworden, dass sie auf der Treppe vor dem Haus zusammengebrochen war. Eine Nachbarin hatte ihr aufgeholfen, und Ludger hatte ihr später heftige Vorwürfe gemacht. Sie solle endlich vernünftiger sein, ob sie sich denn unbedingt den Hals brechen wolle.

Nein, das wollte sie nicht. Was sie wollte, war ein einigermaßen normales Leben führen, in dem sie sich morgens Kaffee kochte, ein Brot schmierte und dann die Post aus dem Briefkasten holte und sich nicht vom Partner alles abnehmen ließ. Aber genau das ging jetzt nicht mehr.

Als er an diesem Tag, die Post in der Hand, vom Einkauf kam, saß Toni seit Längerem wieder einmal am Küchentisch. Sie hatte geduscht, das Haar war noch feucht, und sie hatte sich selbst einen Kaffee gekocht.

»Warum hast du nicht auf mich gewartet? Ich hätte dir doch Kaffee am Bett serviert! Ich habe Brötchen mitgebracht.«

Toni lächelte ihn liebevoll an. Er meinte es gut, und sie hatte es aufgegeben, ihm zu erklären, warum es für sie wichtig war, die Dinge des alltäglichen Lebens wieder selbst in den Griff zu bekommen.

Toni sah die Briefe durch, die Ludger achtlos auf den Tisch gelegt hatte.

»Eine Todesbenachrichtigung«, sagte sie und nahm einen an sie adressierten Brief in die Hand.

»Wer ist denn gestorben?«

»Oh, es ist Theo. Theodor von Hausmann.«

»Wer ist Theodor von Hausmann?«

»Du kennst ihn auch, ich habe ihn bei Terbrüggen kennengelernt. Der alte Mann, du weißt schon. Ich hatte mich schon gewundert, dass wir uns nie mehr getroffen haben, wo wir doch beide regelmäßige Termine hatten. Dann muss sein Zustand sich rasant verschlechtert haben. Nun hat er es also geschafft, seinem Leben ein Ende zu setzen.«

»Wie kommst du darauf?«

»Ich weiß, dass Terbrüggens Frau diesem Verein vorsteht, der Sterbehilfe in der Schweiz vermittelt. Theo hat mir davon erzählt und gesagt, dass das für ihn eine Option ist. Das ist es für mich übrigens auch. Ich habe schon mit Terbrüggen darüber gesprochen. Wenn es mal so weit ist, ich meine, wenn es mit mir nicht mehr besser wird, dann will ich das irgendwann auch selbstbestimmt beenden. Ich will nicht, dass du dein ganzes Leben für mich aufgibst. Du hast dir unsere Ehe doch auch anders vorgestellt, oder?«

Ludger nahm sie in den Arm. »Sag so etwas bitte nie wieder. Ich liebe dich und ich beschütze dich, solange es nötig ist. Aber wenn es irgendwann dein Wille sein sollte, dann gehe ich auch diesen Weg mit dir.«

Toni nickte. »Erst einmal will ich zu seiner Beerdigung.«

»Du willst was?«

»Ich will ihm die letzte Ehre erweisen. Das sagt man doch so, oder nicht? Ich mochte ihn.«

»Aber Schatz, das schaffst du doch gar nicht. Du bist seit Wochen nicht mehr vor der Tür gewesen.«

»Mir geht es besser. Ich habe seit einigen Tagen die vielen Tabletten von Terbrüggen weggelassen. Ich habe das Gefühl, dass die mir schaden. Seit ich sie nicht mehr nehme, fühle ich mich besser.«

»Du hast was gemacht? Deine Medizin weggelassen?«

Sie nickte.

Er starrte sie an. »Toni, das kann ich nicht akzeptieren. Du brauchst deine Medikamente. Wir können gern mit Terbrüggen sprechen, ob er etwas ändert, aber ganz weglassen, das geht nicht. Mit dieser Erkrankung ist nicht zu spaßen. Das werde ich nicht zulassen.«

Die letzten Worte hatte er so heftig ausgestoßen, dass Toni überrascht zurückwich.

»Ludger, das ist allein meine Entscheidung.«

»Genau das ist es nicht. Wir sind verheiratet. Ich bin für dich verantwortlich.«

»Nein, Ludger, das bist du nicht«, sagte sie leise, aber mit Nachdruck.

Er schien etwas erwidern zu wollen, überlegte es sich jedoch anders.

»Was ist jetzt mit der Beerdigung? Gehst du mit mir hin? Ich möchte das wirklich gern.«

»Ach, dafür brauchst du mich jetzt wieder, ja?«

Toni senkte den Kopf. »Ich kann auch den Taxifahrer bitten, mit mir hinzufahren«, sagte sie schließlich, was Ludger zum Einlenken bewegte.

»Also gut, aber nur, wenn es dir an dem Tag auch wirklich gut geht. Wir haben noch eine Woche zum Üben.« Er lachte. »Und nur, wenn du mir versprichst, mit Terbrüggen noch mal über die Medikamente zu reden und sie nicht einfach abzusetzen.«

Toni zögerte. »Ich verspreche jetzt erst einmal gar nichts, Ludger. Terbrüggen hat schon so oft die Medikation angepasst, und immer ging es mir schlechter.«

Ludger antwortete nicht, aber Toni sah ihm an, dass er unzufrieden war. Heute wollte sie einmal nicht klein beigeben.

»Ich habe jetzt auch lange genug darauf gewartet, dass mein Handy hier irgendwo wieder auftaucht. Ich möchte gern ein neues.

Meinst du, du könntest mir eins besorgen? Ich fühle mich von der ganzen Welt abgeschnitten.«

»Also wirklich, Toni, muss das denn unbedingt sein? Das ist doch eine unnötige Ausgabe. Du hast es hier im Haus zuletzt benutzt, es kann sich ja nicht in Luft auflösen. Außerdem kannst du jederzeit meins benutzen.«

»Das muss sein«, beharrte Toni energisch, und als sie Ludgers wütenden Blick sah, schob sie besänftigend nach: »Mir zuliebe, Ludger, wir haben doch jetzt keine finanziellen Sorgen mehr, und es ist mir wichtig.«

Ludger nickte und umarmte sie versöhnlich. »Wenn du mir versprichst, deine Medikamente wieder regelmäßig zu nehmen.«

»Ludger, noch einmal, mir geht es besser ohne diese Medikamente. Ich habe mich schon lange nicht mehr so gut gefühlt. Ich will sie nicht mehr nehmen.« Sie wandte sich abrupt ab, sie wollte über dieses Thema nicht mehr diskutieren. Nach einer Weile sagte sie: »Wie wäre es mit einem kleinen Ausflug in den Park? Die Sonne scheint so schön, und es sieht gar nicht kalt aus.«

Ludger wollte etwas erwidern, schwieg dann aber, und so saßen sie einige Zeit stumm nebeneinander.

»Es ist ziemlich windig draußen«, sagte er schließlich. »Aber wenn du darauf bestehst, probieren wir es. Und was die Medikamente angeht, scheint es dir in der Tat besser zu gehen, mein Schatz. Das müssen wir unbedingt mit Terbrüggen besprechen. Er muss sie anpassen, aber ganz weglassen geht nicht. Das kann ich nicht zulassen. Du musst an deine, an unsere Zukunft denken. Es geht ja nicht allein darum, wie du dich fühlst, sondern auch darum, dass die Krankheit nicht voranschreitet.«

Toni seufzte. Sie wusste inzwischen, dass Ludger immer das letzte Wort haben musste, und beließ es dabei.

KAPITEL 50

ES HÄTTE EINE SCHÖNE ABSCHIEDSFEIER WERDEN KÖNNEN

Es hatte ziemlich lange gedauert, bis die Staatsanwaltschaft Theos Leiche freigegeben hatte, und da Melanie gemäß Theos Anweisungen eine große Beerdigungsfeier geplant hatte und viele der Trauergäste über den Sommer verreist waren, war das Urnenbegräbnis nun auf Ende August verlegt worden.

Melanie hatte die Beerdigung, soweit Theo dies nicht selbst getan hatte, sehr sorgfältig vorbereitet. Theo hatte mehr das Organisatorische geregelt, Melanie die Zeremonie selbst geplant. Sie hatte die Urne ausgesucht, die Blumengestecke und die Musik gewählt, ein Bild ihres Vaters vergrößern lassen und mit dem Trauerredner über ihren Vater gesprochen, sodass er eine Ansprache halten konnte, die das Leben Theos noch einmal Revue passieren ließ.

Frank Möbius hielt als bester Freund des Verstorbenen ebenfalls eine Rede, die sehr bewegend war. Melanie staunte, wie viele Menschen der Einladung zur Beerdigung nachgekommen waren. Sie hatte immer gedacht, ihr Vater sei einsam gewesen. Das war wohl auch der Fall, aber erst am Ende seines Lebens. Nun waren an die fünfzig Gäste erschienen, um Abschied zu nehmen.

Es hätte eine schöne, eine gelungene Abschiedsfeier werden können, wenn Valentin nicht völlig betrunken in der Aussegnungshalle erschienen wäre, lauthals krakeelt und seinen Vater als elendigen Hurensohn und hundsmiserablen Vater beschimpft hätte. Frank Möbius schritt ein, nahm Valentin in den Arm und führte ihn weg, aber die schöne Stimmung der Feier war ruiniert. Noch am selben Nachmittag rief Melanie bei Svenja an und teilte ihr mit, dass sie bereit sei, zu helfen, ihren Bruder zu überführen.

Ihr Vorschlag war, dass sie ihren Bruder zu einem Treffen zu sich einlud. »Wenn ich sage, ich möchte ihn wegen des Erbes sprechen, kommt er bestimmt. Er denkt ja immer noch, dass ich mit Vater einen Deal hatte.

KAPITEL 51

DIE FALLE

Melanie wurde verkabelt, Svenja, Kammowski und ein Techniker sollten den Verlauf des Gesprächs unten auf der Straße in einem Transporter verfolgen. Die Verbindung war gut, Melanie wirkte überraschend unaufgeregt.

Valentin kam pünktlich und schien nichts zu ahnen. »Was gibt's denn zu besprechen, Schwesterchen?«, fragte er aufgeräumt. »Weißt du schon Genaueres zu unserem Erbe? Ich brauche dringend Geld, und Onkel Frank hält sich leider bedeckt.«

Melanie ging zunächst nicht darauf ein, sondern konfrontierte ihn mit seinem unmöglichen Benehmen auf der Beerdigung.

»Ich war betrunken«, sagte er lakonisch. »Außerdem wollte ich mich angemessen von dem Scheißkerl verabschieden. Und nun spuck es schon aus. Wie viel hinterlässt er uns?«

Seine Grobheit schien Melanie aus der Fassung zu bringen.

»Du hast es immer noch nicht gecheckt, oder? Gar nichts werden wir erben. Keinen Pfennig und keinen Cent. Papa hatte uns schon vor längerer Zeit enterbt. Erst jetzt, kurz vor seinem Tod, wollte er das Testament noch einmal zu unseren Gunsten ändern. Onkel Frank hatte schon länger auf ihn eingeredet, das zu tun. Sie hatten bereits einen Termin gemacht, und Onkel Frank hatte das neue Schriftstück schon vorbereitet. Papa hätte es nur noch unterschreiben müssen. Dazu ist es aber nicht mehr gekommen. Weil du ihn vorher umgebracht hast.«

Svenja und Kammowski hörten, wie Valentin sich unter Stöhnen auf einen Stuhl fallen ließ.

»O mein Gott, bist du sicher? Das darf doch nicht wahr sein! So eine Scheiße, ich bin ruiniert.« Er gab einen schluchzenden Laut von sich. Es vergingen mehrere Minuten, bis er sich wieder fing und sagte: »Wieso eigentlich umgebracht? Ich dachte, er hat sich selbst das Leben genommen?«

»Jetzt tu nicht so scheinheilig. Du hast ihn getötet, gib es doch zu! Papa wollte sich erst eine Woche später das Leben nehmen, nachdem er das Testament geändert hatte. Und er wollte es auf Norderney tun, in meiner Anwesenheit. Niemals hätte er das vorher allein gemacht. Er hatte alles genau geplant.«

Zuletzt hatte sie geschrien, und Svenja und Kammowski horchten angestrengt, um Valentins Reaktion auf diesen Vorwurf zu erfassen. Aber er sagte nichts.

»Du irrst dich. Ich habe damit nichts zu tun«, hörten sie ihn schließlich flüstern. Wieder machte er eine Pause, und als er dann fortfuhr, klang er völlig ruhig. »Schwesterchen, da hat uns der Alte doch über seinen Tod hinaus noch gewaltig verarscht. Eigentlich habe ich nichts anderes von ihm erwartet. Dir erzählt er, dass er sein Testament noch ändern will, damit du ihn weiter pflegst, und dann bringt er sich um. Haha, da hat er dich noch einmal richtig geleimt.« Er lachte ein bösartiges Lachen.

»Nein, Valentin. Mit mir hat er kein einziges Mal über das Testament gesprochen. Das hat er alles mit Onkel Frank geregelt. Und der hat mich erst nach Papas Tod informiert. Papa hätte das nie getan. Ich habe ihn in den letzten Monaten kennengelernt. Du irrst dich in ihm. Außerdem denkt auch die Polizei, dass er ermordet wurde.«

»Das ist doch Schwachsinn! Wer sollte denn das Risiko eingehen, ihn umzubringen, wenn er doch sowieso gerade stirbt?«, fragte Valentin.

»Ja, genau, wer außer dir hätte Interesse daran gehabt, dass er vor der Testamentsänderung stirbt? Du allein hast gedacht, dass er sterben muss, bevor er dich enterben kann.«

»Melanie, ich habe ihn nicht getötet. Ich gebe zu, ich habe mit dem Gedanken gespielt. Weil ich mich nicht wieder von ihm verarschen lassen wollte. Ehrlich gesagt hatte ich schon einen konkreten Plan, aber dann habe ich gekniffen. Ich hatte schon immer Angst vor ihm. Plötzlich habe ich mir ausgemalt, wie er mich auslacht und ich heulend zusammenbreche und er wieder triumphiert. Nein, ich habe ihn nicht getötet. Ich habe einfach gehofft, dass er seine Drohung nicht wahr macht.«

»Aber er ist ermordet worden! Er hat sich nicht selbst getötet, und du bist der Einzige, der zumindest in dem Glauben war, dass er profitiert, wenn Papa vor der Testamentsänderung stirbt.«

»Und die Polizei glaubt auch, dass es kein Selbstmord war?«

»Ja, wie gesagt.«

»Weißt du denn, wen Papa in dem Testament begünstigt hat?«

»Onkel Frank meinte, die Haupterben sind die ALS-Forschung und sein Heilpraktiker.«

»Dann stimmt es, was die Bullen mir gesagt haben? Sein Heilpraktiker Terbrüggen erbt?« Valentin klang jetzt schrill.

»Ja, ich glaube, Genaues verrät Onkel Frank ja nicht.«

»Ich muss gehen, Schwesterchen. Mir reicht es für heute an schlechten Nachrichten. Ich muss das erst einmal verdauen. Kann man das Testament nicht anfechten? Wenn Onkel Frank bezeugt, dass er es noch ändern wollte?«

»Ja, er will uns dabei unterstützen.«

»Wenigstens etwas.«

»Schwörst du, dass du es nicht warst?«

»Ich schwöre, Melanie, dass ich es mir tausendmal ausgemalt habe, aber ich habe es nicht getan. Und übrigens habe ich mich am Abend seines Todes in einer Kneipe volllaufen lassen und musste die Nacht in einer Ausnüchterungszelle verbringen. Einige Kollegen haben in der Kneipe etwas randaliert.« Er kicherte albern, wohl in Erinnerung an den »Spaß«.

Svenja und Kammowski nahmen die Kopfhörer von den Ohren und sahen einander ratlos an.

»Also entweder ist dieser Valentin abgebrühter, als ich es ihm zugetraut hätte, oder wir haben nur noch zwei Verdächtige«, sagte Kammowski.

Svenja sah ihn fragend an. »Zwei Verdächtige?«

»Professor Meier von der Charité und Heilpraktiker Terbrüggen.«

»Denen wir aber erst einmal nachweisen müssten, dass sie überhaupt etwas von dem Testament und der geplanten Änderung wussten.«

»Du triffst den Nagel wie immer auf den Kopf, meine Liebe.«

»Und an dem Terbrüggen hat sich die Staatsanwaltschaft die Finger verbrannt. So schnell werden die gegen den nicht mehr ermitteln wollen.«

Kammowski nickte. »Da werden wir uns also an den Professor halten müssen.«

Svenja sah Kammowski prüfend an. Inzwischen kannte sie ihren Kollegen und seine Abneigung gegen Menschen mit Geld oder akademischen Titeln ziemlich gut – Kammowski selbst war erst nach einem abgebrochenen Jurastudium bei der Polizei gelandet –, aber noch immer konnte sie schlecht einschätzen, wann er es ernst meinte und wann er sie auf den Arm nahm.

»Erstens bekommt nicht der persönlich etwas auf sein Konto, sondern seine Stiftung, und zweitens hat Doro das schon überprüft. Bei der Stiftung wusste bisher niemand von dem ins Haus stehenden Erbe, und auch der Notar Möbius hat ausgesagt, dass die Begünstigten nicht im Vorfeld informiert worden sind«, sagte sie.

»Gut, dass das geklärt ist! War aber auch nicht ganz ernst gemeint«, gab er zu. »Obwohl – das wäre eine nette Schlagzeile geworden: ALS-Spezialist der Charité ermordet aus Habsucht seinen Patienten.«

»Dann weiß ich auch nicht weiter«, sagte Svenja schließlich. »Tun wir also Thomandel den Gefallen und schließen den Fall?«

»Jedenfalls für heute«, erwiderte Kammowski. »Kommt ihr später mit in den *Sandmann?* Ich treffe mich dort um sieben mit Christine, Charlotte und Anian zum Abendessen.«

»Kammowski, du weißt doch, dass es keinen Spaß macht, mit einem Kleinkind in ein Restaurant zu gehen, außerdem muss Bea um sieben Uhr ins Bett. Wenn wir das verpassen, ist sie den ganzen nächsten Tag unleidlich.«

Kammowski seufzte. Ja, das wusste er noch zu gut, wie das mit Kindern war. Das Leben veränderte sich.

KAPITEL 52

PLÄNE SCHMIEDEN IM *BLAUEN WUNDER*

Der *Sandmann* war Kammowskis Stammkneipe, seit er sich Anfang der Achtziger nach Berlin abgesetzt hatte, um der Einberufung durch die Bundeswehr zu entgehen. Über lange Zeit war die Gaststätte – abgesehen davon, dass es immer wieder einmal einen neuen Inhaber gab – unverändert geblieben. Selbst die Stammbedienung war noch dieselbe: Anke gehörte mittlerweile fast zum Mobiliar, war mit ihm gealtert, aber immer noch dabei. Kurz vor der Corona-Zeit hatte es dann erstmals einen großen Einschnitt gegeben. Ein neuer Inhaber hatte alles renoviert, modern eingerichtet und die Speisekarte an ein Publikum mit Vorliebe für regional-vegane Bio-Kost angepasst. Kammowski hatte das alles mit großem Argwohn verfolgt, er mochte keine Veränderungen. Aber das Essen war für kurze Zeit sensationell gut gewesen. Leider war der Koch nicht lange geblieben, und nach den Corona-Schließungen war der neue *Sandmann* in Konkurs gegangen. Wenige Wochen später hatte man beobachten können, wie die gesamte neue Einrichtung herausgerissen und vermutlich als Konkursmasse veräußert wurde. Kammowski hatte schon befürchtet, das könnte das Ende des *Sandmanns* sein. Aber dann sah man junge Leute in dem Lokal werkeln, und am Morgen hatte Christine beim Frühstück erzählt, dass sie am Vortag auf dem Heimweg von der U-Bahn gesehen hatte, dass das Packpapier von den Scheiben entfernt worden war. Sie habe einen Blick in die Kneipe werfen können, die nun in einem dunkelblauen Anstrich neu erstrahlen, *Blaues Wunder* heißen und heute Abend eröffnen werde. Christine hatte auch gleich einen Tisch reserviert, und so trafen sie sich im *Blauen Wunder*, das bei Kammowskis aber weiterhin *Sandmann* heißen würde.

Charlotte erzählte, dass Paul und sie ihre Weltreise auf das kommende Jahr verschoben hatten. Wegen Corona war es immer noch schwer zu reisen, und man wusste nicht, ob man, wenn man irgendwohin ging, dort nicht für Wochen in Quarantäne festhängen würde. Sie jobbte gerade in einem Impfzentrum, was gut bezahlt wurde. In die Praxis ging sie nur noch wenige Stunden in der Woche, weil die kranke Mitarbeiterin wieder gesundet war. Charlotte war froh und glücklich, dass sie nun erstmals etwas mehr Geld hatte, um sich etwas leisten zu können. Gerade schwärmte sie von einer neuen japanischen Lampe, die sie für das Gästezimmer gekauft hatte, und zeigte stolz die Fotos herum, die sie davon auf dem Smartphone hatte.

»Wir haben uns entschieden, Tonis Zimmer nicht mehr zu vermieten, sondern als Gästezimmer zu verwenden. Es hat jetzt schon einige Monate leer gestanden, weil wir keine Zeit hatten, uns um einen Nachmieter zu kümmern. Das bedeutet zwar eine Mieterhöhung für alle, aber wir haben einfach keine Lust, uns wieder an jemand Neues zu gewöhnen. Und wenn wir es zwischendurch immer mal möbliert auf Airbnb anbieten, holen wir das locker wieder rein. Malte und Lizzy müssen noch ihr Examen nachholen, und während der Paukerei hat man nicht den Nerv, sich mit anderen Menschen auseinanderzusetzen. Mann, bin ich froh, dass ich das hinter mir habe.«

»Ja, du hast das wirklich bewundernswert durchgezogen, Chapeau!«, sagte Christine.

Seit Charlotte nicht mehr bei ihnen wohnte, war das Verhältnis zwischen Charlotte und Christine sehr entspannt. Sie lagen sich nicht mehr bei jeder Gelegenheit in den Haaren, ja Kammowski hatte den Eindruck, dass sie einander sogar richtig mochten.

»Dann willst du also noch in der WG wohnen bleiben?«, erkundigte er sich.

»Erst mal schon. Wenn ich im nächsten Jahr mit Paul auf Weltreise gehe, kann ich mein Zimmer ja so lange untervermieten. Und Malte und Lizzy sind auch noch eine Weile da.«

»Hast du eigentlich mal wieder was von Toni gehört?«, fragte Kammowski nun. »Ich habe sie vor einiger Zeit zufällig bei einem Heilpraktiker getroffen.«

»Was machst du denn bei einem Heilpraktiker?«, fragte Charlotte konsterniert zurück.

»Gar nichts, war rein beruflich«, beruhigte er sie.

Christine grinste. »Er hat jetzt schon allerhand Wehwehchen, unser alter Mann, aber wenn er anfängt, zum Wunderheiler zu gehen, sage ich dir vorher Bescheid.«

»Wenn ich mir den Heilpraktiker leisten kann, zu dem deine Toni geht, dann habe ich keine Sorgen mehr. Der schien mir in der Luxusklasse angesiedelt zu sein. Wie kann deine Freundin sich das leisten?«

»Das kann sie wohl inzwischen. Ich habe dir doch erzählt, dass sie sich mit ihren Eltern verkracht hat, oder?«

Kammowski nickte.

»Ja, aber das waren ihre Adoptiveltern. Die leibliche Mutter ist kürzlich verstorben und hat ihr offenbar etwas Geld vermacht. Das schleppt sie jetzt aber zu einem Heilpraktiker, statt ihre Multiple Sklerose ordentlich behandeln zu lassen. Ich habe wirklich alles versucht, sie umzustimmen.«

Kammowski schwieg. Er hatte das Bild von dieser verängstigten jungen Frau vor Augen – und dazu den sehr resoluten jungen Mann, der bei ihr gewesen war.

»Ich habe sie in Begleitung eines Mannes gesehen. Kennst du den?«

»Das wird Ludger gewesen sein. Die beiden haben im November geheiratet, kurz bevor sie bei uns ausgezogen ist. Ganz heimlich, ohne Freunde, ohne Verwandte. Und jetzt lebt sie mit ihm in einem Reihenhaus in Tempelhof. Sie hat mir selbst mal erzählt, dass sie sich davor gruselt. Sie wäre lieber in der WG geblieben, aber das wollte ihr Mann nicht.« Charlotte schüttelte sich. »Ich glaube, der hat sie komplett im Griff, die kann nichts mehr ohne seine Erlaubnis tun.«

»Siehst du sie noch gelegentlich?«

»Neulich hat sie mir mal die Tür aufgemacht. Davor hatte ich es etliche Male vergebens versucht. Und ans Telefon geht sie auch nicht mehr. Das hat sie ›verlegt‹, wie sie sagt. Ist mir jetzt, ehrlich gesagt, langsam auch egal. Das mit dem Heilpraktiker ist cringe, oder? Die ist inzwischen total verstrahlt. Ich habe wirklich alles versucht, ihr das auszureden, aber sie ist voll auf so einem Verschwörerkurs. *Medikamente sind Gift. Die Natur heilt sich selbst. Alles Böse wird von Steve Jobs gesteuert.*«

»Der ist doch schon tot«, sagte Kammowski.

Charlotte lachte. »Manche sind so reich, die können auch noch über den Tod hinaus Sachen steuern. Aber vielleicht war es auch Jeff Bezos oder Bill Gates, ist doch egal. Das ist doch sowieso alles Fake-Kram. Ich kapiere nicht, wie man auf so etwas hereinfallen kann.«

»Sie sah ziemlich schlecht aus, und ich hatte das Gefühl, dass der Mann, der bei ihr war, mit aller Macht verhindern wollte, dass sie mit mir redet.«

»Kann ich mir gut vorstellen. Gruselig! Vermutlich ist er nur auf ihr Geld aus.«

Jetzt blickte Kammowski interessiert auf. »Du meinst, dass er sie nur wegen ihres Geldes geheiratet hat und sie in einem Abhängigkeitsverhältnis gefangen ist? Ist das Erbe denn so groß gewesen?«

Charlotte schüttelte den Kopf. »Keine Ahnung, wie viel Geld sie geerbt hat, und ob Ludger sie nur deswegen geheiratet hat, weiß ich auch nicht. Die sahen anfangs schon ziemlich verliebt aus, und ich kenne den ja gar nicht. Das war jetzt nur so dahingesagt. Ich mag ihn einfach nicht besonders, und so blöd wird Toni schon nicht sein, dass sie auf so einen hereinfällt, oder?«

»Was heißt hier hereinfallen?«, mischte sich Anian erstmals in das Gespräch ein. »Vermutlich geht sie einfach ihrem gesunden weiblichen Instinkt nach, der ihr sagt, dass sie sich dem Manne unterzuordnen hat, Schwesterherz, daran solltest du dir einmal ein Beispiel nehmen.«

Christine verschluckte sich vor Lachen an ihrem Bier, während Charlotte ihren Bruder mit einem verachtungsvollen Blick bedachte.

Kammowski grinste. »Wollen wir es hoffen.« Er selbst hatte seine Zweifel. Die Begegnung bei dem Heilpraktiker hatte sich ihm ins Gedächtnis gebrannt. Der junge Mann war ihm irgendwie verdächtig vorgekommen, und die Information, dass Toni viel Geld geerbt hatte, war nicht gerade beruhigend. Er hatte für so etwas einen Riecher. »Wie heißt der Mann denn eigentlich?«

»Ludger Holtkamp, glaube ich. Aber er hat ihren Nachnamen angenommen, was ich ja ganz sympathisch fand. Wie auch immer – ich mache mir eben doch etwas Sorgen. Toni hat eine MS und lässt sich nicht behandeln. Da muss man doch etwas machen.«

»Da kann man vermutlich gar nichts tun. Sie ist doch volljährig, oder?«

Charlotte nickte. »Aber ich habe den Eindruck, dass der Einfluss von Ludger ihr nicht guttut. Als sie bei uns einzog, war sie ganz anders.«

»Ja, da siehst du mal, wie es Eltern gehen kann, wenn sie den Eindruck haben, dass sich ihre Kinder unter dem Einfluss eines Partners zum Negativen verändern. Normalerweise ist man da machtlos.«

Charlotte schaute unglücklich drein.

»Wollen wir sie am Montagabend mal zusammen besuchen gehen? Dann könnte ich mir selbst vor Ort einen Eindruck verschaffen«, schlug Kammowski schließlich vor, und Charlotte war sofort Feuer und Flamme.

»Tolle Idee, Papòn. Das machen wir. Gemeinsam retten wir sie aus der Höhle des Löwen.«

Kammowski grinste, und dann kam das Essen, das sehr viel besser war, als er es nach der ersten Inspektion der spartanischen Speisekarte befürchtet hatte: *Verschiedene Beten mit Birne und Kerbel, hausgemachte Tortellini mit Zwiebeln, Shiitake und Pangrattato, Chicorée mit Holunderknospe …*

Es war spät geworden, sie wollten gerade aufbrechen, da fiel Kammowski noch Elly ein.

»Sagt mal, Charlotte und Anian, was ist denn da eigentlich mit Opas Beerdigung? Eure Mutter hat bei mir angerufen. Sie ist außer sich. Warum darf sie denn nicht dabei sein?«

Charlotte und Anian schauten einander etwas verlegen an.

»Darf sie doch! Im Oktober kommen alle zu seiner Beerdigung, ihr doch hoffentlich auch?«, sagte Charlotte rasch.

»Herrgott, Charlotte, du weißt genau, wovon ich spreche. Elly sagt, dass Leonore nur mit dir und Anian in die Schweiz fährt, um die Urne auf einer Bergwiese zu begraben?«

Anian zuckte mit den Achseln. »Ganz allein traut Oma sich das eben nicht zu. Aber sie will auch kein großes Ding draus machen. Die eigentliche Feier soll erst im Oktober sein. Wenn wir Mama mitnehmen, dann will Tante Marianne auch kommen und Omas Schwester und der Schwager … und schon ist die ganze Familie da. Genau das will sie eben nicht. Opa wollte eine Beerdigungsfeier in der Eifel und die soll er bekommen. Auch wenn die deutsche Bürokratie alles versucht hat, um das zu verhindern.«

Kammowski seufzte tief und schwieg. Auch Anian und Charlotte sagten nichts mehr.

Christine musste lachen. »Da kann man wohl nichts machen, schätze ich. Das Ding ist eingetütet.«

Hätte Christine an diesem Abend schon gewusst, dass der Begriff »eintüten« im wahrsten Sinne des Wortes eine doppelte Bedeutung hatte, dann wäre sie vermutlich aus dem Lachen gar nicht mehr herausgekommen.

Später im Bett fragte sie Kammowski: »Du willst tatsächlich mit Charlotte diese Toni besuchen gehen? Als Polizist oder als Privatperson? Und warum eigentlich?«

Kammowski überlegte, ehe er antwortete. »Als Privatperson selbstverständlich. Und der Hauptgrund ist sicher, dass ich Charlotte helfen will. Ich habe den Eindruck, dass ihr diese Geschichte sehr nahegeht. Und Väter fühlen sich nun mal gut, wenn sie ihren Töchtern helfen können.« Er lachte. »Aber der zweite Grund ist, dass sich dieser Ehemann wirklich merkwürdig verhalten hat. Der hat etwas zu verbergen, da bin ich mir sicher. Bei dem sind alle meine Alarmlämpchen auf einmal auf Rot umgesprungen. Bin ja nicht umsonst seit mehr als dreißig Jahren Bulle.«

»Aber Charlotte hat doch schon mehrmals versucht, mit ihr zu reden. Was willst du mehr erreichen? Du bist doch nicht ihr Vater.«

»Nein, das bin ich nicht. Und sicher hast du recht. Wir können da gar nichts machen. Es ist auch mehr so ein Bauchgefühl. Ich möchte mir einfach diesen Ludger mal von Nahem ansehen.«

KAPITEL 53

VOR DER HÖHLE IST NICHT IN DER HÖHLE DES LÖWEN

Am darauffolgenden Montag standen Kammowski und Charlotte wie besprochen gegen neunzehn Uhr vor Tonis Haus und klingelten mehrfach. Niemand öffnete. Charlotte behauptete später, sie sei sich sicher, eine Bewegung der Gardine gesehen zu haben. Kammowski hatte nichts dergleichen beobachtet. Aber das änderte nichts. Weder ging Toni an ihr Handy noch rief sie zurück, noch öffnete sie die Tür.

»Es gibt so Menschen, die mit einem neuen Partner ihr altes Leben komplett hinter sich lassen«, sagte Kammowski mehr zu sich selbst als zu seiner Tochter. »Da kann man rechtlich nichts machen. Sie ist erwachsen.«

Auf dem Heimweg schwieg Charlotte wütend. Irgendwann brach es aus ihr heraus: »Du hast selbst gesagt, dass dir Ludger verdächtig vorkommt, und nun willst du kneifen? Du hast es mir versprochen!«

Kammowski stöhnte. »Charlotte, ich habe dir gar nichts versprochen. Ich habe gesagt, dass ich dich begleite und wir versuchen, uns vor Ort ein eigenes Bild von der Höhle des Löwen zu machen. Aber wenn sie uns nicht aufmacht, dann können wir kein Gespräch erzwingen. Was hast du denn erwartet? Dass ich die Tür aufbreche?«

Charlotte antwortete nicht. Das war ihr ja selbst klar, dass man das nicht tun konnte, aber die Hilflosigkeit machte sie wütend und irgendwie hatte sie von ihrem Papa, dem Polizisten, mehr erhofft.

»Ist schon gut«, sagte sie irgendwann versöhnlicher. »Es ist nur schwer zu ertragen so hilflos zu sein.«

Kammowski nickte. »Schreib ihr Briefe, geh immer wieder einmal vorbei und klingele. Mehr kannst du nicht tun. Und wenn du irgendetwas Verdächtiges beobachtest, wenn er sie zum Beispiel schlägt, dann sag Bescheid.«

»Mensch Papa, ich kann doch nicht den Privatdetektiv spielen und sie beschatten.«

»Nein, das kannst du wirklich nicht«, pflichtete Kammowski ihr bei. »Da stößt eine Freundschaft an ihre Grenzen.«

Sie waren inzwischen in der Bellermannstraße angekommen, und Kammowski hielt in zweiter Reihe direkt vor dem Haus.

»Womit wir wieder beim Anfang wären. Man kann nichts tun.«

Kammowski hob bedauernd die Schultern und sagte nichts.

»Dann tschüss«, sagte Charlotte, stieg aus, knallte wütend die Autotür zu und verschwand im Haus, ohne sich noch einmal umzudrehen.

Christines alter Fiat erbebte von dem Knall.

»Na, mein Gutster«, sagte Kammowski zu dem Auto. »Wir beide sind doch nun wirklich völlig unschuldig.«

Der Fiat blieb ihm eine Antwort schuldig, was Kammowski als Zustimmung wertete.

KAPITEL 54

EIN HAUS VERLIERT NICHTS

Toni hatte tatsächlich gerade geschlafen, als Charlotte und Kammowski vor der Tür standen.

»Wer war das?«, rief sie zu Ludger, der wohl oben im Hause an seinem Schreibtisch saß, den er sich im Schlafzimmer eingerichtet hatte, seit das Wohnzimmer unten ganz zu Tonis Krankenlager geworden war.

»Niemand, nur der Paketbote«, rief Ludger von oben runter. »Schlaf noch etwas, du musst dich schonen und wieder zu Kräften kommen. Ich komme später und koche uns einen Tee.«

Woher wusste er, dass es der Paketbote gewesen war? Er war doch gar nicht an die Tür gegangen? Ermattet sank sie zurück in die Kissen. Sie konnte keinen klaren Gedanken mehr fassen. Diese Müdigkeit wurde immer schlimmer. An manchen Tagen schaffte sie es gar nicht mehr aus dem Bett heraus.

Ludger behauptete, sie hätte sich bei Theos Beerdigung überanstrengt. Und es stimmte, Toni war danach sehr erschöpft gewesen, aber auch ergriffen. Tagelang hatte sie noch darüber nachgedacht, vor allem auch über die anschließenden Gespräche mit Ludger. Ludger hatte mit seinem Ärger, dass er mit ihr da hinmusste, nicht hinter dem Berg gehalten, aber sie hatte sich nicht beirren lassen. Ihr war es wichtig gewesen, an der Beerdigung teilzunehmen.

»Es war ein schöner Abschied«, hatte sie zu ihm gesagt, »zumindest bis zu dem Zeitpunkt, als der Sohn seinen Auftritt hatte.«

»Der wird nicht ohne Grund so einen Hass auf seinen Vater gehabt haben«, hatte Ludger gemeint.

Sie hatten kurz mit Theos Tochter gesprochen, die ihnen erzählt hatte, dass er sein Begräbnis noch weitgehend selbst geplant hatte.

Er war kein Mensch gewesen, der die Dinge dem Zufall überließ. Toni war immer noch gerührt, dass er kurz vor seinem Tod noch an sie gedacht und dafür gesorgt hatte, dass auch sie eine Todesanzeige geschickt bekam.

»Der war verknallt in dich, das habe ich dir doch gleich gesagt«, hatte Ludger behauptet.

»Also manchmal redest du wirklich Quatsch!«, hatte sie ärgerlich erwidert.

»Ich weiß, was ich gesehen habe«, hatte Ludger auf seiner Ansicht beharrt. »Aber nun ist er tot, wir müssen darüber also nicht mehr diskutieren. Vielleicht hat er dir was vererbt, der soll ja Geld wie Heu gehabt haben.«

Das hatte Toni wütend gemacht: »Also ehrlich Ludger, ich finde es nicht nett, wie du über ihn redest. Mir war er sehr sympathisch. Woher weißt du überhaupt, dass er vermögend war?«

»Ich achte eben auf solche Dinge und immerhin hatte er bei Terbrüggen reichlich Termine gebucht«, hatte er gesagt, dann aber doch eingeräumt, dass er dem alten Mann gar nicht so viel Mut zugetraut hatte, sich selbst das Leben zu nehmen.

Toni jedenfalls hatte in den Tagen nach der Beerdigung viel nachgedacht. Als er ihr nun wie versprochen Tee ans Bett brachte, sagte sie:

»Wenn es bei mir mal so weit ist, möchte ich es genauso machen wie Theo. Ich möchte niemandem zur Last fallen. Das haben schon die alten Indianer so praktiziert. Wenn sie mit dem Volk nicht mehr weiterziehen konnten, sind sie zurückgeblieben, haben essen und trinken eingestellt und sind einfach gestorben. Da gab es kein jahrelanges Siechtum wie bei uns.«

Ludger schwieg.

Schließlich sagte Toni: »Ich falle dir ja jetzt schon zur Last.«

»Liebes, was redest du für wirres Zeug? Du fällst mir nicht zur Last. Ich liebe dich.«

Damit war das Thema fürs Erste beendet. Aber eine Saat war

gesetzt, und in den folgenden Monaten wuchs sie, genährt von Tonis Ängsten und Befürchtungen, zu einer kräftigen Pflanze heran.

Eine Zeit lang ging es Toni wieder etwas besser. Vielleicht war es die Änderung der Medikamente, die Toni bei Terbrüggen durchgesetzt hatte. Sie war nicht mehr ganz so müde wie noch vor Wochen.

Ludger war nicht mehr wochenlang weg wie zu Beginn ihrer gemeinsamen Zeit, im Gegenteil, er war jetzt sehr viel zu Hause. Er massierte sie, er streichelte sie, er wusch sie, wenn sie selbst einmal wieder zu schwach war. Aber manchmal wachte sie nachts auf und stellte fest, dass er nicht da war. Jedenfalls antwortete er ihr nicht, wenn sie ihn rief und manchmal hörte sie ihn, wenn er gegen Morgen zurück ins Haus schlich. Aber sie traute sich nicht zu fragen, wo er gewesen war, wenn er morgens zu ihr ans Bett trat und fragte, was sie frühstücken wollte.

Sie hatten seit Monaten nicht miteinander geschlafen, sie war viel zu schwach, empfand keine Lust. Sie wollte gar nicht so genau wissen, wo er nachts hinging, aber sie dachte daran, wie selbstverständlich er an ihrem ersten gemeinsamen Abend getindert hatte.

Wenn nur ihr Handy endlich wieder auftauchen würde! Es hieß ja immer, ein Haus verliert nichts. Aber ihr Handy blieb verschollen. Alle ihre Kontakte waren darin gespeichert, sie fühlte sich isoliert ohne Handy, verlassen von Gott und der Welt, und wenn Ludger sie jetzt auch noch im Stich ließ, wäre sie völlig hilflos. Ludger hatte immer wieder versprochen, ihr ein neues Handy zu besorgen, und wenn sie ihn daran erinnerte, versprach er es erneut, vergaß es dann aber wieder oder er schob ihr seines herüber und sagte: »Nimm doch meins, bis wir deines wiedergefunden haben.«

KAPITEL 55

ICH MACHE DOCH WIRKLICH ALLES FÜR DICH!

Im November konnte Toni sich nicht mehr allein auf den Beinen halten. Sobald sie sich nur aufsetzte, wurde es ihr schwindelig. Sie hatte lange mit Terbrüggen um die Medikamente gefeilscht. Sie hatte den Eindruck, dass die sie müde machten, aber er hatte vehement widersprochen. Das seien alles homöopathische Mittel, Wirkstoffe in sehr starker Verdünnung, die für sich allein überhaupt keine Wirkung hätten, sondern nur die körpereigene Heilung unterstützen könnten. Um zum Beispiel Arnica in der Potenz D4 herzustellen, würde ein Teil der Arnica-Ausgangszubereitung mit neun Teilen Alkohol oder Wasser verdünnt, also im Verhältnis 1:10. Danach würde die entstandene Mischung zehnmal verdünnt. So entstehe die Potenz D1. Verdünne und verrühre man nun wiederum einen Teil der D1 mit neun Teilen des Wasser oder Alkohol, entstünde die D2 und so weiter. Eingesetzt würden sogar D24-Präparate, bei denen man davon ausgehe, dass gar kein Stoff mehr enthalten ist. Was nicht heiße, dass solche Mittel nicht wirkten. Hier gehe man aber von einer rein energetischen Wirkung aus. In jedem Fall könnten diese Medikamente aber keine so schweren Nebenwirkungen auslösen wie herkömmliche Arzneimittel.

Terbrüggen konnte stundenlang über diese Dinge dozieren, Toni hörte irgendwann gar nicht mehr zu. Letztlich hatte er aber ihre Medikamente doch noch einmal umgestellt, und kurzzeitig hatte sie auch das Gefühl gehabt, dass es besser wurde. Aber dann war es wieder gekippt, und seitdem wurde sie von Tag zu Tag schwächer.

Eines Abends sprach sie Ludger darauf an. Sie hatte sich überlegt, ob sie nicht noch einmal ins Krankenhaus gehen könnte. In die Rehaklinik. Zu dem Arzt in dieser Klinik hatte sie großes Vertrauen gehabt. Vielleicht war die Naturheilkunde hier doch an einem Ende, und sie sollte jetzt mal wieder normale ärztliche Hilfe suchen?

Ludger schwieg sehr lange. Sie wusste, er hatte sich nächtelang mit der Behandlung der MS auseinandergesetzt und mit Terbrüggen über die richtigen homöopathischen Medikamente diskutiert. Sicher war er enttäuscht, dass sie jetzt eine andere Richtung einschlagen wollte.

Aber es kam ganz anders. Ludger zeigte großes Verständnis und versprach, gleich am nächsten Tag mit dem Reha-Arzt Kontakt aufzunehmen. Vermutlich werde sie nicht einfach auf eigenen Wunsch in die Reha gehen können, sagte er, aber vielleicht könne man den Mann zu einer privaten Konsultation überreden. Geld spiele schließlich keine Rolle.

Toni war sehr erleichtert. Dieses Gespräch hatte sie sich schwieriger vorgestellt. Gegen Ludgers Argumente kam sie schon lange nicht mehr an. Er redete so lange auf sie ein, bis sie sich seiner Meinung anschloss, allein weil die Kraft nicht mehr reichte, dagegenzuhalten.

Zwei Tage später gestand Ludger jedoch, dass es ihm leider nicht gelungen sei, den Arzt zu erreichen. Das Sekretariat der Klinik habe ihm mitgeteilt, dass der Arzt nicht mehr dort arbeite, und sie hatten sich unter Berufung auf den Datenschutz geweigert, ihm die neue Wirkstätte oder seine Adresse zu nennen.

»Schade«, sagte sie, »bei dem habe ich mich aufgehoben gefühlt. Dann muss ich vielleicht doch noch einmal in eine normale Klinik. Oder ich gehe zu dem Arzt, den Charlotte mir empfohlen hat.« Und als Ludger sie fragend ansah, ergänzte sie: »Sie hat mir mal von einem netten Neurologen erzählt, bei dem sie gearbeitet hat. Ich weiß nur nicht mehr, wie der heißt. Bring mir doch mal deinen Rechner runter, dann kann ich selbst ein bisschen recherchieren. Und kannst du mir nicht endlich ein neues Handy kaufen? Und was ist denn mit meinem Laptop? Du wolltest ihn doch reparieren lassen? Warum sagst du immer, du machst das, und dann passiert nichts?« Der letzte Satz hatte etwas anklagender geklungen, als Toni das gewollt hatte.

Ludger schwieg ziemlich lange. Toni hielt die Luft an. Sie spürte, dass sie mit ihren Vorwürfen zu weit gegangen war. Sicher war er jetzt wieder sauer und würde so lange auf sie einreden, bis sie kleiner und kleiner wurde und irgendwann im Boden verschwand. Aber diesmal kam es anders.

»Toni, ich mache doch wirklich alles für dich«, sagte er mit sanfter Stimme, die allerdings einen drohenden Unterton hatte. »Sag mir, was du recherchiert haben willst, und ich gehe hoch und erledige das für dich. Aber ich möchte nicht, dass du selbst mit Handy und Rechner hantierst, solange es dir nicht besser geht.«

»Warum das denn nicht?«, fragte Toni erstaunt.

»Vielleicht, weil Terbrüggen mir gesagt hat, dass deine Erkrankung mit großer Wahrscheinlichkeit von deinem exzessiven Handygebrauch herrührt? Die Dinger sondern doch Strahlung ab, genau wie die Computer.«

»Aber das ist doch Unsinn, das ist doch längst wiederlegt, dass der Gebrauch schädlich ist.«

»Nein, das ist kein Unsinn«, schrie Ludger sie nun völlig unvermittelt an, sodass sie vor Schreck zusammenzuckte. Und dann fing er wieder an, eine endlose Tirade von Argumenten auf sie abzuschießen, die sie verstummen ließen. Irgendwann lief er hoch in sein Schlafzimmer und kam kurze Zeit später mit einem Stapel Papieren zurück, die er vor ihr auf den Tisch donnerte.

»Lies diese Studien erst einmal, dann können wir weiterreden.«

Damit ließ er sie allein und verschwand für die nächsten Stunden im Obergeschoss.

Unschlüssig blätterte Toni in den Unterlagen. Es waren sicher an die zwanzig Artikel, von Ludger fein säuberlich mit einem Aktendulli zusammengeheftet. Er schien jeden Artikel durchgearbeitet zu haben, denn viele Abschnitte waren mit buntem Textmarker angestrichen.

Toni überflog den ersten Artikel. Hier wurde tatsächlich ein Zusammenhang zwischen häufigem Handygebrauch und Erkrankungen wie Hirntumor, Demenz und Multipler Sklerose hergestellt. Der Autor war ein gewisser Prof. Mark L. Johnson von der Michigan State University. Toni begann zu lesen, aber schon nach kurzer Zeit verschwammen ihr die Buchstaben vor den Augen. Sie hatte nicht mehr das Konzentrationsvermögen für so einen schwierigen Text. Die vielen Fachbegriffe, die man jetzt erst einmal hätte nachschlagen müssen! Das war alles viel zu anstrengend. Erschöpft legte sie die Blätter beiseite. Vielleicht war an der Sache doch etwas dran. Sie hatte seit dem zwölften Lebensjahr ein Handy und es seither fast permanent nahe am Körper getragen. Aber das machten doch alle so, oder nicht? Und nicht alle bekamen MS! Toni wusste selbst, dass das kein schlagendes Argument war. Ludger hatte sie schützen wollen, er hatte es aus Angst um sie getan. Zaghaft rief sie nach ihm, und als er nicht reagierte, rief sie lauter, aber er rührte sich nicht, und irgendwann hörte sie die Haustür zuschlagen, ohne dass er sich auch nur von ihr verabschiedet hatte.

In Toni stieg Panik auf. Hatte sie ihn nun endgültig vergrault? Würde er sie nun verlassen? Was sollte dann aus ihr werden? Toni bekam vor Verzweiflung kein Auge zu. Angstvoll lauschte sie auf jedes Geräusch im Haus, und als sie gegen Morgen den Schlüssel im Schloss klappern hörte, rief sie gleich nach ihm und versicherte ihm unter Tränen, wie leid es ihr tat.

»Ich tue doch nun wirklich alles für dich«, sagte er immer noch gekränkt.

Sie pflichtete ihm bei und versicherte, wie dankbar sie ihm sei. Aber er müsse doch verstehen, dass er all diese Dinge nicht einfach für sie entscheiden könne.

»Hättest du denn freiwillig auf das Benutzen deines Handys verzichtet?«

Nein, das hätte sie vermutlich nicht, musste sie zugeben.

Sie lagen sich in den Armen und weinten nun beide.

»Wollen wir es so machen, dass ich dir immer mein Telefon von oben hole, damit du telefonieren oder surfen kannst, wenn dir danach ist?«, fragte er, als sie sich gegenseitig die Tränen getrocknet hatten. »Ich weiß nämlich ehrlich gesagt wirklich nicht mehr, wo ich dein Handy hingetan habe. Und wir achten zukünftig einfach darauf, dass es pro Tag nicht mehr als zehn Minuten sind. Das soll nämlich die kritische Grenze sein.« Er wies mit dem Zeigefinger auf den Stapel Artikel, der auf Tonis Nachttisch lag.

Innerlich zögerte Toni einen Moment. Sie hätte wirklich gern wieder ihr eigenes Handy gehabt, aber sie war so froh, dass Ludger ihr nicht mehr böse war, und wollte nicht erneut widersprechen. Und er hatte ja recht. Wenn das Handy in deutlichem räumlichen Abstand von ihr liegen musste, damit es ihr keinen Schaden zufügte, dann war es ja eigentlich egal, welches Handy Ludger ihr von oben brachte.

Später kamen sie auch noch einmal auf Ärzte zu sprechen, die Toni gern noch einmal um Rat fragen wollte.

»Sprich vielleicht erst mal mit Terbrüggen darüber«, empfahl Ludger. »Der kennt doch auch viele Ärzte. Sicher kann er dir bei einem MS-Spezialisten einen Termin machen. Ich möchte eigentlich nicht, dass du zu irgendeinem Wald-und-Wiesen-Doktor gehst, nur weil eine Freundin den nett fand.«

KAPITEL 56

FROHE WEIHNACHTEN

Als Toni Terbrüggen ansprach, riet der dringend von einem Klinikaufenthalt ab.

»Die pumpen Sie wieder nur mit Kortison voll, das hatten wir doch schon. Dann brauchen wir wieder Monate, bis wir das Gift aus Ihrem Körper heraushaben. Aber vielleicht haben Sie recht, und die bisherigen Anwendungen haben noch nicht das gewünschte Ergebnis gezeigt. Ich würde vorschlagen, dass wir noch einmal einem neuen, radikaleren Ansatz folgen.«

Die letzten Untersuchungen hätten ergeben, dass sich in Tonis Körper wieder einige Giftstoffe angesammelt hätten, als Folge davon sei es zu Stauungen in den Lymphgefäßen und zu Verklebungen der Hirnhäute gekommen, die beseitigt werden müssten.

»Geben Sie uns vier Wochen. Wenn es dann immer noch nicht besser ist, organisiere ich Ihnen persönlich einen Termin bei einem Schulmediziner, der Spezialist für MS ist.«

Toni war nicht recht überzeugt, ließ sich aber schließlich auf eine weitere Behandlung ein. Sie hatte nicht mehr die Kraft, sich gegen Ludger und Terbrüggen, die auf sie einredeten, als sei sie ein kleines Kind, zu wehren.

Was Terbrüggen jetzt angeordnet hatte, waren Ausleitungen nach dem Baunscheidt-Verfahren. Mit einem speziellen Gerät wurden ihr am ganzen Körper kleine Stiche gesetzt, die dann mit einem ätherischen Öl eingerieben wurden. Am Folgetag hatten sich die Stellen entzündet, ihr ganzer Körper war von Rötungen und Pusteln übersät. Das war unangenehm, aber es sei so gewollt, erklärte Terbrüggen, denn es solle die Stoffwechseltätigkeit und die Organfunktionen anregen und das Immun- und Hormonsystem stimulieren und damit zu einer Ausleitung von schädlichen Stoffen aus dem Körper führen.

Weitere Wochen gingen ins Land, aber auch das Baunscheidt-Verfahren half nicht. Als Toni Terbrüggen noch einmal darauf ansprach, dass er ihr doch einen Termin bei einem ärztlichen MS-Spezialisten besorgen wollte, winkte er ab.

»Nicht, bevor wir die Ausleitungen beendet haben.«

Es sei normal, dass es anfangs zu einer gewissen Verschlechterung komme, die Methode wirke erst mittelfristig und eben nur, wenn Toni sich auch wirklich darauf einlasse.

»Ich weiß wirklich nicht, wie lange ich noch auf die Wirkung warten soll«, beschwerte sie sich abends bei Ludger. »Diese Ausleitungen helfen überhaupt nicht.«

»Weil du dich dagegen wehrst, dass sie wirken«, sagte Ludger.

Genau dasselbe hatte wenige Stunden zuvor Terbrüggen zu ihr gesagt. Manchmal argwöhnte Toni, dass Ludger und Terbrüggen detaillierter miteinander über sie sprachen als mit ihr selbst. Aber vielleicht war das jetzt auch ein Zufall. Und wenn. Sie machten sich eben beide Sorgen um sie. Es ging ihr immer schlechter. Sie schämte sich zwar schrecklich, aber sie war inzwischen komplett auf Ludgers Hilfe angewiesen, lag fast ausschließlich im Bett oder auf der Couch, konnte sich kaum auf den Beinen halten, kam nicht einmal allein zur Toilette. Jeder Handgriff fiel ihr schwer. Sie hatte sicher zehn Kilo abgenommen. War sie früher schlank gewesen, so bestand sie jetzt nur noch aus Haut und Knochen. Wenn sie sich im Spiegel anschaute, erkannte sie sich kaum mehr, so eingefallen waren ihre Wangen. Sie hatte ja auch gar keinen Appetit mehr. Eigentlich verschlief sie den ganzen Tag mit Ausnahme der Zeiten, wo sie bei Terbrüggen in der Praxis war. Die Blasenstörung, die sich nach dem letzten Schub eingestellt hatte und die nie mehr ganz weggegangen war, hatte sich verschlechtert. Sie trug jetzt Windeln, schaffte es aber kaum noch, sie selbst zu wechseln. Das machte Ludger. Sie hatte ihm immer wieder gesagt, er solle endlich einen Pflegedienst bestellen, es sei doch unwürdig, dass ihr Mann das für sie machen müsse, aber davon wollte er nichts wissen.

»Mach dir keine Gedanken, ich bin doch vom Fach«, hatte er gesagt und ihr liebevoll den Rücken massiert, der vom vielen Liegen völlig verspannt war.

So gingen die Tage dahin und Toni konnte sie bald nicht mehr auseinanderhalten. Sie wunderte sich zwar, dass Ludger sie nicht mehr zu Terbrüggen fuhr, nahm aber seine Antwort, dass die Praxis Urlaub habe, kommentarlos zur Kenntnis. Sie war nicht mehr zu den einfachsten Gedankenabläufen fähig, sie hinterfragte nichts mehr, sie nahm alles hin, wie es kam.

Eines Abends, Ludger hatte sie gerade frisch gemacht und sie war schon wieder müde in die Kissen gesunken und wollte schlafen, sagte er zu ihr. »Bleib noch einen Moment wach.« Dann verschwand er in der Küche und kam mit einem Tablett, zwei Gläsern, und einer Flasche Champagner zurück, reichte ihr ein Päckchen und sagte: »Frohe Weihnachten!« Als sie es öffnete, fand sie darin eine Halskette mit einem kleinen Brillantanhänger.

Toni konnte die Tränen nicht zurückhalten.

»Gefällt er dir nicht?«, fragte Ludger erstaunt.

»Doch natürlich, aber …«, sie suchte nach den richtigen Worten. »Verstehst du, Ludger, ich vegetiere hier nur noch vor mich hin. Ich habe noch nicht einmal mitbekommen, dass Weihnachten ist. Das ist doch furchtbar. Und ich habe nicht einmal ein Geschenk für dich.«

KAPITEL 57

ALLES WIRD GUT

Im Januar nahmen die Anwendungen bei Terbrüggen wieder ihren Lauf. Toni nahm auch das hin. Ob sie zu Hause in ihrem Bett schlief oder auf Terbrüggens Liege, machte für sie keinen Unterschied. Ludger fuhr sie mit dem Wagen hin und trug sie in die Praxis hoch. Sie wog jetzt wohl kaum noch vierzig Kilo.

Eines Abends setzte er sich, nachdem er sie gewaschen und zu Bett gebracht und ihr die Nachtmedikation gereicht hatte, zu ihr und sagte: »Weißt du, Toni, ich habe noch einmal überlegt. Vielleicht hast du recht und wir sollten uns nicht nur auf Terbrüggen verlassen. Der hat jetzt schließlich lange genug an dir herumgedoktert. Ich habe dir selbst einen Termin bei einem MS-Spezialisten besorgt. Der hat aber vorgeschlagen, dass wir zunächst mal aktuelle MRT-Bilder anfertigen lassen. Das ist doch sicher eine gute Idee, dann wissen wir, wo wir stehen.«

Toni lächelte dankbar. Den Termin bei einem Arzt! Stimmt, da war doch so etwas gewesen. Sie hatte das völlig vergessen. Gut, dass Ludger jetzt für sie dachte. Ludger organisierte in der radiologischen Privatpraxis, in der er früher einmal gearbeitet hatte und auch jetzt noch hin und wieder als Vertretung einsprang, einen Termin für sie.

Ein paar Tage später trug er sie zum Auto und fuhr sie in das Einkaufszentrum *Das Schloss* in Steglitz, wo sich eine Etage über den Geschäften die radiologische Privatpraxis befand. Danach brachte er sie wieder nach Hause, trug sie in ihr Bett, brachte ihr noch ein Tablett mit Broten und Tee und sagte, er selbst habe noch keinen Hunger und müsse am Nachmittag noch einiges erledigen; er werde erst spät nach Hause kommen.

Es war sicher schon nach Mitternacht, als sie den Schlüssel in der Haustür hörte. Sie hatte schon geschlafen, rief nun aber nach ihm. Er machte sich zunächst noch ein Abendbrot und setzte sich dann zu ihr ans Bett. Toni merkte gleich, dass etwas nicht stimmte.

»Was ist mit dir?«, wollte sie wissen. »Ist etwas passiert?«

»Lass uns morgen darüber sprechen«, antwortete er und gab ihr einen Kuss.

»Ludger, ich sehe dir doch an, dass etwas nicht in Ordnung ist! Und ich will nicht bis morgen warten.«

»Ich habe die MRT-Bilder mitgebracht«, sagte er schließlich, und seine Stimme bebte.

Erschrocken sah sie ihn an. »So schlimm?«

Er nickte.

»Kannst du sie mir zeigen?«

»Willst du sie wirklich sehen?«

»Ja, will ich«, sagte Toni heiser.

Ludger schob die CD in den Laptop, lud die Bilder und reichte ihr den Rechner. »Schau her, das sind die alten Aufnahmen. Hier, diese weißen Flecken, das sind die MS-Läsionen. So, und hier, in dem Fenster daneben, habe ich die neuen Bilder heruntergeladen.«

Obwohl Toni keine Ahnung von MRT-Bildern hatte, fand sie das, was sie da sah, alarmierend. Das gesamte Gehirn schien völlig verändert. Es war über und über von weißen Flecken übersät.

Tonis Entsetzen spiegelte sich in Ludgers Augen. Er sagte nichts, aber sie sah, wie er sich verstohlen Tränen wegwischte.

Die Erkrankung war also rasant vorangeschritten! Deshalb hatte sie sich in den vergangenen Monaten immer matter gefühlt! Jeder Gang war ihr zum Marathonlauf geworden. Eigentlich hatte sie die letzten Monate nur noch in ihrem Bett verbracht. Das war doch kein Leben mehr!

Toni erwachte aus einem komatösen Schlaf. Ihr war schrecklich übel, und sie erbrach sich im Schwall auf den Boden. Es dauerte einige Minuten, bis sie realisierte, wo sie war. In Ludgers gruseligem Haus, das nie zu ihrem eigenen geworden war. Sie rief nach ihm. Er schien nicht zu Hause zu sein.

Langsam kehrte die Erinnerung zurück. Sie hatten zusammen diese schrecklichen MRT-Bilder angesehen. Danach hatte er ihr ein pflanzliches Mittel zur Beruhigung gegeben, und sie musste eingeschlafen sein.

Aber wo war er jetzt? Warum hatte er sie allein gelassen?

Im Zimmer war es dunkel, mühsam stand sie auf, sie konnte sich nicht auf den Beinen halten und sank auf die Knie. Sie hatte so schrecklichen Durst. Was war mit ihr passiert? War sie in Ohnmacht gefallen? Auf allen vieren robbte sie in die Küche zum Kühlschrank und trank eine halbe Wasserflasche fast in einem Zug leer. Danach ging es ihr etwas besser.

Doch jetzt meldete sich die Blase. Ihr war so schwindelig, dass sie lieber wieder auf die Knie ging und Richtung Gästetoilette krabbelte. Als sie sich auf der Toilette den Slip herunterziehen wollte, realisierte sie, dass sie eine Windelhose anhatte. Eine Windelhose, in die sie nicht nur gepinkelt, sondern auch gekotet hatte. An ihrer Haut klebte eingetrocknete Scheiße. Ekel vor sich selbst, vor ihren Exkrementen schüttelte sie. Die Worte des netten Reha-Arztes kamen ihr in den Sinn. *Sie werfen ihr Leben weg,* hatte er gesagt. Was war das hier denn noch für ein Leben? Wie sollte sie es in ihrem Zustand nun schaffen, die Treppe hinaufzugelangen, damit sie sich im Bad reinigen konnte? Und dann war da ja noch das Erbrochene auf dem Wohnzimmerboden. Sie klumpte die Windelhose zu einem Ballen zusammen, stopfte sie in den Eimer neben der Toilette und reinigte sich mühsam mit viel Toilettenpapier, Wasser und dem Gästehandtuch.

Danach ging es ihr etwas besser, und sie konnte sich, an der Wand entlang, wieder in ihr Bett schleppen. Ihr fiel ein, dass Ludger es aus der WG geholt und hier im Wohnzimmer aufgestellt hatte. Aber nein, das war nicht mehr ihr Bett, wurde ihr auf einmal klar. Das hier war ein Pflegebett! Verdammt, warum lag sie jetzt in einem Pflegebett? Wieso konnte sie sich an nichts erinnern?

Langsam stiegen Erinnerungsfetzen in ihr auf. Ludger schlief schon lange nicht mehr bei ihr. Er war wieder nach oben in sein Schlafzimmer gezogen. Unten stand jetzt ihr Pflegebett, und darin lag sie allein.

Noch einmal rief sie laut nach Ludger. War er vielleicht oben eingeschlafen? Niemand antwortete. Sie schaute auf ihren Wecker. Es war erst einundzwanzig Uhr. Da lag er normalerweise noch nicht im Bett.

Mühsam versuchte sie, sich zu erinnern. Windelte Ludger sie jetzt etwa? Kam ein Pflegedienst vorbei? Was war bloß mit ihrem Gedächtnis los?

Und auf einmal überkam sie große Sehnsucht nach ihren Eltern. Sie wollte nach Hause, weg aus Berlin, aus diesem schrecklichen Haus, das klaustrophobische Attacken in ihr auslöste. Sie wollte hier nicht langsam sterben, sich von ihrem Mann zu Tode pflegen lassen. Das war unwürdig. Und dann fiel ihr Theo von Hausmann ein, der das auch so gesehen hatte und mit Anstand abgetreten war.

Wütend schlug sie mit der flachen Hand auf dieses verdammte Pflegebett. Wie lange lag sie schon in diesem Ding? Wann hatte sie die MRT-Bilder mit Ludger angeschaut? War das gestern gewesen? Oder vor Tagen, vor Wochen, vor Monaten? Sie konnte sich diese Frage nicht beantworten, und als ihr das klar wurde, stieg heiße Panik in ihr auf.

Verzweifelt tastete sie nach ihrem Handy, konnte es aber nirgends finden. Normalerweise hatte sie das doch immer bei sich! Es war weg. Jedenfalls konnte sie es im Bett nirgendwo ertasten. Und für einen größeren Suchradius war sie zu schwach. Irgendetwas Nebliges in ihrer Erinnerung sagte ihr ohnehin, dass es schon länger weg war, dass sie es schon häufiger gesucht und nicht gefunden hatte.

Sie ruhte sich einen Moment aus, aber dann drang ihr der Geruch des Erbrochenen in die Nase und löste wieder Übelkeit aus. Ob sie es schaffen würde, noch einmal in die Küche zu gehen und Küchenkrepp zu holen? Ihr war es so schwindelig. Aber sie wollte das jetzt unbedingt versuchen, es wurde ihr zur fixen Idee. Sie musste etwas gegen diesen fürchterlichen sauren Gestank unternehmen. Also schleppte sie sich Richtung Küche, und auf dem Weg dorthin, im Flur, sah sie auf einmal auf einem kleinen Regal das Festnetztelefon stehen. Es war noch von Ludgers Eltern. Sicher hatte Ludger es längst abgemeldet. Wie war noch die Nummer ihrer Eltern? Das durfte jetzt doch nicht wahr sein. Ihre eigene alte Nummer, die konnte sie doch im Schlaf aufsagen! Warum fiel ihr die jetzt nicht mehr ein? Toni nahm den Hörer auf. Ein Freizeichen erklang. Sie schloss die Augen und hielt sich an der Garderobe fest. Alles um sie herum schwankte. Dann ließ sie, ohne darüber nachzudenken, die Finger über die Tastatur gleiten. Am anderen Ende klingelte es, und dann hörte sie die Stimme ihrer Mutter. »Hier bei Pichlmeier?«

In diesem Moment ging die Tür auf. Ludger! Er sah sie überrascht an, nahm ihr den Telefonhörer aus der Hand und legte ihn zurück auf die Gabel.

»Toni, mein Schatz, was machst du denn für Sachen? Geht es dir besser? Wen wolltest du denn anrufen? Jetzt bin ich doch da. Ich war nur kurz einkaufen. Du musst endlich etwas essen und trinken. Mein Gott, du hast die letzte Woche fast komplett verschlafen. Wie froh ich bin, dich wieder aufrecht stehen zu sehen! Lachend nahm er sie wie ein Kind auf den Arm und trug sie ins Wohnzimmer, auf ihr Bett. Dann kochte er Tee und reichte ihr einen Becher.«

»Sei vorsichtig, ist noch heiß«, sagte er und machte sich daran, das Erbrochene zu beseitigen.

Mein Gott, er behandelt mich wie eine Dreijährige, dachte sie. *Ich bin auf dem Niveau einer Dreijährigen, die noch nicht sauber ist.*

»Ludger, ich möchte erst einmal duschen. Ich fühle mich so schmutzig.«

»Später, Liebes. Jetzt mache ich dir erst mal einen Smoothie.«

Ludger packte frische Erdbeeren, Bananen und Hafermilch auf den Tisch. Toni hatte immer noch Durst, aber der Tee hatte sie belebt und die Übelkeit war verflogen. Hunger stellte sich ein. Die Erdbeeren rochen verführerisch, und sie naschte eine.

»He, die sind noch nicht gewaschen«, sagte Ludger und schlug ihr im Spaß sanft auf die Finger. »Kein Wunder, dass du hungrig bist. Ich war kurz davor, dich ins Krankenhaus zu bringen, du hast ja die ganze letzte Woche fast nichts mehr getrunken und gar nichts mehr gegessen.« Dann trug er das Obst in die Küche, und sie hörte ihn mit dem Mixer hantieren. Kurz darauf kam er mit einem Glas zurück. »Voilà, Erdbeer-Banane-Hafermilch-Mix mit Traubenzucker«, sagte er, »damit du wieder zu Kräften kommst«, und reichte ihr das Getränk.

Toni nahm einen Schluck. »Schmeckt wunderbar. Trinkst du gar nichts davon?«

»Alles für meinen Schatz«, lachte er. »Die Erdbeeren waren sauteuer mitten im Januar. Die sind nur für meine Patientin.« Damit ging er wieder in die Küche, und Toni hörte ihn dort aufräumen.

»Ist noch genug da, willst du noch mehr?«, rief er.

»Nein, danke, so viel auf einmal schaffe ich nicht. Vielleicht später.«

Er kam mit dem Geschirrtuch in der Hand ins Wohnzimmer. »Wen wolltest du eigentlich anrufen?«

»Meine Eltern, ich möchte, dass sie mich holen«, gestand Toni. »Ich möchte mich hier nicht mehr von dir pflegen lassen. Und vielleicht sollte ich doch noch mal in ein normales Krankenhaus gehen. So geht das doch nicht weiter.«

Ludger machte ein trauriges Gesicht. Dann setzte er sich zu ihr und legte den Arm um sie.

»Ich muss dir etwas sagen. Als es dir so schlecht ging, habe ich vor lauter Verzweiflung deine Eltern angerufen. Toni, ich dachte, dass du sterben könntest. Aber das war ihnen egal. Sie sind dir immer noch böse wegen des Grundstückverkaufs. Sie sagen, du hättest ihr Vertrauen verspielt. Liebes, es tut mir leid, aber sie wollen dich nicht sehen.«

»Du hast sie angerufen, weil du dachtest, dass ich sterbe, und das war ihnen egal?« Toni hatte das Gefühl, dass sich das Herz in ihrer Brust erst verkrampfte und dann stehen blieb. Und dann kam wieder diese schreckliche Müdigkeit über sie.

»Ruh dich aus, mein Schatz, das war alles sehr aufregend für dich, ich gehe jetzt nicht mehr weg, ich bleibe bei dir«, hörte sie Ludger zärtlich sagen, und dann glitt sie in einen Dämmerschlaf. »Nächste Woche haben wir den Termin bei dem MS-Spezialisten. Das hatte ich dir doch versprochen«, hörte sie Ludger wie aus weiter Ferne noch sagen.

Toni hatte keine Ahnung, wovon er sprach, aber sie hatte das Gefühl, dass jetzt, da er wieder da war, alles gut war. Ludger würde sich um alles kümmern.

KAPITEL 58

ARZT FÜR GANZHEITLICHE MEDIZIN

Die Praxis von Professor Karl Freihofe lag in einer alten Villa im Grunewald. Auf dem Praxisschild las Toni: *Arzt für ganzheitliche Medizin. Termine nur für Privatpatienten nach Vereinbarung.* Sie hatten direkt vor dem Haus parken können, Toni musste nur wenige Schritte an Ludgers Arm laufen, was sie erleichtert zur Kenntnis nahm. Seit einigen Tagen ging es ihr zwar etwas besser, sie war wacher, konnte wieder einen klaren Gedanken fassen, fühlte sich aber noch sehr schwach. Immerhin hatte sie an diesem Morgen einmal normal frühstücken können mit einem halben Brötchen und etwas Tee.

Professor Freihofe war eine vertrauenerweckende Erscheinung: um die siebzig, mit weißem Kittel und gütigem, braun gebranntem Gesicht mit Lachfältchen um die Augen. Auf ihr Klingeln kam er selbst an die Tür und ließ sie ein. Die Praxis schien sich in seiner Wohnung zu befinden, denn von dem Flur, der sich dem Eingangsbereich anschloss, gingen mehrere Zimmer ab, an denen *Privat* stand.

Er führte sie zunächst in ein kleines Wartezimmer, das von seinem Ordinationszimmer nur durch eine zweiflügelige Zwischentür getrennt war. Offenbar war sie an diesem Tag die einzige Patientin. Das Wartezimmer war leer, und trotzdem mussten sie recht lange warten, bis Professor Freihofe die Zwischentür öffnete, um sie hereinzubitten.

Als Erstes holte er sie zu einer Untersuchungsliege hinter einem altmodischen, mit weißem Stoff bespannten Paravent und untersuchte sie sehr gründlich von Kopf bis Fuß. Er tastete mit angenehm warmen Händen jeden Muskel ab, legte auch einige Sekunden seine Hände auf ihre Brust, dann auf den Bauch und schien in ihren Körper hineinzufühlen. Dann nahm er ein Stethoskop zur Hand und horchte auf ihr Herz, ihre Lunge, ihren Bauch. Nachdem er abschließend noch nach ihrem Puls getastet hatte, bat er sie, sich wieder anzuziehen und zu ihm und Ludger an den Besprechungstisch zu kommen, wohin er schon vorausging.

Toni sah zwar keinen Rechner in dem Behandlungszimmer, aber Professor Freihofe sagte, er habe sich die CD mit den MRT-Bildern schon angeschaut. Er schwieg einen Moment, zögerte, dann seufzte er und sah Toni schließlich mit festem Blick an.

»Meine liebe Frau Pichlmeier, es tut mir wirklich sehr leid, ich habe keine guten Nachrichten für Sie. Sie haben leider eine hochaktive Form der Multiplen Sklerose, die ihren Körper schon stark angegriffen hat. Ich muss sagen, dass ich noch nie einen so rasanten MS-Verlauf gesehen habe. Innerhalb von zwei Jahren, sagen Sie? Ja, das ist schon bemerkenswert … Sie wollten von mir eine Prognose?« Er schaute mehrmals zwischen Ludger und Toni hin und her.

»Ja, Herr Professor, deswegen sind wir hier«, sagte Ludger.

Professor Freihofe zog die Stirn in Falten. »Frau Pichlmeier, wir Ärzte sind ja keine Hellseher. Den individuellen Verlauf einer Erkrankung kann niemand exakt voraussagen. Es kommt immer wieder vor, dass man sich ganz sicher wähnt, und dann wird man doch überrascht. Aber in Ihrem Fall ...«, er zögerte wieder und fuhr dann fort: »Was soll ich sagen … Ihre MS ist doch sehr weit fortgeschritten.«

»Aber was heißt das denn nun für meine Frau, Herr Professor?«, fragte Ludger aufgeregt.

»Noch einmal, Herr Pichlmeier, ich kann nicht in die Zukunft schauen … aber wenn Sie mich nach einer Prognose fragen …«, wieder zögerte er einen Moment, sah von Ludger zu Toni, dann zurück zu Ludger, »also ich fürchte, dass Ihre Frau ihren fünfundzwanzigsten Geburtstag nicht mehr erleben wird. Und das ist vermutlich schon eine optimistische Sicht. Es tut mir wirklich sehr leid, aber Sie haben mich um eine offene und ehrliche Antwort gebeten.« Er schüttelte den Kopf und fügte hinzu: »Wie konnte es nur passieren, dass Ihr Körper sich so gegen Sie selbst wendet, Frau Pichlmeier?« Dazu schaute er sie fragend an.

Toni zuckte zusammen. Was sollte diese Frage? Erwartete er darauf tatsächlich eine Antwort? Wollte er ihr sagen, dass sie an ihrer Erkrankung selbst schuld war? Sie spürte Unwillen in sich aufsteigen.

Der Professor versuchte zu erklären: »Oft sind es ungelöste innere Konflikte, die sich ihren Weg nach außen bahnen. Das führt dazu, dass sich Stoffwechselgifte im Körper sammeln und wichtige Leitungsbahnen verstopfen.«

Toni schaute Hilfe suchend zu Ludger.

Der lächelte aufmunternd. »Der Stress mit deinen Eltern vielleicht?« Und zu Professor Freihofe gewandt: »Sie ist adoptiert, es gab einen Streit, und nun wollen die Adoptiveltern nichts mehr mit ihr zu tun haben.«

Der Professor machte ein besorgtes Gesicht. »Ja, das wäre sicher eine mögliche Erklärung. So etwas kann im Körper schädliche Prozesse in Gang setzen.«

Dann hielt er ihnen noch einen langen Vortrag über die Entstehungsmechanismen von Krankheiten im Allgemeinen und Multipler Sklerose im Speziellen und zählte Anwendungen auf, die er jetzt empfehlen würde, Ausleitungen, um die angesammelten Gifte aus dem Körper zu entfernen, Gespräche über den Konflikt mit den Eltern.

An Toni zog das alles wie im Rausch vorüber. Sie behielt nur wenige Aussagen in Erinnerung: *Die Prognose ist schlecht. Sie werden den fünfundzwanzigsten Geburtstag nicht mehr erreichen, wenn überhaupt.*

»Also, ich weiß nicht, soll ich nicht lieber doch in ein normales Krankenhaus gehen?«, fragte sie auf dem Heimweg. »Die haben mir damals gesagt, dass man heute mit MS uralt werden kann. Und jetzt heißt es, ich werde nicht mal fünfundzwanzig. Vielleicht habe ich noch etwas ganz anderes? Und dieser Professor, war der wirklich MS-Spezialist? Ich hatte den Eindruck, der will die gleichen Therapien anwenden wie Terbrüggen.«

»Natürlich ist er MS-Spezialist!«, empörte sich Ludger. »Ich habe tagelang im Netz nach ihm gesucht. »Er hat im Internet viel zu diesem Thema veröffentlicht, das kann ich dir gern zeigen, wenn wir zu Hause sind.«

»Das glaube ich dir ja«, sagte Toni rasch beschwichtigend. »Aber er macht dasselbe wie Terbrüggen. Verfahren, die bisher nicht geholfen haben.«

Ludger reagierte unwirsch. »Ja, sicher ist er auch Experte für Naturheilverfahren wie Terbrüggen. Aber er ist Arzt, und zwar einer, der sich auf MS spezialisiert hat. Außerdem sollte er nur die Diagnose überprüfen und uns etwas zur Prognose sagen. Die Anwendungen machen wir weiter bei Terbrüggen.« Er drückte ihr liebevoll die Hand. »Aber wenn du ihm nicht traust, suchen wir uns noch einen anderen MS-Spezialisten.«

»Was soll das bringen? Du hast doch gehört, was er gesagt hat. Die Prognose ist schlecht. Für mich gibt es keine Hoffnung mehr.«

»Toni, Liebling, das ist doch Quatsch, wir finden schon noch einen Arzt, der dir helfen kann. Notfalls fliegen wir in die USA, da gibt es sowieso die besten Ärzte. Was hältst du davon?«

Toni schwieg. »Du weißt, dass ich das nicht schaffe, Ludger. Ich bin viel zu schwach für so eine Reise.«

Er antwortete nicht, schien sich auf den Verkehr zu konzentrieren. Schließlich sagte er: »Wollen wir vielleicht noch irgendwo etwas essen gehen?«

»Ach Ludger, ich bin so müde. Bring mich bitte nach Hause.«

KAPITEL 59

AUF DER LAUER

Charlotte schaute dem Auto lange hinterher. Sie hatte einen Yogakurs in der Lassenstraße im Grunewald besucht, die Stunde war vorbei, und nun lief sie Richtung Joseph-Joachim-Platz, um dort den X10er-Bus Richtung Zoo zu bekommen. Ein Mann hatte eine Frau – oder war es ein großes Kind, genau konnte sie das aus der Entfernung nicht erkennen – aus einem Haus getragen und in ein Auto gesetzt, das vor dem Haus parkte. Die Personen waren ihr bekannt vorgekommen, aber sie war noch zu weit weg gewesen. Rasch hatte sie sich genähert und tatsächlich Ludger erkannt, der gerade auf der Fahrerseite einstieg und den Wagen startete. Ob es sich bei der zweiten Person um Toni gehandelt hatte, konnte sie nicht mit Sicherheit sagen. Wenn es Toni gewesen war, dann wog sie keine vierzig Kilo mehr. Neugierig überquerte Charlotte die Straße, um zu schauen, was Toni und Ludger hier wohl gemacht hatten.

Prof. Karl Freihofe, Arzt für ganzheitliche Medizin. Termine nur für Privatpatienten nach Vereinbarung, las sie auf dem Praxisschild.

Sie fotografierte das Schild und begann noch im Bus sitzend zu recherchieren. Was sie über diesen Professor Freihofe las, war keineswegs beruhigend. Er war wiederholt in den Schlagzeilen gewesen, weil er umstrittene Therapien an schwerkranken Patienten ausprobiert hatte.

All die Sorgen, die sie sich gemacht hatte, während der vergangenen Monate aber verdrängt hatte, waren mit einem Schlag wieder da. Toni ging es sehr schlecht! Sie brauchte Hilfe. Sie musste Toni allein zu fassen bekommen, ohne Ludger! Sie musste endlich dafür sorgen, dass Toni zu einem vernünftigen Arzt ging, so viel stand jetzt fest. Aber wie sollte sie das anstellen, wenn Toni weder ans Telefon ging, noch die Haustür öffnete oder zurückschrieb, wenn man ihr Briefe in den Postkasten warf?

Charlotte erinnerte sich, dass Toni mindestens dreimal in der Woche Anwendungen bei einem Heilpraktiker hatte, aber sosehr sie grübelte, der Name wollte ihr nicht mehr einfallen.

Abends rief sie ihren Vater an, der ihr den Namen nannte, aber wissen wollte, warum sie ihn danach fragte.

»Ach, nichts, ich habe mich nur gefragt, wie es Toni geht und ob sie bei ihm noch Anwendungen bucht.«

»Hast du sie noch mal gesehen?«

»Nein, das heißt, es könnte sein, dass ich sie heute zufällig im Grunewald von Weitem gesehen habe. Nach unserem vergeblichen Versuch im letzten Sommer habe ich noch ein- oder zweimal versucht, sie anzurufen. Aber ohne Erfolg, und das ist ja auch schon wieder Monate her.«

»Was hast du vor, Charlotte?«, wollte Kammowski wissen. Seine Stimme hatte einen besorgten Unterton.

»Nichts, Papa. Ich dachte, ich versuche einmal, sie bei diesem Heilpraktiker abzufangen.«

»Mach da bitte keinen Ärger, Charlotte«, warnte Kammowski. »Nicht, dass ich meine Tochter heute Abend von der Polizeiwache abholen muss.«

»Aber Papa, seit wann mache ich denn Ärger?«, lachte Charlotte.

»Seit du auf der Welt bist«, sagte Kammowski, allerdings erst, nachdem Charlotte aufgelegt hatte.

Der Eingang zu dem Bürohaus, in dem Terbrüggen seine Praxis hatte, lag direkt gegenüber von einem Café. Dort brachte Charlotte den ganzen nächsten Vormittag zu und starrte vergebens auf den Eingang. Bis ihr irgendwann klar wurde, dass Toni vermutlich nicht zu Fuß kam, sondern gebracht und abgeholt wurde. Es musste einen separaten Zugang geben, zum Beispiel von einer Tiefgarage. Rasch zahlte sie und machte sich auf die Suche. Die Einfahrt war rasch gefunden. Die Tiefgarage gehörte zu einem benachbarten Hotel, Terbrüggen hatte dort offenbar einige Stellplätze für seine Klienten gemietet. Am nächsten Tag lieh Charlotte sich Christines alten Fiat – sie selbst hatte kein Auto –, packte sich ein Carepaket mit Thermoskanne, Brötchen, Earbuds und Hörbuch und legte sich auf die Lauer.

Diesmal musste sie nicht lange warten, bis ein dunkler *BMW* mit getönten Scheiben vorfuhr, aus dem Toni und Ludger ausstiegen. Ludger holte einen Rollstuhl aus dem Kofferraum. Charlotte erschrak, als sie Toni jetzt aus der Nähe sah. Sie war extrem abgemagert, die Wangen eingefallen, die Haut fahl. Toni war kaum noch zu erkennen, und als sie den Wagen verließ, um sich in den Rollstuhl zu setzen, musste sie sich auf Ludger stützen.

Charlotte wartete, bis Ludger ohne Toni wieder in der Tiefgarage erschien. Genau das hatte sie gehofft: dass er während der Behandlung nicht bei ihr blieb, sondern sie später wieder abholte. Vielleicht hatte sie so eine Chance, Toni allein zu erwischen. Sie ließ weitere zehn Minuten vergehen und begab sich dann zu dem Fahrstuhl, der bis hinauf in die vierte Etage führte, wo Terbrüggen seine Praxis hatte. Im Wartezimmer konnte sie Toni nicht entdecken, vermutlich war sie bereits in einer Behandlung. Charlotte gab in der Anmeldung vor, sich für Behandlungen zu interessieren, nahm einige Prospekte entgegen und bat darum, diese im Terrassenbereich studieren zu dürfen, was ihr freundlich gestattet wurde. Eine Viertelstunde später beobachtete sie, wie Toni von einer Mitarbeiterin in ihrem Rollstuhl in den Wartebereich gebracht wurde.

Als Charlotte sie ansprach, schien Toni einen Moment zu brauchen, ehe sie sie erkannte.

»Ach, du bist es, Charlotte, was machst du denn hier?«

»Dasselbe könnte ich dich fragen«, erwiderte Charlotte und lachte.

»Du weißt doch, dass ich wegen meiner MS hier Anwendungen habe«, sagte Toni.

Charlotte nickte. »Hey, ich bin froh, dich mal wieder zu sehen, du machst dich ganz schön rar in den letzten Monaten. Hast deine alte WG wohl ganz vergessen als Ehefrau.« Sie umarmte Toni herzlich.

Toni erwiderte die Umarmung, sagte aber nichts.

»Wie geht es dir denn?«, fragte Charlotte. »Was sagen die Ärzte zu dem Verlauf? Ich hoffe, du bist nicht nur bei einem Heilpraktiker?«

»Ehrlich gesagt geht es mir nicht so gut. Und du weißt ja, was ich von Ärzten und der Pharmaindustrie halte. Aber gestern war ich tatsächlich auch bei einem Arzt, sogar einem Spezialisten für Multiple Sklerose. Der war aber mit dem, was Terbrüggen hier mit mir macht, einverstanden, hat sogar zur Intensivierung geraten. Ich bekomme jetzt schon seit Monaten fast täglich Ausleitungen.«

Charlotte schwieg. Sie erinnerte sich an ihr letztes Gespräch mit Toni, das im Streit geendet hatte. Daher wechselte sie das Thema:

»Ich habe bestimmt zehnmal versucht, dich zu Hause anzutreffen, und noch öfter angerufen. Hast du inzwischen eine andere Nummer? Wohnt ihr gar nicht mehr in Tempelhof?«

»Davon weiß ich gar nichts«, sagte Toni erstaunt. »Doch, wir wohnen noch in Ludgers Elternhaus. Mein Telefon ist immer noch irgendwo verkramt. Ich habe Ludger schon gesagt, dass ich mal ein neues brauche. Ich schlafe auch viel, vielleicht habe ich gar nicht mitbekommen, dass du geklingelt hast. Aber Ludger ist jetzt fast immer zu Hause. Er kümmert sich rührend um mich.«

Das Gespräch geriet ins Stocken. Toni zu treffen, das war ein klar definiertes Ziel gewesen, aber jetzt, da es geklappt hatte, zerrann ihr das Gespräch zwischen den Fingern, und sie hatte das Gefühl, gar nichts erreicht zu haben.

»Dann darf ich dich mal besuchen kommen?«, fragte sie.

»Ja, sicher, jederzeit. Ich würde mich wirklich darüber freuen.«

In diesem Moment kam eine von Terbrüggens Mitarbeiterinnen, um Toni zu einer weiteren Anwendung abzuholen, und sie mussten sich verabschieden.

Während der folgenden Wochen stand Charlotte wieder mehrmals vergebens vor Tonis Haustür. Als sie versuchte, Toni ein weiteres Mal bei Terbrüggen abzufangen, wurde sie von der Anmeldekraft erkannt und erhielt die Ansage, sie habe ab sofort Hausverbot und wenn sie weiterhin Patienten belästige, werde man die Polizei rufen.

In ihrer Wut und Hilflosigkeit rief Charlotte Tonis Mutter an. Frau Pichlmeier hatte ebenfalls nichts mehr von Toni gehört, war allerdings auch der Meinung, dass Toni sich ihrerseits bei ihnen melden sollte.

Charlotte konnte diese Gleichgültigkeit kaum fassen.

»Versteht sie denn nicht, dass sie was tun muss? Toni geht es total dreckig«, sagte sie zu ihrem Vater, als sie einmal wieder im *Sandmann* alias *Blaues Wunder* zusammensaßen.

»Toni hat sie sehr gekränkt«, sagte Kammowski.

»Würde dich das etwa davon abhalten, mir zu helfen, wenn ich bis zum Hals in der Scheiße stecke?«

»Nein, vermutlich nicht«, gab Kammowski zu. Das zeichnete wohl das Elternsein aus, jedenfalls in vernünftigen Familien. Man konnte es mit einem Satz zusammenfassen: *Egal, was passiert, Eltern tun, was Eltern tun müssen, sie funktionieren.* Aber Kinder vergaßen manchmal, dass Eltern auch kränkbar waren, dass sie es manchmal leid waren, Geben und Nehmen so klar in eine Richtung verteilt zu sehen.

»Sie hat ohne Wissen der Eltern geheiratet«, sagte er schließlich.

»Und dass sie dieses Grundstück einfach verkauft hat, ohne das mit den Eltern abzusprechen, war auch nicht ganz in Ordnung«, gab er zu bedenken.

Doch Charlotte wollte das nicht gelten lassen. »Das hat ihr doch auch nur dieser Ludger eingeredet. Ich sag dir, der hat sie total unter Kontrolle. Du hast selbst gesagt, dass mit dem etwas nicht stimmt!«

»Toni ist erwachsen, Charlotte. Sie darf allein entscheiden und sie ist für sich und ihre Taten selbst verantwortlich.«

»Du redest wie ein Bulle, Papa.«

»Hm, ich bin ein Bulle.«

»Ich kann doch nicht zusehen, wie meine Freundin vor die Hunde geht!«

»Du kannst nicht mehr tun.«

»Das werden wir ja sehen.«

Gleich am nächsten Tag fuhr Charlotte wieder zu Toni. Diesmal hielt sie den Finger lange auf dem Klingelknopf – aber man hörte gar nichts. Sicher hatte der Scheißkerl die Klingel abgestellt. Charlotte klopfte laut gegen die Tür. Daraufhin ging die Tür der Nachbarin auf. Schließlich kam auch Ludger an die Haustür. Toni schlafe und wolle sie nicht sehen, verkündete er, und wenn sie jetzt nicht sofort verschwinde, werde er die Polizei rufen.

Charlotte blieb nichts anderes übrig, als unverrichteter Dinge wieder abzuziehen.

Am Abend rief sie noch einmal bei Tonis Mutter an und erklärte ihr ausführlich, wie schlecht es ihrer Tochter ging. Dass sie abgemagert war und ganz schwach aussah und dass sie, Charlotte, Ludger im Verdacht hatte, sie zu isolieren.

Irgendwann zahlte sich ihre Hartnäckigkeit aus. Frau Pichlmeier versprach, an einem der nächsten Wochenenden nach Berlin zu kommen. Gemeinsam wollten sie es dann noch einmal bei Toni versuchen.

KAPITEL 60

MIT VEREINTEN KRÄFTEN

An einem Wochenende im Februar kam Tonis Mutter nach Berlin und quartierte sich auf Charlottes Einladung hin wieder im WG-Gästezimmer ein. Sie hatte sich sehr über die Einladung gefreut, nicht wegen der Ersparnis, sondern weil sie ungern in Hotels ging, wie sie gestand. Sie hatte angeboten, für die Übernachtung zu zahlen, was die WG abgelehnt hatte, und so revanchierte sie sich mit einem gigantischen Fresspaket, hauptsächlich mit bayerischen Wurstwaren, die Charlotte später zu ihrem Vater schleppen würde. In der WG waren sie alle Vegetarier. Aber der *Rüblikuchen* kam sehr gut an und wurde zum gemeinsamen Frühstück angeschnitten. Dann verabschiedeten sich Malte und Lizzy; sie steckten jetzt im gleichen Lernmarathon, den Charlotte ein Jahr zuvor absolviert hatte.

Frau Pichlmeier war eigentlich eine ganz nette Frau, Charlotte fand sie allenfalls manchmal etwas naiv. Aber sie hatte eine unaufdringliche, freundliche Art und war im Umgang ganz unkompliziert. Sie erzählte noch einmal, dass es vor allem ihrem Mann schwerfalle, Toni zu verzeihen.

»Meinem Mann und seinen Eltern ist eben die Familientradition sehr wichtig«, versuchte sie zu erklären. »Der Hof war schon immer im Familienbesitz.« Und das hätte auch gar nichts damit zu tun, dass Toni adoptiert sei. Wenn die eigene Tochter ihnen das angetan hätte, einfach ein Stück des Hofes zu verkaufen, wäre der Franz genauso bös gewesen.

Charlotte schwieg. Aber sie dachte, dass man das auch anders sehen konnte. Die Pichlmeiers hatten Toni finanziell im Regen stehen lassen. Toni war immer blank gewesen, das hatte sie noch gut in Erinnerung. Und sie erinnerte sich lebhaft an ihre eigenen Kämpfe mit ihrer Mutter. Sie war auch davor nach Berlin *geflohen*, zu ihrem Vater. Das hatte eigentlich nichts mit Genen und Adoption zu tun, das war einfach die Abnabelung vom Elternhaus. Sie verstand schon, dass für die Pichlmeiers ein wichtiger Grund für die Adoption darin gelegen hatte, dass sie die Familientradition fortführen wollten, aber wie sie selbst sagte, das hätte auch bei eigenen Kindern schiefgehen können.

»Als Toni im November mit ihrem Mann bei uns war«, erzählte Frau Pichlmeier, »hatten sie sich nicht angekündigt und wir waren noch mitten in der Herbstarbeit. Im November ist die Ernte zwar schon eingeholt, aber die Dolden müssen sortiert, getrocknet und gelagert werden. Der Boden muss für die nächste Saison gedüngt werden, Bewässerungs- und Drainagesysteme müssen überprüft werden, die Holzstangen und Drähte müssen repariert werden, es ist noch genug zu tun. Alles muss fürs nächste Jahr hergerichtet werden. Aber wir haben uns trotzdem gefreut, ich habe noch schnell einen Kuchen gebacken …« Sie stockte und versank in Gedanken. »Aber sie wollten gar nicht lange bleiben«, fuhr sie schließlich fort. Sie hat mit uns geredet wie mit Fremden, und der junge Mann war uns auch nicht sehr sympathisch … Danach haben wir nie mehr etwas von ihr gehört. Ich habe immer mal heimlich, wenn mein Mann nicht hingeschaut hat, versucht anzurufen, aber sie ist nie ans Telefon gegangen.«

»Ich glaube, sie hat kein Telefon mehr«, sagte Charlotte. »Ich habe auch oft versucht, sie unter ihrer Nummer zu erreichen. Mittlerweile vermute ich, dass Ludger ihr das Telefon weggenommen hat.«

»Toni ist früher keinen Meter ohne ihr Smartphone gegangen. Das hat meinen Mann immer schon wütend gemacht. Warum sollte sie sich ihr Telefon wegnehmen lassen?«

Charlotte zuckte mit den Achseln. »Keine Ahnung, ich fürchte, dass Ludger sie ganz unter seinen Willen gezwungen hat. Und sie ist inzwischen sehr schwach. Sie würden sie nicht wiedererkennen, Frau Pichlmeier. Ich glaube, Toni ist sehr krank und kann sich rein körperlich gar nicht mehr gegen ihn zur Wehr setzen.«

Entsetzt sah Frau Pichlmeier auf. »Aber was hat Toni denn?«

Jetzt war es an Charlotte, überrascht zu schauen: »Ich habe Ihnen doch schon einmal erzählt, dass sie krank ist. Toni hat MS.«

Nun schaute Maria alarmiert. »Wirklich? Ich kann mich gar nicht daran erinnern. Das muss mir in der damaligen Aufregung völlig untergegangen sein. MS sagen Sie? Ist das schlimm?«

»Na ja, es ist eine schubförmig verlaufende Autoimmunerkrankung. Mit Medikamenten kann man die Schübe heute weitgehend verhindern. Aber Toni nimmt keine Medikamente. Sie vertraut nach wie vor allein auf einen Heilpraktiker.«

Frau Pichlmeier nickte. »Wie die Großmutter. Die traut auch den Ärzten nicht.«

»Ich habe eher den Eindruck, dass das Ludgers Einfluss ist. Wussten Sie eigentlich, dass Toni reich geerbt hat, Frau Pichlmeier?«

Jetzt schien Tonis Mutter vollends verwirrt. »Aber bei uns leben doch noch alle. Oder meinen Sie das Grundstück, das sie zu Geld gemacht hat?«

»Nein, ich meine das Erbe ihrer leiblichen Mutter. Sie hat mir erzählt, dass die ihr etwas hinterlassen hat.«

Frau Pichlmeier schwieg lange. »Nein, das wussten wir nicht … Und jetzt meinen Sie, dass dieser Ludger …?«

»Ich weiß es nicht, Frau Pichlmeier, ich finde es nur seltsam, dass sie sich nicht behandeln lässt, dass es ihr offensichtlich immer schlechter geht und dieser Ludger niemanden mehr an sie heranlässt.«

Jetzt war es um die Beherrschung von Maria Pichlmeier geschehen und nachdem sich die Schleusen einmal geöffnet hatten, wollten die Tränen gar nicht mehr versiegen. Charlotte holte Taschentücher aus dem Bad und reichte sie ihr. Frau Pichlmeier nahm dankbar eines aus der Verpackung und putzte sich lautstark die Nase. Dann lächelte sie Charlotte an.

»Vielen Dank. Ich kann das immer noch nicht glauben. Unsere Toni, dieses durchsetzungsstarke Wesen. Wenn das stimmt, was Sie sagen … aber ich kann mir das gar nicht vorstellen. Die kleine Maus hat sich schon als Dreijährige nichts sagen lassen.«

»Verwirrung, Desorientierung, Verzweiflung, Isolation, Erfüllung von Grundbedürfnissen, Identifikation mit dem Aggressor – das nennt man das Stockholm-Syndrom. Sie dürfen nicht vergessen, dass Toni sich am Anfang vermutlich in Berlin sehr allein gefühlt hat. Wir in der WG waren zu sehr mit Lernen und unseren eigenen Problemen beschäftigt. Der Kontakt zu Ihnen war abgebrochen. Sonst kannte sie niemanden, und dann wurde sie auch noch krank.«

Frau Pichlmeier stöhnte auf. In ihrer Verzweiflung merkte sie gar nicht, dass sie ins Bayerische überwechselte: »Mei Mo hat imma gsogt, die kimmt scho wieda, wenn's uns braucht. Dass ausgerechnet a Windradfirma des Grunstück kafft hod, hod'n sehr troffa. Mir san im Dorf dogstandn wia de Deppn.«

Charlotte hatte nur die Hälfte verstanden, aber die Verzweiflung war rübergekommen.

»Ja«, sagte sie und deutete eine Umarmung an, »aber jetzt braucht Toni uns, und zum Glück sind Sie ja jetzt da.«

»Du bist a liabs Madl und a echte Freindin von da Toni. Soi ma uns duzn? I bin d' Maria.«

»I bin d' Charlotte«, versuchte Charlotte bayerisch zu antworten, was nur suboptimal gelang, sie aber beide zum Lachen brachte.

Zwei Stunden später standen sie vor Tonis Haustür und klingelten. Niemand öffnete. Irgendwann begann Tonis Mutter an die Tür zu klopfen und zu rufen. Als das nichts nützte, ging sie zum Fenster und hämmerte gegen die Scheibe. Nebenan ging eine Tür auf, und eine neugierige Nachbarin wollte wissen, was los sei. Da erschien plötzlich Ludger in der Haustür.

»Toni möchte Sie nicht mehr sehen, Frau Pichlmeier, bitte nehmen Sie das zur Kenntnis«, behauptete er.

»Das soll sie mir bitte selbst sagen«, verlangte Tonis Mutter und versuchte, Ludger aus der Tür zu drängen. »Toni, deine Mutter ist hier unten«, rief sie laut in den Flur hinein, aber niemand antwortete.

Ludger schob sie zurück und knallte ihr die Tür vor der Nase zu. Die Nachbarin hing jetzt über dem Zaun.

»Sind Sie wirklich die Mutter?«, fragte sie. »Ich habe die junge Frau in den letzten Wochen kaum noch gesehen. Früher haben wir uns auch mal über den Zaun unterhalten, aber jetzt? Was hat sie denn eigentlich? Sie sieht ja todkrank aus. Ich habe gehört, es soll Krebs sein. Jahrelang hat die alte Frau Holtkamp hier gewohnt, eine ganz nette Frau. Aber kaum war der da«, sie deutete mit dem Daumen zum Nachbarhaus, »wurde sie krank und starb. Wir haben uns alle gewundert, als die plötzlich noch mal geheiratet hat, in ihrem Alter! Und die Kinder erst. Aber ich sag immer: *Wo die Liebe so hinfällt* ... Und jetzt das junge Ding.« Sie schüttelte nachdenklich den Kopf.

Charlotte nahm Maria bei der Hand und zog sie von der Nachbarin, deren sturzbachartigem Gequatsche sie hilflos ausgeliefert schien, weg zum Auto, das sie ein paar Meter vom Haus entfernt geparkt hatte.

»Ich verstehe das Kind einfach nicht mehr. Was haben wir ihr denn bloß getan, dass sie uns so abweisend behandelt?« Sobald sie im Auto saßen, war es um Marias Fassung geschehen. »Wir hatten doch immer ein gutes Verhältnis.«

Charlotte wusste nun auch nicht mehr weiter. Abends nahm sie Maria mit in den *Blaues Wunder-Sandmann*, wo sie gemeinsam mit Kammowski und Christine beratschlagen wollten, was man weiter tun könne. Charlotte hatte Maria erzählt, dass ihr Vater Polizist war. In dieses Gespräch setzte Maria nun viel Hoffnung, doch Kammowski hatte leider auch keine überzeugende Idee.

»Solange wir nicht nachweisen können, dass etwas gegen Tonis Willen geschieht oder Gewalt gegen sie eingesetzt wird, sind uns leider die Hände gebunden. Hat denn die Nachbarin irgendetwas beobachtet, das uns weiterhelfen könnte?«

Charlotte schüttelte den Kopf.

»Nein, sie hat nur erzählt, dass da zuvor eine Frau Holtkamp gelebt hat, die gestorben ist, kurz nachdem Ludger bei ihr eingezogen war.«

»Das könnte ich nächste Woche mal überprüfen lassen«, sagte Kammowski. »Das Einzige, was mir jetzt einfällt, wäre, dass Sie, Maria, bei der Polizei Anzeige erstatten. Dem müssen die Kollegen nachgehen, und die Polizei wird dieser Ludger nicht an der Tür abwimmeln können. Zumindest kann ich dafür sorgen, dass die Kollegen darauf bestehen, persönlich mit Toni zu sprechen. Wenn Toni denen dann aber auch sagt, dass es ihr gut geht und sie nicht bedrängt wird, dann weiß ich auch nicht weiter.«

Einige Tage später, Maria war schon wieder zu Hause, telefonierte aber inzwischen fast täglich mit Charlotte, klingelten zwei Streifenpolizisten an Tonis Haus. Später beteuerten die beiden Kammowski gegenüber, sie hätten mit der jungen Frau Pichlmeier persönlich gesprochen und sich vergewissert, dass sie nicht gegen ihren Willen in dem Haus festgehalten wurde. Sie habe laut und deutlich gesagt, sie wolle ihre Mutter nicht sehen.

KAPITEL 61

LEBENSÜBERDRUSSGEDANKEN

Von all den Versuchen, sie zu erreichen, bekam Toni nichts mit. Auch den Besuch der Polizisten nahm sie kaum wahr. Sie verstand gar nicht, was die von ihr wollten. Natürlich war Ludger ihr Ehemann. Selbstverständlich lebte sie freiwillig mit ihm in diesem Haus.

Das ganze Leben zog wie im Traum an ihr vorüber. Die meiste Zeit schlief sie, und wenn sie wach war und sich an etwas erinnerte, war sie sich nicht sicher, ob sie das alles nicht geträumt hatte.

Die von Professor Freihofe vorgeschlagenen Therapien führten jedenfalls nicht zu einer Verbesserung ihres Zustands. Ludger brachte sie nach wie vor täglich zu Terbrüggen, manchmal trug er sie vom Auto bis auf die Behandlungsliege. An besseren Tagen konnte sie wenigstens im Rollstuhl sitzen.

Zu den Anwendungen bei Terbrüggen gehörten auch immer noch Gesprächstherapien, aber meist war Toni viel zu schwach, um einen klaren Gedanken zu fassen, geschweige denn einen solchen zu formulieren. Irgendwann setzten sich Lebensüberdrussgedanken in ihrem Kopf fest. Sie kreisten dort und wollten einfach nicht mehr weichen. Das war doch kein Leben mehr! Sie hasste sich für ihre Schwäche und sie wollte Ludger, der sich nun Tag und Nacht um sie kümmerte, nicht länger zur Last fallen.

»Das tun Sie sicher nicht«, behauptete Terbrüggen, dem sie an einem ihrer seltenen wacheren Tage von ihrer Sorge erzählte. »Ich kenne ihn vielleicht etwas länger als Sie. Er liebt Sie, Toni!«

»Ja, das tut er«, sagte Toni und lächelte. »Aber irgendwann ist eben Schluss. Man kann nicht endlos leben, und für mich ist inzwischen jeder Tag eine Qual. Ich denke in letzter Zeit wieder oft daran, dass Sie mir gesagt haben, wenn ich nicht mehr leben will, kann ich Hilfe bekommen.«

Terbrüggen schwieg.

Toni erzählte, dass sie bei ihm Theodor kennengelernt hatte. Damals sei sie sehr beeindruckt gewesen, sagte sie, und auch sie wolle selbst entscheiden, wann es genug sei. Keinesfalls wolle sie jedoch, dass Ludger Ärger bekäme, sollte sie sich entschließen, diesen Weg zu gehen.

Terbrüggen bestätigte, dass dies nicht der Fall sein würde, wenn es ihr eigener Entschluss sei und sie sich über den Verein *Veritas* Hilfe hole. Er erklärte ihr den üblichen Ablauf. Zunächst müsse sie mit all ihren Unterlagen nach Zürich reisen und sich dort von zwei unabhängigen Ärzten, vielleicht auch Psychologen beraten lassen, die ihren Wunsch prüfen würden. Erst wenn beide Gutachter ihr Okay gäben, sei der Weg frei. »Sie fahren dann wieder nach Hause und haben genügend Bedenkzeit. So viel Zeit, wie es eben braucht. Vielen Menschen reicht es schon, die Möglichkeit des selbstbestimmten Todes zu haben, sie gehen den letzten Schritt aber nie.«

»Dann sollte ich das bald in Angriff nehmen«, überlegte Toni laut. »Sonst bin ich irgendwann gar nicht mehr in der Lage zu reisen.«

An diesem Abend war Toni selten klar und wach.

Sie teilte Ludger mit, dass sie keinen Sinn mehr im Leben sehe, dass sie glaube, der Zeitpunkt sei gekommen, dass sie zumindest die notwendigen Schritte jetzt tun müsse, weil sie befürchte, irgendwann fürs Reisen zu schwach zu sein.

Ludger weinte. Aber dieses Mal widersprach er ihr nicht.

Es war ein verregneter und für die Jahreszeit viel zu kalter Tag im Mai, als Toni und Ludger nach Zürich aufbrachen. Ludger hatte alles perfekt organisiert. Er hatte alle Unterlagen zu einer Akte zusammengestellt und die Flüge, den Mietwagen und eine Übernachtung gebucht. Trotzdem war die Reise für Toni furchtbar anstrengend. Die Gespräche fanden in freundlicher Umgebung statt. Die Ärzte waren zugewandt und verständnisvoll. Einer äußerte sein Erstaunen darüber, dass so viele Medikamente bei Toni gar nicht angeschlagen hätten. Die vielen Fragen verwirrten Toni, manche konnte sie gar nicht beantworten. Gut, dass Ludger alles vorbereitet hatte und ihr zur Seite stand. Beide Ärzte kamen irgendwann zu dem Schluss, dass Toni sich ihrer Lage voll bewusst sei und aus freien Stücken und auf eigenen Entschluss wünsche, aus dem Leben zu scheiden.

Sechs Wochen später erhielten sie per Post von *Dignitas* die Nachricht, dass beide Ärzte nach Prüfung ihrer Unterlagen und ihrem Gespräch vor Ort ihr Okay gegeben hatten.

KAPITEL 62

EIN NEUER ASPEKT

Ende Juli klingelten Kammowski und Svenja bei Melanie von Hausmann, um ihr einen Karton mit persönlichen Gegenständen ihres Vaters zu übergeben, die sich noch in der Asservatenkammer befunden hatten und von der Staatsanwaltschaft inzwischen freigegeben worden waren. Sie wollten sich auch noch einmal dafür bedanken, dass sie bei dem Versuch, ihren Bruder zu überführen, mitgemacht hatte, auch wenn der am Ende gescheitert war.

»Sie müssen sich nicht bedanken. Ich bin froh, dass wir das gemacht haben, wäre aber dankbar, wenn er nie davon erfahren würde. Ich glaube nicht, dass er mir das verzeihen würde. Aber ich bin unendlich glücklich, dass ich dadurch Gewissheit habe, dass Valentin nichts mit Vaters Tod zu tun hatte. Sagen Sie, was ist eigentlich mit diesem Terbrüggen? Ich habe in der Zeitung gelesen, dass es dort eine Hausdurchsuchung gab, aber er arbeitet weiter, als wär nichts geschehen?«, wunderte sich Melanie. »Hatte der nicht auch ein Motiv? Schließlich wollte Papa das Testament wieder ändern.«

»Herrn Terbrüggen konnten wir nichts nachweisen, und vielleicht ist er tatsächlich unschuldig«, sagte Svenja. »Es ist nicht strafbar, Spenden anzunehmen und Heilpraktikerleistungen zu verkaufen.«

Melanie schnaubte verächtlich:

»Ich traue dem jedenfalls nicht über den Weg. Wissen Sie, mein Vater hat zwar seine Dienste in Anspruch genommen, aber er war ihm gegenüber auch sehr misstrauisch. Er war der Meinung, dass Terbrüggen sich auf unredliche Geschäfte einlässt.«

»Ach wirklich? Wieso dachte er das? Und wieso hat er ihn dann als Erben eingesetzt?«

»Also erstens wollte er nicht Terbrüggen etwas hinterlassen, sondern einem Verein, der sich für Sterbehilfe einsetzt. Zweitens hat er sein Testament ändern wollen. Und drittens habe ich in seinen Unterlagen Abrechnungen von einem Privatermittler gefunden, der Terbrüggen beschatten und eine junge Frau ausfindig machen sollte, von der Papa annahm, dass sie von ihrem Mann und eventuell auch Terbrüggen ausgenutzt wurde. Es handelte sich um eine sehr reiche junge Frau, die an MS erkrankt war. Papa war sehr in Sorge um sie.«

Kammowski war plötzlich hellwach. »Können Sie uns vielleicht den Namen verraten?«

»Leider nein, ich habe kein gutes Namensgedächtnis. Es könnte sein, darauf würde ich aber jetzt keinen Eid leisten, dass von einer Antonia die Rede war. Mein Vater hat viel von ihr gehalten und wollte sie sogar bei seiner Beerdigung dabeihaben, was ich ehrlich gesagt unnötig fand.«

»Bei seiner Beerdigung?«

»Ja, mein Vater hatte seine Beerdigung bis ins Letzte geplant. Es gab eine Liste mit den Menschen, die er dabeihaben wollte.« Sie lächelte, und gleichzeitig lief ihr eine Träne herunter, die sie dezent mit einem Finger wegwischte. »Mehr hat er mir damals nicht von ihr erzählt, und ich wollte wohl auch nicht mehr wissen. Mein Vater hat sich immer für junge Frauen interessiert, mehr jedenfalls als für seine eigene Tochter.« Sie machte eine Pause. »Nur lag, als er noch gesund war, sein Interesse eher bei den Superschönen. Diese Frau bei seiner Beerdigung«, sie rang einen Moment um die richtigen Worte, »sah eher durchschnittlich aus. Oder zumindest sah man ihr die Krankheit an. Wie gesagt, ich weiß nichts Genaues, er hat nur angedeutet, dass er befürchtete, dass da ein mieses Spiel am Laufen sei, und ich habe nicht nachgefragt. Er war am Ende viel zu krank, um selbst etwas zu unternehmen, aber er hat der jungen Frau noch einen Brief geschrieben.«

»Einen Brief? Haben Sie ihn gelesen? Wissen Sie, was drinstand?«

»Nein, ich habe ihm nur geholfen, ihn in einen Briefumschlag zu stecken. Ich sollte ihn ihr persönlich aushändigen, sobald der Detektiv ihre Adresse herausgefunden hatte. Das war ihm wichtig.«

»Und? Haben sie das gemacht?«

Melanie zögerte. »Ich muss gestehen, dass ich den Brief völlig vergessen hatte. Mit Vaters Tod ging plötzlich alles drunter und drüber. Und ich war deswegen wohl auch etwas genervt. Da kommen Vater und ich uns nach so vielen Jahren wieder etwas näher, und schon wird man zu seinem Handlanger, soll den Laufburschen für seine Damenbekanntschaften machen. Kommandieren konnte er immer gut, müssen Sie wissen. Wie dem auch sei, ich hab's jedenfalls vergessen, verdrängt. Der Brief ist mir erst wieder eingefallen, als diese Antonia und ihr Mann bei der Beerdigung auftauchten. Wie gesagt, mein Vater hatte seinen Tod und die Beerdigung akribisch geplant, hatte schon alles mit einem Bestatter abgesprochen. Da sie auf seiner Liste stand, hat sie auch eine Einladung zur Beerdigung bekommen. Als da plötzlich diese junge Frau im Rollstuhl ankam, von ihrem Mann geschoben, ist bei mir gleich der Groschen gefallen. Sie sah sehr schlecht aus. Sie meinte, sie hätte Papa bei dem Heilpraktiker kennen- und die Gespräche mit ihm schätzen gelernt. Als ich ihr sagte, dass ich noch einen Brief für sie habe, hat sie sich gefreut, und ich habe ihr versprochen, ihr den Brief in den nächsten Tagen in den Briefkasten zu werfen. Ich hatte ihn ja nicht dabei. Sie hat mir also ihre Adresse gegeben, und ich habe ihn gleich am nächsten Tag zur Post gebracht. Damit war die Sache für mich erledigt.«

»Also nicht persönlich ausgehändigt?«, fragte Svenja.

»Also wirklich, was soll das jetzt? So unzuverlässig, wie immer geredet wird, ist die Post nun auch wieder nicht. Wenn sie ihn nicht bekommen hätte, dann hätte sie sich doch sicher bei mir gemeldet.«

»Sie haben den Brief wirklich nicht gelesen?«

»Nein, das habe ich nicht. Ich lese keine Briefe, die nicht für mich bestimmt sind.«

»Das ist sehr ehrenhaft, in diesem Fall aber kontraproduktiv. Möglicherweise hätte uns der Brief helfen können. Wir befürchten nämlich, dass diese junge Frau in Gefahr ist.«

Melanie zögerte. »Wenn es für Sie wichtig ist, kann ich Ihnen den Brief noch einmal ausdrucken.«

»Ausdrucken? Es war kein handschriftlicher Brief?«

»Na ja, ein bisschen stillos ist das schon«, sagte Melanie. »Aber mit der Hand konnte er nicht mehr schreiben, er konnte keinen Stift mehr halten. Zum Schluss konnte er nur noch den linken Arm und die linke Hand etwas bewegen und mit zwei Fingern einigermaßen die Tastatur seines Computers bedienen. Es war ermüdend für ihn, hat lange gedauert, aber es ging.« Damit stand sie auf, um den Brief auszudrucken.

KAPITEL 63

THEOS LETZTER RAT

Berlin, den 30.06.2022

Liebe Antonia,
bei mir ist es nun so weit, ich werde den Weg, über den wir miteinander gesprochen haben, gehen. Unsere Gespräche in den letzten Monaten haben mir sehr viel bedeutet. Sie haben mir allein durch Ihre Anwesenheit geholfen, mein Schicksal zu ertragen, und vor allem haben Sie mir, ohne es zu wissen, geholfen, einen Weg zu meiner Tochter zu finden. Das ist mehr, als ich mir noch erträumt habe. Dafür bin ich unendlich dankbar. Sie sind mir, das darf ich sagen, obwohl wir uns kaum getroffen haben, eine liebe Freundin geworden, eine Seelenverwandte, und ich möchte mich auf diesem Wege dafür bedanken.
Trotz Ihrer Jugend verfügen Sie über Herzensgüte, Weitblick und Intelligenz, Eigenschaften, die nicht immer in dieser vortrefflichen Weise zusammenkommen. Unsere Gespräche lassen mich hoffen, dass Sie es mir verzeihen werden, wenn ich nun einmal offen und schonungslos zu Ihnen spreche. Wie gern hätte ich das persönlich getan, um meinen Worten die Schärfe des Geschriebenen zu nehmen, aber meine Erkrankung schreitet nicht einfach voran wie am Anfang, sie verschlimmert sich exponentiell, und was ich heute noch kann, ist morgen vielleicht schon »Schnee von gestern«.
Ich bin bereit abzutreten, ich habe mein Leben gelebt, es war nicht das schlechteste, auch wenn ich rückblickend sagen muss, dass ich viele Jahre verschwendet habe und gern noch etwas mehr Zeit gehabt hätte.
Bei Ihnen, Antonia, liegen die Dinge ganz anders. Sie sind jung.

Sie leiden nicht an einer unheilbaren Erkrankung! Jedenfalls nicht an einer solchen, die unweigerlich vor der Zeit zum Tode führt. Ich habe in den letzten Wochen etwas recherchiert. MS ist heute gut zu behandeln. Sie müssen die Behandlung nur endlich auch zulassen! Sie haben mir erzählt, dass Ihre Stiefgroßmutter an die Kräfte der Natur glaubt und Sie in diesem Sinne erzogen worden sind. Das mag alles richtig sein. Aber eine MS ist keine Erkältung, die man mit Brustwickeln und Homöopathie behandelt. Geben Sie den Ärzten eine Chance, Antonia! Was hätte ich darum gegeben, wenn es bei mir MS und nicht ALS gewesen wäre. Vor Ihnen liegt noch das ganze Leben. Werfen Sie es nicht weg! Packen Sie den Stier bei den Hörnern! Geben Sie sich nicht auf!

Am Schluss noch ein Rat. Ich weiß, dass ich kein Recht habe, so zu Ihnen zu sprechen. Sie sind erwachsen, keine Frage, aber Sie sind auch noch sehr jung.

Sie sind ein offenherziger, warmer Mensch. Das bewundere ich. Ihre Fähigkeit, im anderen nur das Gute zu sehen, macht Sie zu einem wunderbaren Menschen. Ich selbst bin ein misstrauischer alter Mann, der viel erlebt hat und davon überzeugt ist, dass der Mensch mehr dunkle als helle Seiten in sich trägt.

Kurzum, ich bitte Sie, ich flehe Sie an, einmal ernsthaft darüber nachzudenken, ob Ihr Mann wirklich derjenige ist, für den er sich ausgibt. Sie haben mir erzählt, dass Sie viel Geld geerbt haben. Daher frage ich Sie jetzt: Kann es sein, dass Ihr Mann eher an Ihrem Geld als an Ihrem Wohlergehen interessiert ist? Meine Zeit und meine Kraft reichen nicht mehr aus, Genaueres in Erfahrung zu bringen, aber ich habe viel beobachtet: Ihr Mann geht bei Terbrüggen ein und aus. In Ihrer Gegenwart siezen die beiden sich, wenn sie unter sich sind, duzen sie sich. Ich habe beobachtet, dass er nicht nur Sie zu Behandlungen begleitet, sondern auch andere Damen.

Das muss alles nichts heißen, werden Sie sagen, und da haben Sie recht. Aber vielleicht lässt es Sie manche Dinge aus einem anderen

Blickwinkel betrachten, vorsichtiger sein, misstrauischer. Vertrauen sollte man nur denen, die das Vertrauen auch verdienen. Suchen Sie endlich einen Arzt auf! Gehen Sie nicht mehr zur Terbrüggen. Der steckt im schlimmsten Fall mit Ihrem Mann unter einer Decke! Ich habe für Sie bei dieser Spezialistin einen Termin vereinbart und die Kosten für die Behandlung bereits übernommen. Ich weiß, Sie haben genug Geld, aber ich wollte, dass die Hürden für Ihren ersten Besuch bei Frau Prof. Kempen so niedrig wie möglich sind. Nehmen Sie diesen Termin bitte wahr. Gehen Sie ohne Ihren Mann hin. Weihen Sie auch Terbrüggen nicht ein! Und söhnen Sie sich mit Ihren Eltern aus. Auch wenn es nicht ihre leiblichen Eltern sind, auch wenn sie Fehler gemacht haben. Ich habe so lange gebraucht, um wieder zu meiner Tochter zu finden – machen Sie nicht denselben Fehler wie ich!
In großer Hochachtung und in der vagen Hoffnung, dass wir uns in dem Himmel, an den Sie mehr glauben als ich, vielleicht doch sehen werden.

Ihr Theodor von Hausmann
Termin bei Frau Prof. Kempen am Freitag, dem 28. Juli, 09:00 Uhr. Schloßstraße 225

»Den wird sie wohl verpasst haben«, sagte Svenja trocken, und Melanie schwieg betreten.

KAPITEL 64

VERDRÄNGTES BAUCHGEFÜHL

Nach diesen neuen Informationen stürzten sich Doro, Svenja und Kammowski in eine intensive Recherche. Kammowski machte sich ziemliche Vorwürfe, dass er dem eigenen Bauchgefühl und dem wiederholten Drängen seiner Tochter nicht nachgegeben hatte. Nach Marias Besuch hatte er doch versprochen, über Ludger zu recherchieren. Doch kaum war Maria wieder in Bayern gewesen, hatte er das in der Hektik des Alltags immer aufs Neue verschoben, dann vergessen. Jetzt stellte sich heraus: Ludger war vorher schon zweimal verheiratet gewesen. Jeweils mit sehr viel älteren Frauen, die er beide beerbt hatte. Das Haus, in dem er jetzt wohnte, hatte seiner letzten Frau gehört, einer Frau Holtkamp. Die Familie dieser Frau hatte wegen Heiratsbetrugs gegen ihn Anzeige erstattet, aber man hatte ihm nichts nachweisen können. Beide frühere Ehefrauen waren krank gewesen und, so die Angehörigen, von Ludger zu dem Heilpraktiker Terbrüggen geschleppt worden, wo sie sehr viel Geld gelassen hatten.

»Der steckt mit dem unter einer Decke«, behauptete Herr Holtkamp, der Sohn der letzten Ehefrau, mit dem Kammowski sprach. »Uns hat sie nichts mehr geglaubt. Er hat ihr eingeredet, uns ginge es nur um unser Erbe. Stellen Sie sich vor, der hat uns sogar unser kleines Wochenendhaus in der Nähe von Konstanz gestohlen. Das hat noch mein Großvater erworben, in den Sechzigern, als der Bahnbetrieb der Ablachbahn eingestellt wurde. Ein ehemaliges Bahnwärterhäuschen, nichts Besonderes, aber wir hingen alle daran, weil wir als Kinder oft dort waren. Und meine Schwester hätte gerne Mutters Aquamarin-Ring als Andenken gehabt. Aber solche Sentimentalitäten waren dem schnurzpiepegal.«

»Das sind doch nur Mutmaßungen«, sagte Thomandel. »Damit lockt man keinen Staatsanwalt hinter dem Ofen hervor. Geschweige denn einen Richter.«

»Manfred, so versteh doch, wir glauben, dass diese junge Frau in Gefahr ist! Wir könnten die Frau doch wenigstens mal vorladen, um uns einen eigenen Eindruck zu verschaffen.«

Dem stimmte Thomandel widerstrebend zu

KAPITEL 65

DER LETZTE GANG

Als Toni und Ludger um halb sechs vor die Tür traten, ging gerade die Sonne auf. Die Luft war kühl und klar, aber die ersten Sonnenstrahlen kündigten einen heißen Sommertag an. Toni sog die Luft tief ein. Es roch nach Gärten, nach getrocknetem Gras. Sicher hatte gestern in der Nachbarschaft jemand seinen Rasen gemäht. Toni war es, als betrachtete und hörte sie alles zum ersten Mal: das leuchtende Gelb des Sonnenhuts, das dunkle Rot der Garten-Montbretie im gepflegten Vorgarten der Nachbarn, die schwarze Katze, die ihnen vom Eckpfeiler der Gartenmauer gelangweilt zusah, wie sie ins Taxi einstiegen. Das aufgeregte Zwitschern der Vögel, die einander über die Anwesenheit der Katze informierten.

»Das Leben ist so schön«, flüsterte sie Ludger zu.

»Wenn du dich anders entschieden hast, können wir noch alles abbrechen«, sagte er zögerlich.

»Nein, das will ich ja gar nicht. Es ist nur: Das Wissen um das Ende macht das Davor viel schöner, als man es im Hier und Jetzt empfindet.«

Er drückte ihre Hand, sagte nichts.

Den ganzen Flug verschlief Toni. Als sie bei strahlendem Sonnenschein gegen 8:45 Uhr in Zürich landeten, fühlte sie sich munter und erholt wie lange nicht. Ludger managte alles Organisatorische, und kurze Zeit später nahmen sie die Schlüssel für ein Mercedes Cabriolet entgegen, das Ludger noch von Berlin aus gebucht hatte.

Es war noch viel zu früh für das Mittagessen im Restaurant *Fischerstube* am Zürihorn, wo Ludger ebenfalls reserviert hatte: zwei

Plätze direkt vorn am Wasser mit Blick über den See. Das Restaurant öffnete erst um halb zwölf, aber Toni fühlte sich kräftig und stark wie selten in den letzten Monaten und schlug einen Spaziergang am Seeufer vor. Ludger hatte wie immer an alles gedacht, und so konnte sie, als ihr das Laufen nach kurzer Zeit doch zu anstrengend wurde, im Rollstuhl Platz nehmen und sich gegen die frische Brise vom Wasser her mit einer Wolldecke schützen.

Das Essen war ein Gaumenschmaus und sündhaft teuer. Toni zwang sich, von jedem Gang wenigstens einen Bissen zu nehmen, aber sie bekam nicht viel hinunter. Ihr war, als sei ihre Kehle geschrumpft. Schade um die Köstlichkeiten, dachte sie.

Ludger reichte ihr ihre Medikamente. Noch immer gab er ihr viermal am Tag diverse Pillen und Pülverchen, die Terbrüggen ihr verschrieben hatte.

Unwillig schob sie die Medikamente zur Seite. »Muss das denn sein? Wozu denn jetzt noch?«

»Nimm sie mir zuliebe«, bat er sie sanft, aber mit Nachdruck. »Du bist so daran gewöhnt, ich möchte nicht, dass du plötzlich in einen Entzug kommst.«

»Wieso Entzug? Das sind doch alles rein pflanzliche Mittel?«

»An die kann man sich auch gewöhnen«, sagte er, gab ihr die Pillen direkt in den Mund und reichte ihr das Glas mit Wasser.

Toni stöhnte leise, schluckte dann aber brav den Trank mit dem aufgelösten Pulver und die drei Pillen.

Dann brachen sie auf. Um vierzehn Uhr hatten sie ihren Termin bei *Dignitas*.

Auf der Fahrt erläuterte Ludger ihr einmal mehr, wie der Ablauf sein würde. Aber das wusste sie doch längst, sie waren es immer und immer wieder durchgegangen. Sie würden zunächst ein Zimmer beziehen. Um vierzehn Uhr würden sie ein letztes Gespräch mit jemandem von *Dignitas* führen. Wenn sie dann in ihr Zimmer zurückkamen, musste sie zunächst ein Medikament gegen Übelkeit einnehmen, um die Gefahr zu mindern, dass ihr übel wurde und sie die Substanz wieder ausbrach. Es würde Personal von *Dignitas* bereitstehen, um ihr jeden Wunsch von den Lippen abzulesen. Vielleicht würde sie gern noch einen Spaziergang in dem wunderschönen Park machen? Oder ein leichtes Abendessen und ein Glas Wein zu sich nehmen? Zwei Stunden nach dem Medikament gegen Übelkeit würde sie dann die todbringende Substanz zu sich nehmen. Sie musste in kleinen Schlucken trinken, aber darauf achten, dass sie den Becher komplett leerte. Zuvor müsse Ludger die Videokamera anschalten, hatten sie erklärt. Das sei sehr wichtig, damit nachgewiesen werden könne, dass nicht jemand anders ihr die Substanz eingeflößt hatte.

Toni musste eingeschlafen sein. Als sie erwachte, lenkte Ludger den Leihwagen gerade auf den Parkplatz von *Dignitas*.

KAPITEL 66

DIE ERMITTLUNGEN NEHMEN FAHRT AUF

Gleich am frühen Morgen hatte Doro versucht, Toni oder Ludger Pichlmeier – offenbar nahm Herr König, so sein Geburtsname, bei seinen Hochzeiten jeweils den Namen der Ehefrau an – telefonisch zu erreichen, war damit aber gescheitert.

»Das hätte mich jetzt auch gewundert«, sagte Kammowski, als sie bei einem Kaffee die Morgenbesprechung »nachbesprachen«. »Meine Tochter versucht seit Wochen vergebens, ihre Freundin zu kontaktieren. Mach das Ganze aber noch mal amtlich mit Zustellung.«

Doro verdrehte die Augen, wie immer, wenn Kammowski ihr Anweisungen zu Vorgängen gab, die fachliches Allgemeinwissen waren.

Svenja stand auf. »Also los, Kollege, worauf wartest du? Lass uns mal hinfahren, die Vorladung persönlich zustellen. Mittlerweile hast du mich auch neugierig gemacht. Ich will wissen, was in dem Hause Pichlmeier so abgeht.«

Eine Stunde später klingelten sie an der Tür des Reihenhauses. Es sah verlassen aus. Niemand öffnete.

»Geht das Gebimmel schon wieder los?«, erscholl eine Stimme vom Nachbarhaus herüber. »Die wollen keinen Besuch, nehmt das endlich zur Kenntnis. Wir wollen hier unsere Ruhe!«

»Ihnen auch einen guten Tag«, grüßte Kammowski freundlich zurück. »Wieso wollen die eigentlich nicht besucht werden, Frau …?«

»Sprengler ist mein Name, und woher soll ich das wissen? Ich kenn die ja gar nicht.«

»Sie wohnen wohl schon länger hier?«

»Ja, das will ich meinen. Vierzig Jahre. Aber wer will das eigentlich wissen?« Eine voluminöse Frau mit rundem Gesicht erschien im Küchenfenster.

»Entschuldigen Sie, wir haben uns nicht vorgestellt. Kammowski, Kriminalpolizei, und das ist meine Kollegin, Frau Hansen. Wir würden gern mit Frau Pichlmeier sprechen. Die wohnt doch hier?«

»Einen Moment.« Die dicke Frau verschwand aus dem Küchenfenster, und mit einer Geschwindigkeit, die man ihr bei ihrem Umfang nicht zugetraut hätte, erschien sie in der Haustür und schnappte sich den Ausweis, den Kammowski noch in der Hand hielt. »Heute geben sich ja Banden gern als Polizisten aus«, sagte sie mit einem Augenzwinkern, nachdem sie die Ausweise sorgfältig studiert und zurückgegeben hatte. »Also mit der Vorgängerin, der Margarete Holtkamp, war ich gut befreundet. Jedenfalls bis sie den jungen Kerl, diesen Ludger König, kennengelernt hatte. Danach war die komplett verändert. Na ja, ich sag ja immer, wo die Liebe hinfällt. Der hat ihr total den Kopf verdreht. Das haben ihre Kinder auch gesagt. Und dann ist sie ja auch bald krank geworden und gestorben. Hat ihm alles vererbt.« Sie machte eine ausladende Geste, als sei das Reihenmittelhaus der Margarete Holtkamp ein goldener Palast. »Die Kinder haben ganz schön dumm aus der Wäsche geschaut, aber da war nichts zu machen. Kurze Zeit später hatte der schon eine Neue, diesmal eine ganz junge. Aber viel Glück hat er mit der auch nicht. Die ist auch schon wieder krank.« Sie schüttelte den Kopf. »Vor ein paar Wochen ist sie sogar auf dem Weg zum Briefkasten direkt vor meinen Augen zusammengebrochen. Aber bei dem Gewicht, das die auf die Waage bringt, braucht man sich nicht zu wundern, dass sie weggeweht wird, wenn nebenan ein Floh hustet.« Sie hielt inne. »Von der Kripo, sagen Sie? Hat er denn was ausgefressen?«

»Wir wollen nur mit seiner Frau sprechen«, korrigierte Svenja.

»Da kommen Sie zu spät. Die sind heute Morgen in aller Herrgottsfrühe mit dem Taxi los. Nach Zürich.«

Kammowksi und Svenja sahen sich an. »Sind Sie da sicher? Haben Sie sich mit den beiden unterhalten?«

»Nein, wo denken Sie hin? Die reden nicht mit Nachbarn. Der Taxifahrer hat es mir erzählt. Das ist der Neffe von meiner Freundin. Hat mich kurz danach zum Arzt gefahren. Musste nur kurz zum Blutabnehmen, hat mich gleich wieder zurückgefahren.« Sie zeigte auf das Pflaster in ihrer Armbeuge. »Die, die das sonst macht, war nicht da. Die Neue hat dreimal zugestochen. Na ja, wir haben alle mal angefangen, sage ich ja immer.«

»Sag mal, denkst du jetzt auch das Gleiche wie ich? Klingeln bei dir auch die Alarmglocken?«, fragte Kammowski Svenja, als sie wieder im Auto saßen.

Svenja schaute ihn aufmerksam an.

»Du meinst, die beiden sind nicht zu einem Erholungsurlaub in die Schweiz aufgebrochen?«

»Na ja, soweit ich weiß, hat der Verein *Dignitas* seinen Sitz in Zürich.«

Wenige Minuten später hatte Doro ihnen eine Telefonverbindung zu *Dignitas* in der Schweiz hergestellt. Nach einigem Hin und Her bekam Kammowski eine Frau Steiner an den Apparat. Er teilte ihr mit, dass es einen schwerwiegenden Verdacht gegen einen Deutschen, Herrn Ludger Pichlmeier, geborenen König, gebe.

»Frau Steiner, es besteht der hochgradige Verdacht, dass die junge Frau, Antonia Pichlmeier, sich unter dem Einfluss ihres Mannes befindet und nicht aus freien Stücken aus dem Leben scheiden will.«

Frau Steiner gab sich sperrig. Am Telefon und ohne Authentizitätsnachweis könne sie keinerlei Angaben machen.

»Dann rufen Sie doch bitte selbst bei der Kripo Berlin an und lassen Sie sich mit Hauptkommissar Kammowski verbinden, aber bitte umgehend, die Sache ist wirklich eilig«, sagte Kammowski knapp und legte fluchend auf.

Fünf Minuten später kam das Gespräch tatsächlich wieder zustande. Frau Steiner räumte ein, dass sie heute eine junge Frau namens Antonia Pichlmeier erwarteten. Sie versicherte aber, dass diese das gesamte Verfahren ordnungsgemäß durchlaufen habe und sich dabei keinerlei Verdachtsmomente ergeben hätten.

»Die liefern wir Ihnen jetzt frei Haus«, sagte Kammowski mit Nachdruck. »Wir bitten Sie dringend, das Verfahren auszusetzen, bis diese Verdachtsmomente ausgeräumt sind.«

»Sie haben aber keinerlei Befugnis ...«, stammelte Frau Steiner.

»Glauben Sie mir, wir werden noch heute mit der Schweizer Polizei bei Ihnen vorbeischauen, notfalls mit einem Großaufgebot, was dem Ansehen ihres Hauses sicher nicht zugutekommen wird.«

Frau Steiner am anderen Ende verstummte. Schließlich sagte sie. »Wir haben in Fällen, in denen späte Bedenken auftreten, die Möglichkeit, diese durch erneute Gespräche mit zwei unabhängigen Zeugen, Mitgliedern unseres Vereins, auszuräumen.«

»Das klingt nach einer sehr guten Lösung«, sagte Kammowski. »Wie lange kann das Verfahren damit hinausgezögert werden?«

»Maximal bis zum nächsten Tag.«

»Das gibt uns wenigstens ein paar Stunden Aufschub. Vielleicht lassen Sie sich mit dem Auffinden der zwei Zeugen etwas Zeit. Glauben Sie mir, wir haben ganz erhebliche Zweifel an der Rechtmäßigkeit der ganzen Angelegenheit. Wenn die an die Öffentlichkeit dringen würden, wäre das sicher nicht in Ihrem Interesse.«

»Wie willst du eigentlich das Großaufgebot der Schweizer Polizei bei *Dignitas* vorfahren lassen?«, fragte Svenja grinsend, kaum dass Kammowski aufgelegt hatte.

Der zuckte nur mit den Achseln. »Das sehen wir dann.« Er überlegte kurz und sagte: »Fürs Politische ist Thomandel zuständig.« Dann bat er Svenja, ihn mit ihrem Chef zu verbinden.

»Es wäre sicher gut, wenn einer von uns vor Ort wäre«, überlegte Svenja, nachdem Kammowski das Gespräch mit Thomandel beendet hatte und der sich bereit erklärt hatte, sofort mit den Schweizer Kollegen Kontakt aufzunehmen. Wenige Minuten später bat sie Doro telefonisch: »Buch mir den nächsten Flug nach Zürich.«

»Bist du sicher? Soll ich nicht lieber fahren?« Kammowski dachte an Svenjas kleine Tochter.

»Heute bist du dran mit Ins-Bett-Bringen, Kammowski«, sagte Svenja, die seine Gedanken erraten hatte. »Schon vergessen? Heute hast du Bea-Tag.«

KAPITEL 67

ZWEI UNABHÄNGIGE ZEUGEN

Sie wurden von einer sehr freundlichen Empfangskraft begrüßt und nach Überprüfung der Ausweispapiere in das für sie vorbereitete Zimmer begleitet. Die Einrichtung war in hellem Holz gehalten, die Wände in Pastellfarben gestrichen, auf dem Tisch standen in einer Vase frische Blumen, und die großen Fenster gaben den Blick auf eine gepflegte Parkanlage frei. Die Dame erklärte ihnen noch einmal genau den Ablauf und wies sie auch gleich in die Handhabung der Kamera ein, nicht ohne darauf hinzuweisen, wie wichtig es sei, dass Toni das Medikament allein zu sich nehme und dass dieser Akt gefilmt werde. Sie wussten das alles längst, ließen es sich aber geduldig noch einmal erklären. Dann verabschiedete sich die Dame mit dem Hinweis, dass sie jederzeit über den Rufknopf um Hilfe bitten könnten, es sei immer jemand da.

Bis zu dem Gespräch um vierzehn Uhr hatten sie noch etwas Zeit.

»Möchtest du noch einen Spaziergang machen?«, fragte Ludger.

Toni schüttelte den Kopf. Sie war schon wieder so unsagbar müde, konnte kaum die Augen offen halten. »Ich glaube, ich lege mich lieber noch zehn Minuten aufs Bett«, sagte sie und war kurze Zeit später schon eingeschlafen.

Als sie wieder wach wurde, saß Ludger in dem Sessel neben dem Bett. Er war in sein Handy vertieft und merkte nicht, dass sie wach war. Sein Daumen machte unentwegt rasche Bewegungen auf dem Display. Toni dachte daran, wie sie sich kennengelernt hatten und er an ihrem ersten Abend, als sie nicht mit ihm nach Hause gehen wollte, sofort getindert hatte. Ob er jetzt schon auf der Suche nach Ersatz für sie war? Ihr Leben würde heute noch zu Ende gehen, seines ging weiter … Sie verbot sich diese Gedanken. Das war unfair. Ludger hatte sich in den vergangenen beiden Jahren aufopferungsvoll um sie gekümmert!

»Ah, gut, dass du wach bist, in zehn Minuten müssen wir unten im Besprechungsraum sein. Möchtest du dich noch etwas frisch machen?«

»Ja, vielleicht noch einmal mit einem Waschlappen übers Gesicht und die Zähne putzen«, sagte Toni, und Ludger half ihr ins Bad. Dann setzte er sie in den Rollstuhl und fuhr sie hinunter in den Gesprächsraum des Vereins.

Als Frau Steiner ihnen kurze Zeit später mitteilte, dass sich ihr Verfahren leider etwas hinauszögern werde, reagierte Ludger sehr ungehalten.

»Was soll das denn heißen, es verzögert sich etwas? Und vor allem, warum muten Sie uns das zu, insbesondere meiner Frau?«, fragte er unwirsch.

»Keine Sorge, Herr Pichlmeier. Ich denke, bis morgen haben wir alles geregelt. Sie dürfen selbstverständlich hier in unseren Räumlichkeiten bleiben, und morgen ist ja auch noch ein Tag«, versuchte Frau Steiner ihn zu besänftigen.

»Aber warum um alles in der Welt?«

»Bei so jungen Menschen, wie ihre Frau es ist«, sie wies auf Toni, die bisher noch gar nichts gesagt hatte, »behalten wir uns vor, das sagen unsere Statuten, dass es vor dem Akt der Lebensbeendigung noch ein letztes Gespräch mit zwei unabhängigen Zeugen unseres Vereins zu geben hat …«

»Aber diese Gespräche haben doch längst stattgefunden. Meine Frau war schon vor Monaten bei zwei unabhängigen Ärzten, und Sie hatten uns mitgeteilt, dass die ihr Plazet gegeben haben.«

»Da haben Sie recht, aber ich meinte eben auch nicht das Gespräch mit den Ärzten, sondern Gespräche mit zwei unabhängigen Zeugen. Das sind keine Ärzte, sondern Laien, Mitglieder unseres Vereins.«

»Muss denn jeder Klient noch einmal solche Gespräche führen?«, fragte Ludger misstrauisch.

»Nein«, gab Frau Steiner stotternd zu. »Aber in solchen Fällen … bei so jungen Menschen … bei Ihrer Frau muss es diese Gespräche noch geben. Da führt nun einmal kein Weg dran vorbei. Wir nehmen unsere Aufgaben sehr ernst und erwarten Ihr Verständnis. Wir versuchen diese beiden Zeugen rasch herzubitten, das ganze Verfahren wird nur um wenige Stunden verschoben.«

Die letzten Worte hatten sehr energisch geklungen. Frau Steiner hatte ihre Selbstsicherheit wiedergefunden und fixierte Ludger, der vor Wut zu platzen schien.

»Ich kann das nicht akzeptieren …«, begann er, wurde aber von Toni unterbrochen.

Mit matter Stimme sagte sie: »Aber Ludger, nun beruhige dich doch, was sind denn schon ein paar Stunden?«

Das ließ Ludger verstummen. Er nickte, murmelte einen Gruß und schob Toni, die kaum Zeit hatte, sich von Frau Steiner zu verabschieden, aufgebracht aus dem Zimmer hinaus.

»Ich muss jetzt erst einmal eine rauchen«, sagte er und schob Toni mit dem Rollstuhl in den Garten, da im Haus überall Rauchverbotsschilder hingen.

Eigentlich rauchte Ludger nicht mehr. Er hatte ihr zuliebe damit aufgehört – dachte Toni zumindest, aber sie hatte den Rauch auch schon lange nicht mehr bei ihm wahrgenommen. Umso erstaunter war sie, als er eine angefangene Packung Zigaretten aus der Jackentasche holte.

»Willst du auch eine, auf den Schreck?«, fragte er. Doch Toni winkte ab. Sie hatte nie richtig geraucht, mochte den Geruch nicht.

»Ich verstehe einfach nicht, dass du so erzürnt bist«, sagte sie.

»Es sind doch eher ein paar gewonnene Stunden, die wir noch zusammen haben.« Lächelnd legte sie ihm die Hand auf den Arm.

»Du hast ja recht«, antwortete er. »Ich finde nur, so kann man nicht mit Menschen umgehen. Für uns ist das doch auch nicht einfach.«

»Ich weiß, dass dir das schwerfällt, und bin dir unendlich dankbar, dass du mich trotzdem hierher begleitest«, versuchte Toni ihn zu trösten.

Ludger lächelte gequält. »Du bist so viel stärker als ich«, sagte er zärtlich und gab ihr einen sanften Kuss auf den Mund.

Toni roch den Rauch und zuckte unwillkürlich zurück. »Lass uns mal hineingehen, ich bin schon wieder so furchtbar müde.«

Als Ludger sie aufs Bett legte, schlief sie schon fast.

Ludger setzte sich an den Tisch und zündete sich eine zweite Zigarette an. Aschenbecher gab es natürlich nicht, aber das war ihm jetzt egal. Er hatte sich zu sehr über den Verein geärgert. Auf der Suche nach einem Gegenstand, den man als Aschenbecher zweckentfremden konnte, fand er im Sideboard zwei kleine braune Papiertüten, auf denen der Name seiner Frau sowie zwei Medikamentennamen standen. Die beiden Medikamente, die Toni aus dem Leben befördern sollten. Das eine gegen die Übelkeit, das andere zum Sterben. So wie es ursprünglich vereinbart gewesen war: Es hatte geheißen, sie würden die Medikamente am Nachmittag im Zimmer vorfinden und Toni könne sie selbstständig einnehmen.

Hatten sie es sich anders überlegt, oder hatte die Organisation hier einen Fehler gemacht? Sollte ja vorkommen, dass eine Hand nicht wusste, was die andere tat!

KAPITEL 68

GEFAHR IM VERZUG

Kammowski konnte Staatsanwalt Meier rasch davon überzeugen, dass Gefahr im Verzug war. Im Handumdrehen hatte er den Durchsuchungsbeschluss auf dem Handy. Da aber niemand zu Hause war, wurde die Tür unter dem neugierigen Blick der Nachbarin von einem Schlüsseldienst geöffnet und von der KTU unter die Lupe genommen.

Die Kollegen von der KTU wollten wissen, wonach sie eigentlich suchen sollten. Diese Frage war schwierig zu beantworten.

»Nach allem, das belegt, dass dieser Ludger König ein falsches Spiel spielt«, antwortete Kammowski lapidar, was die Kollegen genauso schlau dastehen ließ wie zuvor.

Es war schließlich Susanne Pötters, die den entscheidenden Wink gab.

»Wir suchen doch nach Fakten, die belegen, dass Ludger König seine Frau davon überzeugen wollte, dass sie an einer unheilbaren Krankheit litt, oder?«

»Ja, so könnte es zumindest gewesen sein«, sagte Kammowski etwas vage.

»Eigentlich wissen wir gar nichts und können daher auch nichts Genaues vermuten. Fakt ist, dass eine junge Frau gerade auf dem Weg ist, sich mithilfe von *Dignitas* das Leben zu nehmen, und wir nicht glauben können, dass das mit rechten Dingen zugeht. Zumal der Ehemann vermutlich der Nutznießer eines großen Erbes sein wird.«

Susanne Pötters überlegte. »Bei *Dignitas* kann man auch nicht einfach vorbeigehen und sagen: *Ich will nicht mehr, macht mal.* Da muss man schon seine medizinischen Akten offenlegen, Befunde, aus denen hervorgeht, dass es keine Hoffnung auf Heilung gibt. Wenn die junge Frau, wie du sagst, diese Prozedur schon durchlaufen hat, muss sie irgendwo medizinische Akten haben, die das belegen.«

»Wenn sie die nicht mitgenommen haben.«

»Ja, könnte sein«, gab Susanne zu. »Aber der Teil mit Prüfung der Akten und so weiter geht dem eigentlichen Sterbetermin in der Regel um Monate voraus. Kann also sein, dass sie die Sachen nicht mitgenommen haben, weil sie dachten, sie brauchen sie nicht mehr.«

»Und wenn sie sie doch mithaben, muss Svenja sehen, dass sie beschlagnahmt werden«, sagte Kammowski und schickte Svenja rasch eine Nachricht.

Wie sich herausstellte, hatte Ludger König die Akte in seinem Arbeitszimmer im oberen Stockwerk fein säuberlich abgeheftet.

»Das wundert mich jetzt«, sagte Kammowski, nachdem er den Ordner durchgeblättert hatte. »Charlotte meinte, dass Toni sich gar nicht hat ärztlich behandeln lassen.«

In dem Ordner fanden sich aber mehrere Briefe von behandelnden Ärzten, aus denen hervorging, dass Toni mit verschiedenen Medikamenten therapiert worden war, dass sie diese Medikamente entweder nicht vertragen hatte oder diese die Krankheit nicht hatten eindämmen können. Und aus einer Zellophanhülle fielen zwei CDs, aus deren Beschriftung hervorging, dass es sich um zwei MRT-Aufnahmen von Tonis Kopf handelte, die im Abstand von zwei Jahren gemacht worden waren.

»Wie bekomme ich jetzt innerhalb einer Stunde heraus, ob diese Arztbriefe echt oder gefälscht sind?«, rief Kammowski verzweifelt in den Raum.

Es war inzwischen fünfzehn Uhr. Der Countdown lief.

»Am besten du zeigst die CDs mal Mehmet Becker. Wenn es der Frau so schlecht geht, wie diese Briefe besagen, muss man das doch auch an den Bildern vom Kopf sehen.«

Mehmet Becker versprach, sich nicht aus seinem Büro wegzubewegen, bis Kammowski mit den Bildern bei ihm war, gab aber gleich zu bedenken, dass er zwar einen Blick darauf werfen könne, aber schließlich kein Radiologe sei. Daher bat Kammowski während der Autofahrt Doro darum, einen Radiologen in der Nähe ausfindig zu machen, dem er die Bilder würde zeigen können, wenn Mehmet sich nicht sicher war.

Ebenfalls noch während der Fahrt ließ er sich mit der Rehaklinik verbinden, in der Toni die längste Zeit stationär behandelt worden war.

Obwohl die Behandlung schon fast zwei Jahre zurücklag, konnte Dr. Weinrich sich überraschend gut an die junge Frau erinnern.

»Ich habe wirklich alles versucht, sie dazu zu bewegen, dass sie endlich eine Medikation akzeptiert, aber sie war felsenfest davon überzeugt, dass Medikamente Gift sind und sie durch die Kräfte der Natur besser zu heilen wäre. Sie war so ein nettes, sympathisches …«

»Dr. Weinrich, ich habe eine sehr eilige, bestimmte Frage, von deren Beantwortung das Leben der jungen Frau abhängen könnte«, unterbrach ihn Kammowski. »Können Sie sich vorstellen, dass die Erkrankung innerhalb von zwei Jahren so stark voranschreitet, dass es aus ärztlicher Sicht gerechtfertigt wäre, dem Wunsch der Patientin zu sterben nachzukommen?«

»Na ja«, wand sich der Arzt, »aus ärztlicher Sicht sollte man diesen Wunsch eigentlich nie unterstützen, finde ich.«

»Herr Dr. Weinrich, ich muss noch mal konkret werden. Könnte es aus Ihrer Sicht sein, dass ärztliche Kollegen von *Dignitas* in der Schweiz, zwei Jahre nachdem Antonia Pichlmeier bei Ihnen war, davon überzeugt sind, dass ihr Leben nicht mehr lebenswert sei?«

Kammowski hörte Dr. Weinrich am anderen Ende der Leitung stöhnen.

»Wie soll ich das wissen um Herrgotts willen? Ich habe sie zwei Jahre nicht gesehen!«

»Ich will doch nur wissen, ob Sie einen so rasanten Verlauf kennen?«

»Also, als ich sie gesehen habe, war die Erkrankung noch ganz jung, da ging es ihr noch sehr gut«, sagte der Arzt schließlich. »Aber ja. Es gibt schwere Verläufe, zumal unbehandelt. War sie denn weiterhin unbehandelt?«

»Ich weiß es nicht, Herr Doktor, und wenn, dürfte ich es Ihnen nicht sagen. Aber danke, dass Sie Zeit für mich hatten.«

Er war inzwischen in der Keithstraße angekommen, warf Doro die Akte auf den Schreibtisch und bat sie, alle weiteren Ärzte, die Gutachten über Toni geschrieben hatten, zu kontaktieren. Er selbst schnappte sich die CDs und suchte den Gerichtsmediziner auf.

Mehmet Becker nahm sich mehr Zeit, als Kammowski lieb war. Ungeduldig lief er derweil in dessen Büro umher und schaute immer wieder auf sein Handy. Mehmet Becker aber ließ sich nicht aus der Ruhe bringen.

Nach einer Weile hob er den Kopf und sagte: »Noch einmal, Kammowski, du solltest damit zu einem Radiologen gehen. Aber komisch finde ich das schon.«

»Was, Mehmet, was findest du komisch?«, flehte Kammowski, der die Zeit davonschwimmen sah.

Mehmet Becker erbarmte sich: »Zwischen diesen beiden Aufnahmen liegen genau zwei Jahre. Das erste MRT wurde im Januar einundzwanzig angefertigt, das zweite im Januar dreiundzwanzig. Das erste Bild zeigt einen jungen Menschen mit zwei Flecken im Gehirn. Das zweite sieht aus wie das Bild einer Neunzigjährigen.«

»Du meinst, die zweiten Aufnahmen sind gar nicht von Toni?« Kammowski schrie fast, so aufgeregt war er.

»Mensch, Kammowski, nun nagele mich nicht fest. Ich sag dir doch, ich bin kein Radiologe und erst recht kein Neuroradiologe. Ich finde eine so dramatische Veränderung nur merkwürdig. Ob sie möglich ist, muss der Fachmann klären. Eine Fachfrau geht natürlich auch«, schob er grinsend hinterher.

Aber Kammowski hatte heute keine Zeit für Mehmets Sprüche. Er hatte sich schon die CDs geschnappt und war auf dem Weg zu einem Neuroradiologen, dessen Adresse ihm Doro aufs Handy geschickt hatte.

KAPITEL 69

DER SCHIERLINGSBECHER

Toni wurde kurz wach, als Ludger ihr das Wasserglas zum Mund führte. Unwillig wandte sie den Kopf ab, doch Ludger hielt ihn fest.

»Trink jetzt«, sagte er mit unterdrückter Wut in der Stimme, was sie noch mehr verschreckte als die Kraft seines Griffs.

Sie kniff die Lippen zusammen. »Ich will nicht, ich habe keinen Durst.«

»Bitte, Toni, du musst etwas trinken. Tu es mir zuliebe. Danach kannst du wieder schlafen. Es wird alles gut.«

Da trank Toni das ganze Glas leer, rollte sich wieder zusammen und schloss die Augen. Im Wegdämmern hörte sie, wie Ludger den Koffer packte.

KAPITEL 70

ES WIRD KNAPP

Um 16:07 Uhr fuhr Kammowski in die Tiefgarage im *Schloss,* dem Einkaufszentrum in Steglitz, in dem sich die radiologische Praxis befand. Es war tatsächlich dieselbe, in der die zweiten Aufnahmen von Toni angefertigt worden waren. Die Leute hier sollten etwas dazu sagen können!

Obwohl die Betreuung exzellent war – er bekam von der freundlichen Dame am Empfang nicht nur zwei ausgezeichnete Espressi mit Keks, sondern auch ein kaltes Glas Mineralwasser serviert –, wurde Kammowski zunehmend ungeduldig. Immer wieder fragte er am Tresen nach, wurde aber vertröstet.

Um 16:25 Uhr schließlich rief der Arzt ihn in sein Behandlungszimmer.

»Entschuldigen Sie bitte, ich weiß, Sie haben es eilig, aber das hier«, er deutete auf seine Monitore, »musste ich mir erst einmal genauer anschauen. Das hat etwas Zeit gekostet, und ich muss sagen, ich bin erschüttert.«

»Bitte, Herr Doktor, könnten Sie sich vielleicht kürzer fassen? In diesem Moment nimmt die junge Frau, zu der diese MRT-Aufnahmen gehören, möglicherweise bei *Dignitas* in der Schweiz das tödliche Medikament zu sich, weil sie überzeugt davon ist, unheilbar krank zu sein. Wenn Sie Zweifel an der Richtigkeit der Bilder haben, dann sagen Sie es mir jetzt. Meine Kollegin ist vor Ort in Zürich und wartet auf Ergebnisse, mit denen sie das verhindern kann.«

»Oh, das wusste ich nicht!«, rief Professor Schneider. »Dann also die Kurzform: Diese Bilder sind gefälscht. Schauen Sie. Die zweiten Aufnahmen vom Januar dieses Jahres stammen von einer ganz anderen Person. Die Form der Kalotte ist eine andere, die Septumdeviation, die Lage der Hypophyse … Das hier sind einfach zwei verschiedene Menschen. Andererseits ist diese CD mit den Daten der ersten Person beschriftet. Da die zweite CD aus unserem Institut stammt, die Bilder hier gemacht wurden, habe ich die auf der CD gespeicherten Aufnahmen mit denen verglichen, die in unserem Pacs-System, in unserem Bilderarchiv, gespeichert sind. Schauen Sie«. Er zeigte wieder auf seinen Monitor. »Das sind die echten Aufnahmen von Antonia Pichlmeier, die wir im Januar dreiundzwanzig angefertigt haben. Frau Pichlmeiers MS ist in dieser Zeit zwar fortgeschritten, aber längst nicht in der Form, wie es die gefälschten Aufnahmen vorgeben. Ich habe keine Ahnung, wie das passieren konnte, unser Institut achtet sehr auf Qualität, das muss sorgfältig geprüft werden. Momentan kann ich mir beim besten Willen nicht vorstellen, wie es zu dieser schrecklichen Verwechselung gekommen ist …«

Der Professor schaute so zerknirscht drein, dass Kammowski den Drang verspürte, ihn zu beruhigen. »Das klären wir zu einem späteren Zeitpunkt. Im Moment vermuten wir, dass es sich hier nicht um eine Fahrlässigkeit Ihrer Praxis, sondern um eine böswillige Fälschung handelt. Hat bei Ihnen einmal ein Ludger Pichlmeier gearbeitet?«

»Nein, nicht, dass ich wüsste, aber wir haben über eine Zeitarbeitsfirma immer wieder einmal einen Ludger König hier.«

»Darf ich Sie um einen Gefallen bitten, Herr Schneider?«

»Selbstverständlich«, sagte der Professor, offensichtlich erleichtert, dass nicht sein Institut im direkten Visier der Ermittler stand.

»Bitte behalten Sie diese Information zunächst für sich. Sprechen Sie mit niemandem darüber, auch nicht mit ihren Kollegen. Was ich jetzt sofort von Ihnen brauche, ist ein echter Befund zu diesen Aufnahmen.«

»Das ist meine leichteste Übung, wir haben die Aufnahmen und den echten Befund ja im System gespeichert.«

Innerhalb von Sekunden war der Befund ausgedruckt, sogar mit zwei repräsentativen Bildern von Antonias Gehirn versehen. Kammowski fotografierte ihn ab und schickte ihn um 17:00 Uhr auf das Handy von Svenja, die allerdings noch nicht bei *Dignitas* eingetroffen war. Sie simste zurück, sie sei mit der Schweizer Polizei auf dem Weg dorthin.

Um 17:10 Uhr saß Kammowski wieder in seinem Auto und ließ sich von Doro mit *Dignitas* verbinden.

Es dauerte nicht lange, bis er eine verstörte Frau Steiner ans Telefon bekam.

»Es tut mir leid, aber das junge Paar hat die Anlage ohne Rücksprache verlassen.« Nein, sie wüssten leider auch nicht, mit welchem Ziel. Sie hätten das Zimmer leer vorgefunden und die Terrassentür zum Garten und zum Parkplatz offen. Die beiden seien offenbar nicht durch die Vordertür gegangen, sondern hätten sich über den Rasen zum Parkplatz davongestohlen.

Kammowski atmete erleichtert auf. »Dann darf ich annehmen, dass Sie das Sterbeverfahren erst einmal ausgesetzt haben, Frau Steiner? Das ist sehr gut, wir haben nämlich inzwischen Beweise dafür, dass Teile der Krankenakte, die Ihrem Verein vermutlich vorgelegt worden ist, vom Ehemann gefälscht waren.«

»O nein, das ist ja furchtbar. Dann denken Sie, der Ehemann möchte, dass seine Frau stirbt? Und wir sollten ihm dabei helfen?«

»Die Einzelheiten müssen wir dann noch klären, Frau Steiner. Aber ich bin erst einmal froh, dass die beiden über Ihren Verein nicht mehr an das tödliche Medikament kommen können. Ich werde gleich meine Kollegin informieren, sie müsste aber auch in Kürze mit den Schweizer Kollegen bei Ihnen eintreffen.«

»Leider verhält es sich nicht ganz so, wie Sie sagen, Herr Kammowski«, druckste Frau Steiner herum. »Bei uns ist es, und das tut mir wirklich unendlich leid, zu einem gravierenden Fehler gekommen. Eine Verkettung unglücklicher Umstände. Die diensthabende Schwester, eine Vertretung, war offenbar nicht über die vorläufige Aussetzung des Verfahrens informiert worden. Sie dachte, dass es das übliche Prozedere sein würde, und hatte die Medikamente bereits vorbereitet und wie üblich im Zimmer deponiert.«

»Sie wollen mir jetzt aber nicht sagen …«

»Doch, Herr Kammowski, leider ja. Das junge Paar hat die Medikamente an sich genommen und unsere Anlage verlassen. Wir haben unsererseits bereits die Polizei verständigt, denn das ist mit den Gesetzen der Schweiz keineswegs vereinbar. Herr und Frau Pichlmeier werden seit fünfzehn Minuten von der Schweizer Polizei gesucht.«

KAPITEL 71

ES IST SCHÖN, IN EINEM RECHTSSTAAT ZU LEBEN, ABER MANCHMAL AUCH ANSTRENGEND

Durch die Vermittlung von Thomandel war Svenja von den Schweizer Kollegen sofort empfangen worden. Mit Peter Bader von der Kantonspolizei hatte sie die Problematik bereits durchsprechen können: Nach Schweizer Recht hatte der Verein *Dignitas* das Recht, unter sehr strengen Auflagen Selbsttötungsverfahren auch für ausländische Mitbürger durchzuführen, wenn zuvor geprüft worden war, dass diese volljährig und im vollen Besitz ihrer geistigen Fähigkeiten waren. Die Klienten wurden von Ärzten und Psychologen begutachtet, und wenn diese ihr Einverständnis gegeben hatten, konnte der Verein das Verfahren abwickeln.

»Wir gehen inzwischen davon aus, dass der Ehemann der jungen Frau, Antonia Pichlmeier, Unterlagen gefälscht hat, um *Dignitas* und sie selbst in dem Glauben zu lassen, dass sie unheilbar krank sei«, erklärte Svenja.

»Sie gehen davon aus«, wiederholte Peter Bader. »Sie haben also noch keine Beweise?«

»Nein, die haben wir noch nicht. Aber ich stehe mit meinem Kollegen in Berlin in ständigem Kontakt. Er hat bei dem Verdächtigen eine Hausdurchsuchung vorgenommen und Unterlagen beschlagnahmt, die er gerade prüfen lässt.«

»Dann sollten wir vielleicht abwarten, was er noch zutage fördert …«

»Nein«, sagte Svenja entschieden. »Dann könnte es zu spät sein. Das Opfer ist bereits bei *Dignitas* eingetroffen. Bitte lassen Sie uns sofort dorthin fahren, damit wir zugreifen können, sobald Beweise vorliegen. Bitte, Kollege Bader, es handelt sich um eine junge Frau, eine reiche Erbin, die ihrem Ehemann inzwischen wohl hilflos ausgeliefert ist, die denkt, dass sie todkrank ist, es aber nicht ist.«

»Was Sie aber nicht beweisen können, während mehrere Ärzte von *Dignitas* offenbar davon überzeugt waren, dass genau das zutrifft?« Bader runzelte die Stirn. »Also gut«, sagte er schließlich, »dann lassen Sie uns mal losfahren. Vielleicht treffen die Informationen Ihres Kollegen ja noch ein. Ansonsten sehe ich keinerlei Möglichkeiten.«

In diesem Moment röhrte Svenjas Handy. Für Kammowski hatte sie den Signalton »rostige Hupe« eingestellt, der unüberhörbar war und sich anhörte wie das Wiehern eines Esels.

»Die MRT-Bilder, die Antonia Pichlmeiers rasanten Krankheitsverlauf dokumentieren sollen, sind definitiv gefälscht. Ich habe hier den echten Befund zu ihren Aufnahmen. Die anderen Arztbriefe sind beschlagnahmt und werden noch geprüft. Wir haben aber die Aussage einer Freundin von Antonia, die erklärt, dass die junge Frau sich gar nicht von einem Arzt hat behandeln lassen. Demzufolge sind die Arztbriefe höchstwahrscheinlich ebenfalls gefälscht.« Svenja reichte ihr Handy dem Schweizer Kollegen.

Nachdem er einen kurzen Blick darauf geworfen hatte, sagte er: »Na, dann mal los«, und gab ihr das Handy zurück.

Er schlug vor, Svenja in seinem Wagen mitzunehmen, und zusätzlich hatte er zwei uniformierte Kollegen angefordert, die sie in einem zweiten Fahrzeug begleiteten.

Sie fuhren gerade auf das Gelände von *Dignitas,* als Kammowski anrief und Svenja darüber informierte, dass Toni und Ludger mit dem Medikament flüchtig waren.

Zeitgleich erfuhr Peter Bader von seinen eigenen Kollegen, dass seit 17:15 Uhr nach den beiden gefahndet wurde, weil sie von *Dignitas* geflohen waren und Medikamente widerrechtlich entwendet hatten.

Frau Steiner, die Leiterin vom Dienst, hatte sich wieder gefangen und führte sie zunächst in das Zimmer, das Toni und Ludger bis vor Kurzem bewohnt hatten. Sie hatten alles so gelassen, die Tür zum Garten stand noch offen. Danach führte sie die Beamten in den Technikraum, denn ihr war eingefallen, dass der Parkplatz von *Dignitas* videoüberwacht war.

Um 16:20 Uhr hatte Ludger Toni zum Auto getragen. Das Video war unscharf, aber es hatte den Anschein, als sei Toni bewusstlos.

»Was nun?«, rief Svenja und brachte damit die Verzweiflung aller auf den Punkt. »Die können doch jetzt überall sein.«

»Wird er ihr das Gift denn noch geben?«, überlegte Peter Bader. »Jetzt, wo er weiß, dass Sie ihm auf die Schliche gekommen sind?«

»Das weiß er doch noch gar nicht, denke ich. Zumindest hat er keine Ahnung von der Hausdurchsuchung, die während seiner Abwesenheit stattgefunden hat. Alles, was er weiß, ist, dass Frau Steiner das Verfahren durch Hinzuziehung weiterer Zeugen hinauszögern wollte. Oder haben Sie ihm gesagt, dass wir dahinterstecken, dass wir ihn im Verdacht haben?«

»Aber nein, wo denken Sie hin? Natürlich nicht. Ich habe es ihm gegenüber damit begründet, dass Frau Pichlmeier noch so jung ist und dass unsere Statuten das in solchen Fällen so vorgeben. Allerdings hatte ich schon den Eindruck, dass er misstrauisch geworden ist. Jedenfalls war er sehr ärgerlich.«

Peter Bader bat darum, das Video noch einmal zurückzuspulen. »Vielleicht kann man das Kennzeichen des Wagens erkennen. Ich meine gesehen zu haben, dass es ein blaues Kennzeichen mit weißer Schrift war, also ein schweizerisches Kennzeichen. Die beiden sind demnach mit einem Mietwagen unterwegs. Die kann man üblicherweise orten.«

Mit etwas Mühe hatten sie das Autokennzeichen bald identifiziert und die Verleihfirma informiert. Selbstverständlich könnten sie den Wagen orten, wollten sie aber nicht, hieß es dort. Nicht ohne richterliche Anordnung.

Peter Bader stöhnte: »Es ist so schön, in einem Rechtsstaat zu leben, aber manchmal auch so anstrengend.«

Dann begann er zu telefonieren.

KAPITEL 72

ICH HATTE MIR DAS IRGENDWIE SCHÖNER VORGESTELLT

Als Toni erwachte, fuhren sie auf einer Autobahn. Sie fühlte sich hundeelend.

Kaum sah Ludger, dass sie wach war, fing er wieder an zu schimpfen. »Was die sich eigentlich einbilden. Das ist doch kein Service fürs Geld.«

Toni erinnerte sich. Da war irgendetwas mit zwei Zeugen, auf die sie noch warten mussten, was Ludger furchtbar böse gemacht hatte. Sie verstand immer noch nicht, warum. Sie konnte keinen klaren Gedanken fassen, sie war so müde. Vor Verzweiflung fing sie an zu weinen.

Daraufhin hielt Ludger auf einem Rastplatz, ging um den Wagen herum, öffnete die Beifahrertür und nahm sie in die Arme.

»Mein Liebling. Du musst doch nicht weinen. Ich hätte dir das so gern erspart, ich wollte, dass alles schön wird für dich, und nun das …« Er streichelte sie, und sie beruhigte sich etwas. Dann sagte er: »Aber weißt du was? Wir brauchen die gar nicht. Wir machen es uns selbst schön. Die waren so dumm, die Medikamente schon bereitzulegen. Ich habe sie mitgenommen.« Er griff in die Jackentasche und zog triumphierend zwei Papiertütchen hervor.

»Wenn du es also immer noch willst, können wir es auch allein machen.«

Toni zögerte. In ihrem Kopf drehte sich ein Karussell. Sie konnte kaum die Augen offen halten. Es fiel ihr so schwer, sich zu konzentrieren! Sie verstand gar nicht, was passiert war und was Ludger jetzt von ihr wollte.

Jetzt fing er wieder an zu schimpfen, wie enttäuscht er von *Dignitas* sei, das sei doch reiner Kommerz, menschenunwürdig, da könne man ja auch gleich bei McDonalds abtreten. Aber sie bräuchten diesen Club jetzt nicht mehr. Es wäre doch ohnehin viel romantischer, wenn sie allein in seinen Armen sterben würde, ohne fremde Menschen dabei.

Toni hatte Mühe, seinen Gedanken zu folgen. Was sie verstand, war, dass er das jetzt nicht über *Dignitas*, sondern allein vollziehen wollte. Aber würde ihn das nicht in furchtbare Schwierigkeiten bringen?

»Mein Liebling, mach dir um mich keine Sorgen, wir können alles mit der Handykamera filmen.«

»Aber wo wollen wir denn hin?«, fragte sie ängstlich.

Ludger zögerte. Er überlegte. »Wir könnten zum Bahnwärterhäuschen fahren. Das ist gar nicht weit von hier.«

Toni schluckte. »In dieses alte, schmutzige Haus? Können wir nicht lieber nach Hause fahren?«

Ludger schüttelte den Kopf. »Es kann sein, dass *Dignitas* die Polizei benachrichtigt hat. Wir haben nicht so viel Zeit und zu Hause werden sie als Erstes nach uns suchen.«

Toni stöhnte. »Dann lass uns doch lieber alles abbrechen und nach Hause fahren.«

Ludger schaute sie lange an, beugte sich vor und drückte sie an sich.

»Wir werden uns das jetzt nicht von diesen Scheißern kaputt machen lassen. Das ist unser Abschied, Toni. Ich habe es dir versprochen. Mach dir um mich bitte keine Sorgen. Du musst dich um nichts kümmern. Hier, nimm schon mal das Medikament gegen die Übelkeit. Das braucht einige Zeit, bis es richtig wirkt.« Er drückte ihr eine Tablette in die Hand und reichte ihr einen Pappbecher mit Wasser, in das er zuvor noch einige Tropfen einer Flüssigkeit gab.

Toni wehrte sich. »Was ist das?«

»Toni bitte, jetzt mach es mir nicht schwerer als nötig. Das ist nur das Medikament gegen die Übelkeit und Aufregung.« Er zögerte einen Moment. »Aber du hast recht. Wir sollten das auch filmen. Du hältst diese Tablette jetzt in die Kamera und sagst laut und deutlich, dass du freiwillig aus dem Leben scheidest und deshalb jetzt schon einmal das Medikament gegen die Übelkeit nimmst, damit du später das todbringende Medikament nicht erbrichst. Ich filme das mit meinem Handy.«

Sie zögerte immer noch.

»Was ist denn nun, Toni? Für wen machen wir das denn alles, etwa für mich? Verdammt noch mal. Jetzt sag nicht, dass du es dir anders überlegt hast. Nach all dem Stress, den ich damit hatte.«

»Nein, nein, es ist nur …« Sie schaute sich Hilfe suchend um. »Ich hatte mir das … irgendwie schöner vorgestellt.«

Nun lenkte Ludger ein. »Ach Toni, du hast ja recht, aber ich war einen Moment lang auch überfordert von der ganzen Situation. Ich verspreche dir, es wird schön sein. Ich sorge dafür. Aber bitte nimm jetzt das Medikament gegen die Übelkeit und lass mich das filmen. In einer Stunde sind wir bei dem Bahnwärterhäuschen, und ich verspreche dir, es wird schön sein.«

Toni nahm allen Mut und alle Kraft zusammen und sprach laut und deutlich in die Handykamera. Dann schluckte sie die Tablette und spülte sie mit etwas von dem Wasser, in das Ludger noch einmal einige Tropfen gegeben hatte, hinunter.

»Trink bitte alles aus, das wird dir guttun.«

Toni gehorchte. Wenig später sah sie die Welt um sich herum wie in Watte gepackt, und dann war irgendwie alles weiter weg. Ludgers Stimme hörte sich gedämpft an, wie Schritte im Schnee.

»Träum was Schönes«, hörte sie ihn raunen. »Wenn du wieder aufwachst, sind wir dort, und ich verspreche dir, alles wird gut.«

Toni schloss die Augen. Innere Bilder stiegen in ihr auf:

Sie sind jetzt bei dem Bahnwärterhäuschen, gehen durch den Garten. Der Weg zum Haus ist noch zugewachsener, als sie es in Erinnerung hat. Brombeerranken krallen sich in ihre Waden und reißen ihr die Haut auf. Das tut weh. Blut rinnt über ihre weißen

Unterschenkel. Sie schreit. Ludger geht voraus, zerrt sie hinter sich her. Die Tür klemmt, öffnet sich nur schwerfällig und knarzend. Sie betritt den Vorraum. Lange Spinnweben hängen von der Decke und wehen ihr ins Gesicht, bleiben auf ihrer Kleidung kleben. Sie hat ein weißes Kleid an, ein Hochzeitskleid? Spuren von Schmutz, Spinnweben und Blut haben es ruiniert. Verzweifelt versucht sie, sich das Kleid abzuklopfen, macht es dadurch aber nur schlimmer, die Flecken werden immer größer. Hilfe suchend schaut sie sich um. Auf dem Sideboard entdeckt sie die Fotos von Ludgers Familie. Die Menschen darauf bewegen sich, sie leben, sprechen, schreien sie an. Toni versteht kein Wort, aber der Lärm ist unerträglich. Sie hält sich die Ohren zu. In Panik flüchtet sie sich auf die Veranda. Hier ist es friedlich und still. Sie schaut hoch in den Sternenhimmel. Die Luft ist warm und schmeichelnd. Rosenduft steigt ihr in die Nase. Jetzt sitzt sie auf einem Schaukelstuhl, sie ist glücklich.

KAPITEL 73

AUCH IN DER SCHWEIZ GEHT ALLES SEINEN GEREGELTEN BEHÖRDENGANG

Während Peter Bader den Wagen lenkte und über Autotelefon versuchte, den richterlichen Beschluss zu bekommen, stand Svenja per Handy in permanentem Kontakt mit der Autoverleihfirma, die sich aber immer noch zierte und auf den Beschluss warten wollte. Auch in der Schweiz ging alles seinen geregelten Behördengang, und das dauerte.

Auf einmal sagte der Mitarbeiter der Firma: »O nei, jetzt händ sie d'Grenze passiert.«

Svenja zuckte zusammen. »Haben Sie den Wagen jetzt doch schon geortet?«

»Ja sicher«, sagte der Mann. »Der Fahrer hätte die Schweiz nicht verlassen dürfen. Das steht so im Kontrakt, den der Fahrer unterschreiben musste. Wenn er angegeben hätte, dass er die Schweiz mit dem Fahrzeug verlassen will, hätte es einen anderen Tarif gebraucht. Und sie hätten ein anderes Auto bekommen, nicht so einen Luxusschlitten … Das kennt man ja, wir geben einen Wagen heraus, und schon ist er irgendwo im Ostblock verschwunden.«

Svenja starrte Peter Bader fassungslos an, während sie weiter mit dem Mann sprach. Das Handy hatte sie auf laut gestellt.

»Es geht hier um das Leben einer jungen Frau, nicht um irgendein Auto. Wir warten seit fast einer halben Stunde darauf, dass Sie uns den Standort mitteilen«, fauchte sie ins Telefon. »Wenn wir vorher gewusst hätten, dass sie die Grenze passieren, hätten wir sie da stoppen können.«

»Erstens ist das nicht irgendein Auto«, knurrte der Mann vom Verleih, »das ist ein Hunderttausend-Euro-Schlitten. Und zweitens ist Wil ein unbewachter Grenzübergang. Was ist jetzt, sollen wir das Auto stilllegen?«

»Das können Sie? Auf einmal?«

»Ja, natürlich. Weil sie nicht in der Schweiz geblieben sind. Aber nur, wenn der Wagen zum Stehen gekommen ist und der Motor ausgemacht wurde, nicht während der Fahrt.«

»Wo befindet sich das Fahrzeug jetzt?«, schaltete sich Peter Bader ein.

»Kurz hinter Wil auf der Bergstraße«, antwortete der Mann.

»Und Sie kriegen es auch mit, wenn das Auto zum Stehen gekommen ist?«, fragte Svenja verwundert.

»Ja, das kann ich abfragen«, war die lapidare Antwort. »Sie müssen bald anhalten. Der Tank ist fast leer.« Auch diese Information stand der Firma offenbar per Knopfdruck zentral zur Verfügung.

Peter fragte über Funk die Kollegen in der Zentrale nach den nächstgelegenen Tankstellen nach dem Grenzübergang.

»Die nächste Tankstelle ist an der Schaffhauser Straße neununddreißig, in Klettgau«, kam es prompt über Funk zurück.

Peter gab die Adresse in sein Navi ein.

»Vierzig Minuten Fahrt«, sagte er.

Svenja informierte über Peter Baders Handy die Kollegen, die in Berlin vor einer elektronischen Karte saßen, während sie mit ihrem Telefon weiter Kontakt zum Autoverleih hielt. Beide Telefone waren auf laut gestellt, und zusätzlich gingen immer wieder Funknachrichten ein, sodass es geräuschtechnisch wiederholt Chaos gab und einige Informationen mehrfach in die verschiedenen Richtungen weitergereicht werden mussten.

Doro hatte den Ort in ein Suchregister eingegeben und verkündigte: »Die zuständige Polizeidienststelle ist in Waldshut.«

Kammowski nickte, ließ sich verbinden und informierte die dortigen Kollegen, die versprachen, sofort eine Streife loszuschicken.

»Die brauchen auch mindestens zwanzig Minuten«, sagte Doro.

Die Zeit lief ihnen davon.

»Was machst du, wenn dir dein Auto stillgelegt wird und du fern der Heimat unterwegs bist?«, überlegte Svenja laut, und Peter antwortete: »Taxi, und das nächste Hotel anfahren.«

»Wie bekommen wir jetzt so schnell die Taxiunternehmen informiert?«

»Ich rufe einfach alle an, die da in der Nähe sind. Aber soll ich vielleicht erst einmal die Tankstelle anrufen, vielleicht können die die beiden etwas hinhalten?«, schlug Doro vor.

Kammowski schüttelte zweifelnd den Kopf. »Das können wir von Laien nicht verlangen. Wir wissen nicht, wie Ludger König reagiert, wenn er sich in die Enge getrieben fühlt. Aber ruf trotzdem an und bitte die Mitarbeiterin oder den Mitarbeiter, ob sie herausfinden können, wie die beiden von dort weiterkommen und wo sie hinwollen. Die werden vermutlich ohnehin bei der Tankstelle nach Hilfe fragen. Die Person dort soll aber um Himmels willen nichts davon sagen, dass die Polizei sie angerufen hat.«

»Das glaubt uns sowieso keiner«, murmelte Doro. »Was würdest du denn sagen, wenn du in Süddeutschland an einer Tankstelle arbeitest und die Berliner Polizei bei dir anruft und sagt, du sollst für sie einen Kunden ausspionieren. Da denkst du doch, du bist bei *Verstehen Sie Spaß* gelandet, und suchst die Kamera!«

»Gute Idee«, sagte Kammowski. »Kommen wir über die dortige Polizei an die Videoüberwachung der Tankstelle?«

»Morgen sicher, aber das nützt uns heute nichts. So weit sind wir ja zum Glück noch nicht, dass sich die Polizei zentral in jede Tankstellenüberwachung einklinken kann«, lachte Svenja.

»Leute, wir wissen ja noch gar nicht, ob sie die Tankstelle in der Schaffhauser Straße wirklich anfahren«, warf Peter ein.

»Wird ihnen nicht viel anderes übrigbleiben, wenn sie nicht einfach irgendwo stehen bleiben wollen«, bemerkte der Mann von der Verleihfirma, der offenbar die ganze Zeit mitgehört hatte. »Die fahren jetzt auf dem letzten Tropfen.«

»Bei der Tankstelle geht niemand ans Telefon«, ließ Doro verlauten.

»Auto zum Stillstand gekommen. Motor aus. Melde: Auto stillgelegt, Ende der Durchsage«, verkündete der Mitarbeiter der Verleihfirma, dem es offenkundig gefiel, an einer Fahndung der Berliner und Schweizer Polizei beteiligt zu sein.

»Was will Ludger König eigentlich da?«, fragte sich Kammowski laut.

Eine berechtigte Frage, auf die aber niemand eine Antwort hatte.

KAPITEL 74

JETZT IST MAL FEIERABEND

Mit Mühe unterdrückte Ludger einen lauten Fluch. Toni brauchte immer höhere Dosen von dem Schlafmittel. Aber jetzt war sie endlich eingeschlafen und er wollte sie nicht wieder wecken. Mit dem letzten Tropfen Sprit war er um 17:55 Uhr an der bepissten Tankstelle vorgefahren. Am Arsch der Welt gab es einfach keine Tankstellen. Nun hatte er endlich eine gefunden, und dann hatte sie geschlossen. Dabei stand auf dem Schild: geöffnet bis 18:00 Uhr.

In diesem Moment sah er eine junge Frau aus einer Seitentür treten und die Tür abschließen. Sofort sprang er aus dem Auto und begann, auf die Mitarbeiterin, die keine große Lust hatte, eine Ausnahme zu machen, einzureden. Aber er wusste, dass sein Charme bei den Damen ankam, und so gelang es ihm unter Einsatz eines guten Trinkgeldes und der Behauptung, seine Frau im Auto sei schwanger und müsse rasch in ein Krankenhaus, weil sie Blutungen habe, die junge Frau dazu zu bringen, dass sie den Laden noch einmal öffnete und die Zapfsäule anstellte.

Während er bezahlte, klingelte unentwegt das Telefon der Tankstelle.

»Da gehe ich heute aber nicht mehr dran«, rief die junge Frau lachend. »Jetzt ist mal Feierabend.«

»Den haben Sie sich verdient«, sagte Ludger. »Danke noch mal für Ihr Entgegenkommen.«

»Und Ihnen und vor allem Ihrer Frau alles Gute«, erwiderte sie, während sie hinter ihm abschloss. Kurz darauf erschien sie wieder an der Seitentür, wo sie von ihrem Freund oder Ehemann, der im Auto gewartet hatte, abgeholt wurde.

Erleichtert schickte Ludger sich an, den vollgetankten Wagen zu starten. Was war denn nun schon wieder los? Warum sprang die Mistkarre nicht an? Das war doch ein nagelneuer Schlitten! Musste denn heute alles schiefgehen?

Auf dem Display erschien eine Nachricht. *Sie haben die Schweiz vertragswidrig verlassen, das Fahrzeug wurde zentral deaktiviert. Bitte setzen Sie sich mit Ihrer Verleihfirma in Verbindung.*

»Was hat denn das gute Stück?«, fragte ein junger Mann, der mit seinem Wagen in die Waschstraße gewollt hatte und ebenfalls vor verschlossenen Türen stand. Ehrfürchtig strich er über den ebenmäßigen weißen Lack des Cabrios.

»Springt einfach nicht mehr an. Kannst du mir vielleicht helfen, ihn von der Zapfsäule auf den Parkplatz zu schieben? Ich kann mich erst morgen wieder darum kümmern.«

»Willst du nicht lieber den ADAC rufen?«

»Meiner Frau geht es nicht so gut«, sagte Ludger und wies auf das Auto, wo aber durch die getönten Scheiben nichts zu erkennen war. »Ich will sie erst einmal nach Hause bringen. Um das Auto kümmere ich mich morgen.«

»Soll ich euch vielleicht ins Krankenhaus fahren? Die Hochrheinklinik ist hier ganz in der Nähe.«

»Nein, das ist nett, aber wirklich nicht nötig. Mit meiner Frau ist alles in Ordnung, sie hat nur heute vom Tod ihrer Mutter erfahren und ein Beruhigungsmittel genommen. Das hat etwas stärker gewirkt, als wir dachten. Sie nimmt so was sonst nicht.«

»Kenne ich«, sagte der junge Mann. »Der Tod der Mama ist schwer zu verkraften, egal, wie alt man ist.«

Gemeinsam schoben sie das Cabrio in eine der Parkbuchten vor der Waschanlage, wo man die Staubsauger für den Innenraum verwenden konnte.

»Da musst du morgen früh aber weg sein, sonst macht der Chef Ärger«, wusste der Mann grinsend zu berichten.

Ludger bedankte sich für die Information.

»Soll ich euch nicht doch zur Sicherheit ins Krankenhaus bringen?«, fragte der Mann noch einmal. Offenbar irritierte es ihn, dass die Frau im Auto sich noch immer nicht gerührt hatte.

»Nein, wirklich nicht nötig. Aber hast du vielleicht Zeit, uns nach Hause zu fahren? Das wäre echt nett. Ich zahle dir hundert Euro.«

»Echt? Hundert Euro? Wo soll die Reise denn hingehen?«

»Knappe halbe Stunde von hier.«

KAPITEL 75

VOM FAHRER UND SEINER FRAU KEINE SPUR

Als die zwei Beamten der lokalen uniformierten Polizei um 18:40 Uhr an der Tankstelle eintrafen, konnten sie nur noch das abgestellte Fahrzeug sicherstellen. Vom Fahrer und seiner Frau keine Spur. Die Beamten hatten den Tankstelleninhaber ermittelt und sich die Telefonnummer seiner Angestellten geben lassen. Die versuchten sie gerade zu erreichen, als Svenja und Peter Bader um 18:55 Uhr eintrafen.

Die junge Frau berichtete, sie habe den Kunden kurz nach sechs Uhr noch hereingelassen. Nach dem Tanken und Kassieren habe sie hinter ihm abgeschlossen und sei gegangen. Dass der Kunde danach Probleme gehabt hatte, das Auto zu starten, hatte sie nicht mehr mitbekommen.

»Er hat etwas von einer schwangeren Frau mit Blutungen gesagt, vielleicht hat er den Rettungsdienst gerufen?«, ergänzte sie.

Das war schnell überprüft. In der Leitstelle der Region war kein Notruf eingegangen, und im nahe gelegenen Krankenhaus Hochrhein war Toni leider auch nicht eingeliefert worden. Doro fragte sicherheitshalber auch noch weiter entfernte Krankenhäuser ab, aber in keinem war Toni Pichlmeier registriert.

Die lokale Polizei kontaktierte die Taxizentralen der Umgebung, aber niemand konnte eine Fahrt melden, die um diese Zeit von der Tankstelle weggegangen wäre. Doro war noch dabei, die Uber-Fahrten abzufragen.

Zehn hektische Minuten vergingen, ohne dass eine vernünftige Idee aufkommen wollte.

»Vielleicht sind sie mit dem Bus weitergefahren?« Einer der beiden Polizisten zeigte auf einen roten Bus mit der Aufschrift *Südbadenbus*, der in diesem Moment vorbeiglitt.

»Wo fährt der hin?«

Der Mann zuckte die Achseln. »Im Prinzip überallhin.« Als er Svenjas fragenden Blick wahrnahm, erläuterte er: »Also, wenn ich von hier wegwollte, kommt ja drauf an, wo man hinwill, also ich würde den Bus zum Bahnhof Erzingen nehmen, von dort kommen Sie mit dem InterRegioExpress in alle Richtungen.«

»Braucht Ihr mich noch?«, fragte Peter Bader.

Svenja überlegte. Es gab tatsächlich keinen Grund, die Zeit des Schweizer Kollegen weiter in Anspruch zu nehmen. Außer, dass sie gern mit ihm nach Zürich zurückgefahren wäre, weil sie von dort für den nächsten Tag einen Rückflug hatte.

In diesem Moment rief Kammowski wieder an.

»Bleibt mal noch, wo ihr seid, ich habe da eine Idee. Ich habe mich die ganze Zeit gefragt, was Ludger König in dieser von Mensch und Tier verlassenen Gegend da unten eigentlich will, aber ich muss noch ein bisschen recherchieren. Ich rufe in zehn Minuten wieder an.«

»Ihr Berliner denkt immer noch, ihr seid der Nabel der Welt«, gab Peter Bader halb amüsiert, halb gekränkt von sich.

Und dann ging alles sehr schnell. Über Funk kam die Mitteilung der örtlichen Polizei, dass ein Notruf eingegangen war. Vor fünf Minuten hatte ein Ehsan Farivar Anzeige erstattet. Er habe einem Paar helfen wollen, dessen Auto an der Tankstelle in der Schaffhauser Straße liegen geblieben sei. Die Frau sei ihm sehr krank vorgekommen, aber der Mann habe gewollt, dass er sie nach Hause bringe und nicht in ein Krankenhaus. Das habe er dann auch gemacht, aber als er gesehen habe, wo der Mann hinwollte, sei er misstrauisch geworden: Es handelte sich um ein altes Bahnwärterhaus zwischen der Kleinstadt Stühlingen und dem Ortsteil Weizen. Herr Farivar stammte aus dieser Gegend und wusste, dass das Häuschen schon seit vielen Jahren leer stand. Das und die Tatsache, dass die junge Frau todkrank aussah, hatte ihn veranlasst, Meldung zu machen.

Wenige Sekunden später rief Kammowski an. Ihm war eingefallen, dass der Sohn einer der Ex-Ehefrauen von König ihm erzählt hatte, dass die Mutter diesem alles vererbt hatte, das Haus in Tempelhof, den Schmuck und selbst das Wochenendhaus in der Nähe von Stühlingen. Er hatte den Sohn erreicht und sich erklären lassen, wo genau das Haus lag.

KAPITEL 76

ZUGRIFF

Um 19:58 Uhr stürmten Svenja, Peter Bader und die beiden Uniformierten das Bahnwärterhäuschen. Ludger war so überrascht, dass er sich widerstandslos festnehmen ließ. Svenja und Peter durchsuchten das Haus und fanden Toni leblos in einem Schaukelstuhl auf der Veranda.

Vor ihr war auf einem provisorischen Stativ ein Handy mit aktivierter Kamera aufgebaut. Auf einem wackeligen kleinen Tisch stand ein leeres Wasserglas, daneben lag ein Papiertütchen, das mit dem Namen eines Medikaments und »Antonia Pichlmeier« beschriftet war. Wie sich später bestätigte, handelte es sich um das Mittel, das bei *Dignitas* für sie vorbereitet worden war.

Peter Bader zog sich Handschuhe über, reichte auch Svenja welche und spulte die Aufnahme zurück: Sie zeigte eine sehr müde Antonia Pichlmeier, der immer wieder die Augen zufielen, die aber in die Kamera hinein sagte, sie leide an einer unheilbaren Krankheit und wolle deshalb jetzt selbstbestimmt aus dem Leben scheiden. Dann lächelte sie jemandem hinter der Kamera zu und trank die gesamte Flüssigkeit, die in dem Wasserglas war. Das Ganze hatte sich vor genau fünfzehn Minuten ereignet. Sie waren fünfzehn Minuten zu spät gekommen!

Doch noch lebte Toni. Wenig später wurde sie noch vor Ort vom Notarzt intubiert und mit dem Hubschrauber ins nächstgelegene Krankenhaus gebracht.

Als Peter Bader – er hatte nun doch noch den Ausgang des Dramas verfolgen wollen – und Svenja zwei Stunden später im Klinikum Hochrhein eintrafen, hatte man Toni den Magen ausgespült und sie auf die Intensivstation verlegt. Der diensthabende Oberarzt dort machte ihnen nicht viel Hoffnung, dass sie überleben würde. Es hatte sich herausgestellt, dass sie nicht nur eine hohe Dosis Pentobarbital im Körper hatte, sondern auch immense Dosen von Benzodiazepinen und Morphinen. Ludger musste sie über Wochen damit abgefüllt haben.

»Der Entzug wird Wochen dauern – falls sie denn die nächsten Stunden überlebt. Leider hat sie wohl einen Teil der Substanz erbrochen.«

»Erhöht das nicht ihre Überlebenschance?«, fragte Svenja verwundert.

»Leider nein. Als sie erbrach, war sie schon so tief somnolent, dass sie aspiriert hat. Sie hat Erbrochenes in die Lunge bekommen, weil sie keine Schutzreflexe mehr hatte«, ergänzte er, als er Svenjas fragenden Blick sah. »Aspiration ist immer extrem gefährlich. Sie wird auf jeden Fall eine Lungenentzündung bekommen. Aber sie ist jung. Vielleicht schafft sie es.«

»Hoffen wir es«, sagte Svenja und wandte sich an Peter: »Nimmst du mich mit nach Zürich? Mein Flug geht morgen früh vom Züricher Flughafen zurück nach Berlin.«

»Sicher, gern«, sagte er.

Sie verabschiedeten sich von dem Arzt. »Die lokale Kripo wird sich sicher morgen mit Ihnen in Verbindung setzen.«

Sie waren schon im Gehen begriffen, als Svenja noch etwas einfiel. »Ich würde ihr gern noch eine Haarprobe entnehmen«, sagte sie. »Wir haben zwar im Haus des Beschuldigten schon Medikamente sichergestellt, aber es ist bestimmt von Vorteil, wenn wir nachweisen können, dass Frau Pichlmeier bereits vor dem heutigen Abend von ihm mit Medikamenten versorgt worden ist. Und falls sie dann noch irgendwann aussagen kann, dass das gegen ihren Willen erfolgt ist, wäre es noch besser.«

»Eine Schere hätte ich«, sagte der Arzt zögerlich. »Aber wir haben gelernt, dass das Schneiden von Haaren Körperverletzung ist.«

»In dem Fall dürfen wir das«, erwiderte Svenja. »Zum Nachweis der deliktischen Fremdapplikation.«

»Echt jetzt?«, raunte Peter Bader ihr zu, während er aus seiner Jackentasche, die ein unendliches Reservoir an Hilfsmitteln zur Beweissicherung zu enthalten schien, ein Plastiktütchen hervorkramte.

»Ich denke, wenn sie die Sache hier überlebt und realisiert, was da mit ihr gemacht wurde, wird sie nachträglich einwilligen.«

KAPITEL 77

DIE BEWEISE

Ludger Pichlmeier, verwitweter Holtkamp, verwitweter Wagner, geborener König, wurde des versuchten Mordes beschuldigt und einige Tage später nach Berlin überstellt und dem Haftrichter vorgeführt. Er bestritt alle Vorwürfe aufs Entschiedenste. Sein Anwalt führte aus, Herr Pichlmeier habe seiner Frau nur helfen wollen. Von Mordversuch könne keine Rede sein, sie hätten ja das Video gesehen, welches die Freiwilligkeit des Vorgangs bestätige. Aber die ausgetauschten MRT-Bilder sprachen eine andere Sprache. Ludger Pichlmeier hatte in der radiologischen Praxis als Aushilfe gearbeitet. Er hatte dort Zugang zu allen Geräten und Aufnahmen und konnte sowohl eine gefälschte CD brennen als auch einen gefälschten Bericht erstellen. Da so ein EDV-System alle Vorgänge mit Zugangscode, Zeit und Datum des Zugriffs im Hintergrund dokumentierte, konnte diese Fälschung eindeutig Ludger zugeordnet werden. Daraufhin ordnete der Haftrichter Untersuchungshaft an, denn er ging davon aus, dass Fluchtgefahr bestand.

Es kostete Doro weitere drei Tage, nachzuweisen, dass auch die anderen Arztbriefe, die sie in Ludgers Arbeitszimmer gefunden hatten und die er bei *Dignitas* vorgelegt hatte, gefälscht waren. Er hatte sich nicht einmal die Mühe gemacht, die Entwürfe von seinem Rechner zu löschen.

Noch war Toni besinnungslos, beatmet und nicht vernehmungsfähig, aber die Ärzte äußerten vorsichtigen Optimismus. Es schien allmählich bergauf zu gehen. Zumindest körperlich. Inwieweit ihr Gehirn Schaden genommen hatte, dazu wollten sie noch keine

Prognose wagen. In den folgenden Tagen sollte die Sedierung heruntergefahren und ein Aufwachversuch unternommen werden. Dann würde man sicher schlauer sein.

Tonis Mutter war gleich am nächsten Tag gekommen und saß Tag und Nacht an ihrem Bett, und auch der Vater hatte sie schon besucht, obwohl gerade Erntezeit war und sie beide eigentlich gar nicht vom Hof wegkonnten.

Alle warteten sehnlichst darauf, dass Toni erwachte und eine Aussage machen konnte. Svenja und Kammowski vermuteten, dass Ludger ihr die gefälschten MRT-Bilder gezeigt und damit ihre Befürchtung, dass ihre Krankheit weit fortgeschritten sei, befeuert hatte. Vermutlich hatte er sie parallel so mit Beruhigungsmitteln und Morphinen abgefüllt – zumindest legte das die Haaranalyse nahe –, dass sie sich permanent müde und schwach fühlte. In Kombination mit den Bildern musste sie das in dem Glauben bestärkt haben, dass sich die Erkrankung im Endstadium befand. Inwieweit Toni, die doch eigentlich eine kluge junge Frau war, Opfer des Stockholm-Syndroms geworden war, würden erst psychologische Untersuchungen ergeben können. Dazu musste sie erst einmal wieder in der Lage sein, Gespräche zu führen. Die Ärzte im Hochrheinklinikum hatten aktuelle MRT-Bilder gemacht, die keineswegs ein fortgeschrittenes Stadium der MS zeigten. Allerdings hatte die Klinik keine Abteilung für Neurologie. Daher war vorgesehen, dass Toni, sobald sie die Intensivstation verlassen konnte, in eine neurologische Klinik verlegt wurde. Die Eltern kämpften gerade darum, dass es eine Klinik in ihrer Nähe wurde und nicht eine in Baden-Württemberg.

Terbrüggen konnten sie bedauerlicherweise nichts anhaben. Zwar waren beide früheren Ehefrauen von Ludger ebenfalls von ihm behandelt worden. Beide hatten aber eine Krebserkrankung gehabt, und weder Ludger noch dem Heilpraktiker war in diesem Zusammenhang etwas gerichtlich Verwertbares nachzuweisen.

KAPITEL 78

NACHTRAG

Als Toni aus dem Koma erwachte und die Mutter versuchte, ihr die Zusammenhänge darzulegen, wollte sie zunächst nichts davon glauben. Erst als Svenja und Charlotte sie auf Bitten der Mutter gemeinsam besuchten, dämmerte ihr, wie sehr sie sich hatte hinters Licht führen lassen. Nach und nach fiel es ihr wie Schuppen von den Augen. Wie verblendet sie gewesen war! All die Ungereimtheiten, die ihr aufgefallen waren und die sie doch weggeschoben hatte: wie Ludger anfangs immer wieder für Tage verschwunden war, dass er sie in dem furchtbaren Haus alleingelassen hatte, diesem Haus, das er als sein Elternhaus ausgegeben hatte, wo sich aber nichts Persönliches von ihm fand. Die Tatsache, dass er sich in dem Bahnwärterhäuschen überhaupt nicht auskannte, dass es angeblich überhaupt keine Verwandten mehr gab … Als sie erfuhr, woher ihr Verlobungsring stammte, gab sie ihn sofort Svenja mit nach Berlin und bat sie, ihn der Tochter von Frau Holtkamp zurückzugeben.

Jetzt wurde ihr auch klar, dass Ludger sie systematisch von allen Kontakten abgeschnitten hatte. Er hatte ja niemanden mehr zu ihr gelassen, und sie hatte gedacht, die anderen hätten sie vergessen! So stimmte es zum Beispiel nicht, dass er mit ihren Eltern telefoniert hatte und die gesagt hatten, sie wollten mit Toni nichts mehr zu tun haben.

Im Nachhinein kamen ihr viele Situationen in den Sinn, in denen sie eigentlich misstrauisch geworden war, dem Zweifel aber keinen Raum gegeben hatte. Die Sache mit dem Handy hatte sie ja immer wieder angesprochen, aber er hatte es geschafft, sie mit diesem Strahlenmärchen zu täuschen. Er hatte sie isolieren wollen, das wurde ihr jetzt klar. Es passte nun auch ins Bild, dass das Festnetztelefon plötzlich abgeschaltet gewesen war, nachdem sie versucht hatte, von dort aus ihre Eltern anzurufen. Aus heutiger Sicht verstand sie nicht mehr, warum sie nicht sofort auf einem neuen Handy bestanden hatte, als das alte auch nach Wochen nicht aufgetaucht war. Die KTU hatte es übrigens in Ludgers abgeschlossenem Schreibtisch sichergestellt.

All die Bilder von »Verwandten«, die Ludger gar nicht mit Namen gekannt hatte, dazu seine häufigen Abwesenheiten! Wie sich herausstellte, war er nicht, wie behauptet, als MTA irgendwo in Deutschland unterwegs gewesen, sondern er hatte mit neuen vermögenden und alleinstehenden Damen Kontakt aufgenommen, die er erst von Terbrüggen »melken« ließ, um dann später selbst zu versuchen, aus ihnen Profit zu schlagen. Durch seine Arbeit als Röntgenassistent einer Privatpraxis war es nicht schwer gewesen, immer neue Opfer auszuspionieren. Zwei dieser Damen konnten ausfindig gemacht werden. Nach einigen klärenden Gesprächen erstatteten sie ihrerseits Anzeige wegen Heiratsschwindel. Zur Hochzeit war es in diesen Fällen noch nicht gekommen, aber beiden Damen hatte Ludger eine Heirat in Aussicht gestellt und er hatte ihnen jeweils hohe Geldbeträge abgeluchst, indem er Notsituationen vorgaukelte.

Dass er Theo ermordet hatte, gab er zwar nicht zu, aber in seiner Wohnung konnte ein roter Kaschmirpullover sichergestellt werden, dessen Fasern mit denen unter Theos Fingernagel identisch waren. Theo war dem bösen Spiel, das Ludger und vermutlich auch Terbrüggen mit Toni spielten, auf die Spur gekommen und hatte deshalb sterben müssen. Ob das Motiv und die Faser im Prozess reichen würden, blieb abzuwarten.

Toni wurde wieder gesund – abgesehen von der MS, die jetzt aber sachkundig behandelt wurde. Sie war nach der Entlassung aus dem Krankenhaus erst einige Wochen bei den Eltern geblieben und dann zurück nach Berlin gezogen, um ihr Studium wieder aufzunehmen beziehungsweise erstmals richtig damit anzufangen.

So wie Toni war es auch anderen Studierenden in der Corona-Phase ergangen, wenn auch nicht mit solch schwerwiegenden Folgen wie bei ihr. Vielen der jungen Menschen war es nicht gelungen, in der neuen ungewohnten Umgebung in der neuen Stadt Kontakte zu knüpfen, und sie hatten einsame Monate verbracht, waren depressiv geworden. Die psychologischen Beratungsstellen der Universitäten kamen mit ihren Angeboten kaum hinterher.

Toni hatte jetzt eine Psychotherapeutin, die sie begleitete, und sie wohnte sogar wieder in ihrem alten Zimmer in der Wohngemeinschaft, die jedoch im Umbruch war. Malte und Lizzy zogen aus, dafür zog Paul, der Freund von Charlotte, ein. Die beiden wiederum planten nun endlich ihre Weltreise und würden ihre Zimmer für einige Monate untervermieten. Aber Toni hatte inzwischen Leute aus ihrem Semester kennengelernt und fürchtete sich nicht davor, allein zu wohnen.

Die Ehe mit Ludger, der immer noch in Untersuchungshaft saß, versuchte sie mithilfe eines Anwalts auflösen zu lassen, damit sie nicht erst das Trennungsjahr einhalten musste. Der Anwalt sah aber bessere Chancen, wenn Ludger erst verurteilt war. Das würde sich noch etwas hinziehen.

Irgendwann einmal wollte sie Ludger in der Haftanstalt besuchen gehen, um ihm in die Augen zu sehen, während sie ihm sagte, was für ein Scheißkerl er war. Aber noch sei es dafür zu früh, meinte die Psychotherapeutin. Sie brauche noch Zeit, um zu verstehen, was da mit ihr passiert war. Toni befürchtete inzwischen, dass sie das vielleicht nie verstehen würde. Schon jetzt kam ihr die ganze Sache wie ein Film vor, in dem sie staunende Zuschauerin war. Sie war doch eigentlich eine selbstbewusste Frau, wie war es nur möglich gewesen, in so einen Strudel der Abhängigkeit zu geraten? Die Psychotherapeutin sagte ihr, dass das jedem passieren könne. Wenn nur genügend ungünstige Faktoren zusammenträfen.

Mit ihren Eltern hatte sie sich versöhnt. Es ergab sich, dass sie das Grundstück von der Windkraftbetreiberfirma zurückkaufen konnte. Mit sattem Aufschlag natürlich. Es waren nicht genügend Bauern bereit gewesen, ihre Grundstücke für den Windpark zur Verfügung zu stellen, und das Projekt lohnte sich für die Firma nicht mehr.

Irgendwann im darauffolgenden Sommer besuchte Toni auch ihre Tante und ihren Onkel aus ihrer genetischen Familie. Es war ein ganz nettes Treffen, alle waren froh, dass Toni ihre Ansprüche an der Firma gegen eine finanzielle Entschädigung aufgegeben hatte. Man würde in Kontakt bleiben, aber Liebe, Nähe und Herzlichkeit, wie Toni sie aus ihrer Adoptivfamilie kannte, kamen nicht auf.

KAPITEL 79

FREDDIE MERCURY ZUR BEERDIGUNG ODER JEDER TRAUERT AUF SEINE WEISE

Das Spanferkel drehte sich schon am Spieß, als Kammowski und Christine nach siebeneinhalb Stunden Fahrt am frühen Nachmittag verschwitzt in der Eifel vom Motorrad stiegen. Sie waren in aller Herrgottsfrühe in Berlin losgefahren und entsprechend müde. Mit einem lauten Seufzer ließ Kammowski sich erst einmal ein Bier vom gerade angestochenen Fass servieren und sank auf eine der Bänke, die die freiwillige Feuerwehr nebst Biertischen und -zelten in dem an die fünftausend Quadratmeter großen Garten aufgestellt hatte. Es gab sogar eine grob gezimmerte Bühne. Hier sollten wohl später die Reden gehalten werden. Zwei Männer waren dabei, eine Anlage mit Boxen und Mikrofon aufzubauen.

Kammowski und Christine saßen einfach nur da und ließen die Stimmung des Ortes auf sich wirken. Das Wetter war schön, und der idyllische Garten mit alten Bäumen, Wiese, Bauerngarten, dem Duft nach gemähtem Gras, Blumen, Bier und Spanferkel ließ eher an ein Sommerfest als an eine Beerdigungsfeier denken.

Jetzt verstand Christine auch, warum auf der Einladung gestanden hatte: *Kommt in Bunt und bringt gute Laune mit.* Das hier sollte ein großes Fest werden, keine klassische Beerdigung.

Leonore hatte sie entdeckt und kam winkend angelaufen, um sie zu begrüßen. Für ihre achtzig Jahre bewegte sich die kleine drahtige Frau schnell und behände. Obwohl sie Christine noch gar nicht kannte, umarmte sie auch sie und hieß sie willkommen.

»Mein Beileid«, sagte Christine, die sich von der herzlichen Begrüßung etwas überrumpelt fühlte.

»Danke mein Kind«, gab Leonore lachend zurück. »Ich habe

für euch das Zimmer unter dem Dach reserviert. Matthias, du kennst dich ja aus! Wir sehen uns später«, sagte sie noch, und dann machte sie sich wieder auf den Weg, um wichtige Dinge zu erledigen.

»Sind Elly und die Kinder schon da?«, rief Kammowski ihr hinterher. Charlotte, Paul und Anian waren schon einige Tage zuvor zur Mutter nach Köln gefahren und wollten gemeinsam mit Elly und ihrem neuen Partner, Ingo, von dort anreisen.

»In der Küche«, rief Leonore zurück.

Kammowski und Christine nahmen ihre Tasche vom Motorrad und machten sich auf den Weg ins Haus. Tatsächlich trafen sie Elly und die Kinder in der Küche an. Gemeinsam mit zwei Frauen aus dem Dorf waren sie vollauf mit der Zubereitung von Kartoffel- und Nudelsalaten, Puddings und Kuchen beschäftigt.

»Oma lädt ein, wir schuften«, sagte Elly lachend, nachdem sie sich begrüßt hatten.

Christine und sie musterten einander neugierig. Sie hatten schon oft telefoniert, sich aber noch nie getroffen.

»Schön, dich mal kennenzulernen«, sagte Elly schließlich und umarmte Christine.

»Das finde ich auch«, sagte Christine.

»Ist Ingo nicht mitgekommen?«, fragte Kammowski.

»Doch, den hat Oma mit der Technik beauftragt«, sagte Charlotte und grinste.

»Ja, sie hat uns alle im Griff, und sie sorgt dafür, dass wir nicht verhungern und verdursten werden.« Elly zeigte auf die Berge von Lebensmitteln, die bereits auf Trockeneis gekühlt wurden, um später aufs Büfett gestellt zu werden.

»Das Bierfass ist schon angestochen, und ich habe auch schon etwas davon abbekommen«, sagte Kammowski. »Wann gibt's denn was zu essen? Wir haben heute noch nicht viel in den Magen bekommen. Das Bier macht sich schon bemerkbar.«

»Tja, lieber Papa, da wirst du schon noch etwas warten müssen.

Hier herrscht ein strenges Regiment. Erst die Zeremonie, dann das Essen.«

»Nicht mal ein kleines Stückchen Brot für deinen ausgehungerten Vater?«, fragte Kammowski einschmeichelnd. »Bis heute Abend halte ich es nicht aus.«

»Nichts zu machen«, behauptete Charlotte.

Doch Elly stellte rasch zwei Schälchen Kartoffelsalat, Gabeln, Gläser, Servietten, etwas Obst und Brot und eine Flasche Wasser auf ein Tablett, überreichte es Kammowski und sagte: »Wenn ihr euch noch etwas ausruhen wollt, dann geht jetzt besser in euer Zimmer. Sonst wird das nichts mehr. Leonore versorgt jeden, der nicht bei drei auf den Bäumen ist, mit einem Job.«

»Das ist unfair«, maulte Charlotte. »Er tut nichts, kriegt was zu essen und darf sich ausruhen, und wir müssen arbeiten und hungern.«

»Soweit ich beobachtet habe, bestand deine Arbeit heute darin, dich durch alle Lebensmittel durchzuprobieren?«, stänkerte Anian, worauf Paul seine Freundin sofort in Schutz nahm: »Oma Leonore hat gesagt, wir sollen in der Küche überprüfen, ob alles recht ist, und genau das haben wir gemacht.«

Kammowski grinste Christine an. »Komm, wir hau'n uns aufs Ohr. Das ist mir zu viel Familie auf einmal.«

Es wurde tatsächlich eine bewegende Feier, immer haarscharf an etwas vorbei, das sie bei Fremden als Kitsch oder zumindest als etwas übertrieben bezeichnet hätte, wie Christine staunend feststellte.

Der Pfarrer sprach doch noch einen Segen. Er wollte wohl nicht der Einzige im Dorf sein, der nicht zu Opas »Trauerfeier« kam. Die Zeremonie vollzog aber der Trauerredner.

Das führte zu einem grotesken Nebeneinander von kirchlichen und weltlichen Reden, Segenssprüchen, Liedern und Gesängen bis hin zum *New Orleans Funeral March*, der mit sehr getragenen

Klängen begann und in einer ausgelassenen Jazzpartie endete. Wenn es stimmte, dass Willi sich ausdrücklich gewünscht hatte, dass dieses Lied gespielt wurde, dann war er sicher auch damit einverstanden, dass seine »Beerdigung« sich zu einer wilden Partie entwickelte. Das halbe Dorf war gekommen, und am Ende wurde gelacht und getanzt, getrunken und gegessen.

Christine jedenfalls kam aus dem Staunen nicht mehr heraus. Willis Tod und seine Beerdigung in der Schweiz waren schon einige Monate her, aber bei der »Beisetzung« der Urne unter der Linde weinte Leonore, als werde er tatsächlich erst heute zu Grabe getragen. Sie küsste die Urne, bevor sie in dem Erdloch versenkt wurde und warf eine rote Rose hinterher, und alle traten ans Grab und taten es ihr gleich, mit dem Unterschied, dass die Rosen, die die Gäste zu diesem Zweck auf ihren Plätzen vorfanden, weiß waren.

»Das kommt mir ein bisschen wie ein Schauspiel vor«, raunte Christine Charlotte zu. »Opa Willis Asche ist doch gar nicht in dieser Urne.«

Charlotte schaute sie verschmitzt an. »Vielleicht ja doch.«

Christine verstand nicht gleich. Sie folgte Charlottes Blick bis zur Grabstätte und schaute wieder Charlotte an, die immer noch grinste, nun aber erschrak.

Christine flüsterte: »Du willst mir jetzt aber nicht erzählen, dass seine Asche wirklich da drin ist?«

»Bitte, sag es nicht weiter, vor allem nicht Papa, ich musste es Oma hoch und heilig versprechen! Schließlich will sie in ein paar Jahren neben ihm liegen. Das kann nur klappen, wenn niemand quatscht.«

Das Fest nahm seinen Lauf und wurde zunehmend feuchtfröhlich. Am Ende tanzte die Dorfjugend auf der Bühne, die Alten, einschließlich Oma Leonore, hatten sich schon in ihre Betten verzogen, und die Mittelalten schauten dem Treiben auf der Bühne und drumherum mit einer Mischung aus Freude, Missbilligung,

Neid und Wehmut zu, während sie Sorge dafür trugen, dass das Bierfass nicht umsonst angestochen worden war.

Irgendwann bekam Christine Charlotte noch einmal zu fassen. »Wie habt ihr das hinbekommen?«

»Ganz einfach: Umbettung in eine leere Staubsaugertüte, rein in den Staubsauger. Anderen Staub in die Originalurne, die dann vom Bestatter versiegelt und auf der Bergwiese beerdigt worden ist. Mit den echten Einäscherungsresten im Staubsauger sind wir dann komplikationslos über die Grenze gefahren. Erneute Umbettung in die endgültige Urne. Hat die ganze Zeit bei Oma auf dem Wohnzimmerschrank gestanden. Bis heute.«

»Und deine Eltern wissen wirklich nichts davon?«

»Nein, dürfen sie auch nicht. Das musst du mir versprechen! Oma hat gesagt, Elly würde sich nur unnötig aufregen und Papa sei eben ein Polizist und ein Hosenschisser. Zwar ein netter, aber eben doch ein Hosenschisser.«

Später am Abend saßen Kammowski und Christine am Lagerfeuer, das nur noch leises Knistern von sich gab. Tagsüber war es warm gewesen, nun wurde es kühl. Kammowski zog die Decke enger um sie herum. »Soll ich noch mal Holz nachlegen?«

»Nein, ich würde gern bald ins Bett gehen.«

Sie schwiegen und genossen die Stille und die Schönheit des verwilderten Gartens.

»Lieb von dir, dass du mitgekommen bist«, sagte Kammowski.

»Lieb von dir, dass du mich mitgenommen hast. Es war ein schönes, ein beeindruckendes Fest. Ich habe noch nie eine so fröhliche Beerdigung erlebt«, sagte Christine.

»Na ja, ein bisschen hysterisch ist Leonore schon. Wie sie erst wie ein Schlosshund über der leeren Urne geweint und später beschwipst zu den Klängen von Freddie Mercuri getanzt hat, das war schon oscarverdächtig«, erwiderte Kammowski grinsend.

»Ja, ich fand es auch befremdlich. Aber sag nicht *hysterisch* dazu, nur weil es dir fernliegt. Ich bin mir sicher, dass das alles sehr echte, präsente Gefühle sind, und finde es schön, wenn jemand Gefühle so zeigen kann. Vielleicht hilft ihr das auch. Sie ist jetzt ganz schön allein hier in diesem Haus. Wie lange waren die verheiratet? Fünfzig Jahre?«

»Mindestens.«

»Kannst du dir das vorstellen?«

»Ich weiß nicht.«

Eine Weile schwiegen sie wieder, mummelten sich in die Wolldecke ein und schauten in den Himmel, an dem immer mehr funkelnde Sterne erschienen. Es roch nach Wald, Wiese, feuchter Erde und Lagerfeuer. Die Sichel des Mondes hatte einen blaugrünen Halo.

»Eigentlich ist es hier schöner als in Berlin, findest du nicht auch? Es ist so still, man hört überhaupt nichts, und es riecht besser. Selbst die Sterne leuchten heller. Und die Menschen sind netter zueinander«, dachte Christine laut.

»Meinst du wirklich? Es gibt kein Kino, kein Theater, nicht mal den *Sandmann*. Mir reicht es, wenn wir ein- oder zweimal im Jahr eine Motorradtour hierher machen. Wollen wir morgen noch ein Stück die Mosel entlang bis nach Trier fahren?«

»Ja, sehr gern, aber erst ausschlafen, und dann müssen wir schon noch aufräumen helfen.«

»Ja, sicher, aber wir sind ja zu neunt, da ist das sicher bis Mittag erledigt. Es gibt in Zell-Merl an der Mosel eine nette Kneipe, *Zum alten Eichamt*. Da war ich früher häufiger mal auf einen Kaffee. Der war allerdings furchtbar. Schrecklicher Filterkaffee, den Tom, der Wirt, auf der Wärmeplatte einkokeln ließ. Und dann behauptete er immer, das Zeug sei frisch gekocht«, schwelgte Kammowski in Erinnerungen.

»Da muss ich dich enttäuschen, die Kneipe gibt's leider nicht mehr«, sagte Elly lachend. Ingo und sie waren unbemerkt ans Lagerfeuer getreten. Auch sie hatten sich eine Wolldecke geholt und um die Schultern gewickelt. »Wir wollten kürzlich mal von Köln aus einen Ausflug dorthin machen. Es heißt, Tom hat den Vertrag nicht verlängert bekommen. Da ist jetzt ein Restaurant drin, aber das hat längst nicht die gleiche Atmosphäre. Der Tom musste schon vor Jahren mit seiner Kneipe nach Enkirch umziehen.«

»Na gut, dann auf nach Enkirch«, sagte Kammowski. »Immer die Mosel entlang auf den Spuren der alten Römer.«

NACHWORT, JULI 2023

Liebe Leserin, lieber Leser,

nachdem das Bundesverfassungsgericht am 26. Februar 2020 entschieden hatte, dass der § 217 StGB, in dem die geschäftsmäßige Förderung der Selbsttötung unter Strafe gestellt wird, verfassungswidrig sei, haben viele Sterbewillige aufgeatmet und gehofft, dass der assistierte Suizid nun auch in Deutschland bald möglich sein würde. Es dauerte aber noch drei Jahre, bis im Bundestag zwei Anträge zur Gesetzesänderung eingingen. Keiner der beiden Gesetzesentwürfe fand eine Mehrheit, und nun prognostiziere ich einmal, dass voraussichtlich auch das Jahr 2023 ohne Gesetzesänderung zu Ende gehen wird.

Das Thema hat also viel Sprengkraft, und auf beiden Seiten gibt es gute Argumente, die alle hier zu diskutieren den Rahmen sprengen würde.

Als Ärztin fühle ich mich dem Leben verpflichtet und vertrete eine eher konservative Ansicht. Ich erlebe es in meinem Alltag, dass alte Menschen vereinsamen, krank und hilfsbedürftig werden und es nicht mehr selbstverständlich ist, dass Angehörige in den Familien gepflegt werden.

Ich beobachte auch, dass alte Menschen in unserer Gesellschaft nicht mehr gesehen werden, dass man ihnen bestenfalls mit Gleichgültigkeit begegnet, dass sie nicht selten lästig werden.

Erst kürzlich hat mir ein Ehepaar berichtet, dass sie nun nicht mehr mit der Straßenbahn in meine Praxis kommen könnten, weil heutzutage niemand mehr Älteren seinen Platz anbietet und es für die Frau, die gehbehindert ist, nicht möglich sei, die ganze Zeit zu stehen. Eine junge Mutter sagte ihrerseits an anderer Stelle: *Wenn mein Kind aus der Schule kommt, ist es doch auch müde, warum soll es dann seinen Sitzplatz hergeben?*

Es verwundert daher nicht, dass man auch Sätze häufiger hört wie: Ich möchte niemandem zur Last fallen, oder auch: Der hat sein Leben gelebt (und kann/soll jetzt mal abtreten).

Obwohl wir in einem Staat leben, der verglichen mit vielen anderen sehr viel Hilfe anbietet, klafft eine große Lücke zwischen wünschenswerter und geleisteter Versorgung, sobald die freiwillige Hilfe durch Angehörige fehlt. Oder die Angehörigen sind durch die Pflege so überlastet, dass sie an ihre Grenzen stoßen. Nun muss man zugeben, dass Alte heute älter werden, länger mit Krankheit und Behinderung leben als früher, also auch länger gepflegt werden müssen. Hier nur ein Beispiel: Als ich meine medizinische Karriere begann, war ein Oberschenkelhalsbruch fast immer das Todesurteil. Man legte die Alten ins Bett, sie bekamen eine Lungenentzündung und starben. Heute bekommen selbst Neunzigjährige noch neue Hüften …

War das Töten eines Menschen, ganz gleich aus welchen Motiven, früher immer und ohne Ausnahme ein Sakrileg, scheint das moralische Pendel der Gesellschaft heute mehr in die andere Richtung auszuschlagen. Assistierter Suizid, also die Hilfe eines anderen zum Selbstmord, wird immer häufiger akzeptiert und nicht belangt. So hat der BGH 2022 eine Frau freigesprochen, die ihrem Mann nach jahrelanger Pflege und nach mehrfach geäußertem Sterbewillen auf sein Verlangen hin eine tödliche Dosis Insulin verabreichte.

Ich bin sicher, auch wenn es diesmal keiner der beiden Gesetzesentwürfe geschafft hat, die Legalisierung des assistierten Suizids wird auch in Deutschland kommen. Einfach weil moralische Grundsätze nicht in Stein gemeißelt sind, sondern sich ändern wie alles andere in der Welt, manchmal so unmerklich, dass kaum einer darüber nachdenkt.

Die Gesellschaft muss sich aber fragen, ob sie diese moralische

Weichenstellung wirklich wünscht und wie sie verhindern will, dass erleichterter Zugang zu tödlichen Medikamenten missbraucht wird.

Sie werden jetzt vielleicht einwenden, lieber Leser, dass das im vorliegenden Krimi gewählte Beispiel doch recht konstruiert ist. Vielleicht. Aber in einem Punkt bin ich mir sicher: Der vermeintlich »freie« Wille des Menschen ist leichter manipulierbar, als man üblicherweise annimmt.

DANKSAGUNG UND PERSÖNLICHE WORTE

Wenn mir im August 2019 jemand gesagt hätte, dass dem ersten *Kammowski*-Band noch vier weitere in jährlichem Abstand folgen würden, hätte ich das nicht für möglich gehalten. Hatte der erste doch Jahre gebraucht, bis er endlich als Buch erschien.

Nun liegt der fünfte Band vor mir, und das Schreiben ist mir zu einer lieb gewonnenen Routine geworden, wenngleich es auch hier Phasen mit Zeitdruck gibt, wo ich es am liebsten *in die Ecke schmeißen* möchte, weil es *diesmal auf keinen Fall etwas werden wird* und überhaupt *alles ganz schrecklich* ist.

Daher danke ich an erster Stelle meinem Mann, der mir in diesen Phasen zur Seite steht und stets behauptet, dass es seiner Meinung nach diesmal der *beste Kammowski von allen* sei. *Ganz ehrlich. Ich würde dir doch sagen, wenn es anders wäre.*

Ich danke auch Rainer von der Mosel, der mich bei der Typenwahl der *Moto Guzzi* für Kammowski beraten hat und Ulli L. für die Übersetzung einiger Textpassagen ins Bayerische.

Mein herzlicher Dank gilt auch meiner Lektorin, Susanne Wallbaum, die die vielen kleinen und großen Fehler gewissenhaft herausfindet und manche sprachliche Nachlässigkeit korrigiert.

Ebenso danke ich dem Droemer Knaur Verlag mit Carolin Graehl für ihre Unterstützung seit nunmehr fünf Jahren.

Und ich danke Roman Hocke, der überhaupt erst möglich machte, dass sich ein Verlag für die Buchreihe interessierte, und der uns erst kürzlich den wahren Antrieb für seine jahrzehntelange wunderbare Arbeit verriet: das eine Buch zu finden, das die Welt verändert.

Ein Krimi wird wohl kaum die Welt verändern, aber ich bekomme immer wieder Zuschriften von Lesern, denen der ein oder andere Gedanke des Buches doch Anregung oder sogar Hilfe gewesen ist.

Sollte Ihnen nach dem Lesen dieses Buches etwas auf der Seele liegen, das Sie mir mitteilen wollen, freue ich mich wie immer über Zuschriften.

Ich wurde schon einmal gefragt, wieso Kammowski ausgerechnet Kammowski heißt. Ist vielleicht ein typischer Ruhrpottname, wo es ja seit der Industrialisierung Zuwanderung gab. Ein Teil meiner Vorfahren soll ursprünglich so geheißen haben. Sie haben ihren Namen dann aber in Kammhöfer geändert, weil das deutscher klang und sie sich vermutlich nicht schon bei Nennung ihres Namens als »Migranten« outen wollten. Es soll aber auch Zeiten gegeben haben, in denen Namen zwangsweise eingedeutscht wurden. Ich habe das nicht näher recherchiert. Vielleicht weiß einer der Leserinnen oder Leser mehr darüber?

Berlin, im Juli 2023

Sabine Fitzek

Sabine@fitzek.de

Hochspannend und beklemmend nah an der Realität: wenn ein Menschenleben zum Kostenfaktor wird.

SABINE FITZEK

VERRAT

KRIMINALROMAN

Für Hauptkommissar Matthias Kammowski ist nicht nur das Wetter ein Schock, als er aus dem Kuba-Urlaub in die Berliner Kälte zurückkommt: In sein Einzelbüro – ein Privileg, das er seit Jahren erfolgreich verteidigt – hat man ihm eine junge Kollegin gesetzt, die er einarbeiten soll. Und zwar gleich mit einem brisanten Mordfall, denn der Geschäftsführer eines katholischen Klinikunternehmens wurde tot in einem Berliner Hotel aufgefunden. Als Kammowski dann auch noch Besuch von der Journalistin Christine erhält, einer alten Freundin, die ihm eine haarsträubende Verschwörungstheorie über mafiose Zustände im Berliner Gesundheitssystem präsentiert, hat der Kommissar endgültig genug. Doch dann entgeht Christine nur knapp einem Anschlag auf ihr Leben …

Auftakt der hochspannenden Krimireihe rund um die jüngsten Skandale und Missstände im Gesundheitswesen

KNAUR

Wenn Leben nimmt, wer Leben retten soll

SABINE FITZEK

VERSTORBEN

KRIMINALROMAN

Seit einem Jahr landen immer wieder Eingaben bei der Berliner Staatsanwaltschaft: Eine Angehörige unterstellt dem Pfleger Maik Thomasson, im Krankenhaus Moabit ihre Mutter getötet zu haben – nur hat sie dafür keinerlei Beweise.
Als anonym neue Vorwürfe vorgebracht werden, die von medizinischen Kenntnissen zeugen, wird Kommissar Kammowski hellhörig. Das Opfer, eine bereits etwas verwirrte alte Dame, hat eine Reanimation nur knapp überlebt und beschuldigt nun einen Pfleger mit »seltsamen Ohren«. Doch wer sollte es wagen, diesen bizarren Vorwürfen gegen einen der erfahrensten Lebensretter der Klinik nachzugehen?

Aktuell, brisant und hochkompetent: Neurologin Dr. Sabine Fitzek nimmt sich im dritten Band ihrer Krimireihe ein Thema vor, das unser Gesundheitssystem in letzter Zeit auf tragische Weise immer wieder beschäftigt.

Wenn Heilung in die falschen Hände gerät:
Kammowski und die dunklen Seiten der Pharmazie

SABINE FITZEK

VERTUSCHT

KRIMINALROMAN

Alles sieht nach einem Mord im Drogenmilieu aus, als die Leiche der jungen Apothekenhelferin Emma mit Morphium im Blut und abgetrenntem kleinem Finger aufgefunden wird. Routinemäßig befragt Kommissar Kammowski Emmas Kollegen und ihren Chef Detlef von Theising, der eine traditionsreiche und lukrative Apotheke in Berlin-Köpenick betreibt. Der Mann ist geschockt über Emmas Tod, die wie eine Tochter für ihn war. Und wie so viele andere der Befragten hat er ein wasserdichtes Alibi. Die Ermittlungen treten auf der Stelle – bis sich herausstellt, dass Emma etwas auf der Spur war, über das sie nicht mal mit ihrem Freund sprechen wollte …

Brisanter Nervenkitzel mit Insider-Wissen: der 4. Medizin-Krimi von Sabine Fitzek

KNAUR